요가해부학 컬러링북

The **Yoga Anatomy** Coloring Book

THE YOGA ANATOMY COLORING BOOK: A Visual Guide to Form, Function, and Movement
Written by Kelly Solloway
Illustrated by Samantha Stutzman

First published in English by Get Creative 6
An imprint of Mixed Media Resources

영혼은 몸에 담긴 것이 아니다.

당신이 곧 영혼이고,

몸이 영혼에 깃든 것이다.

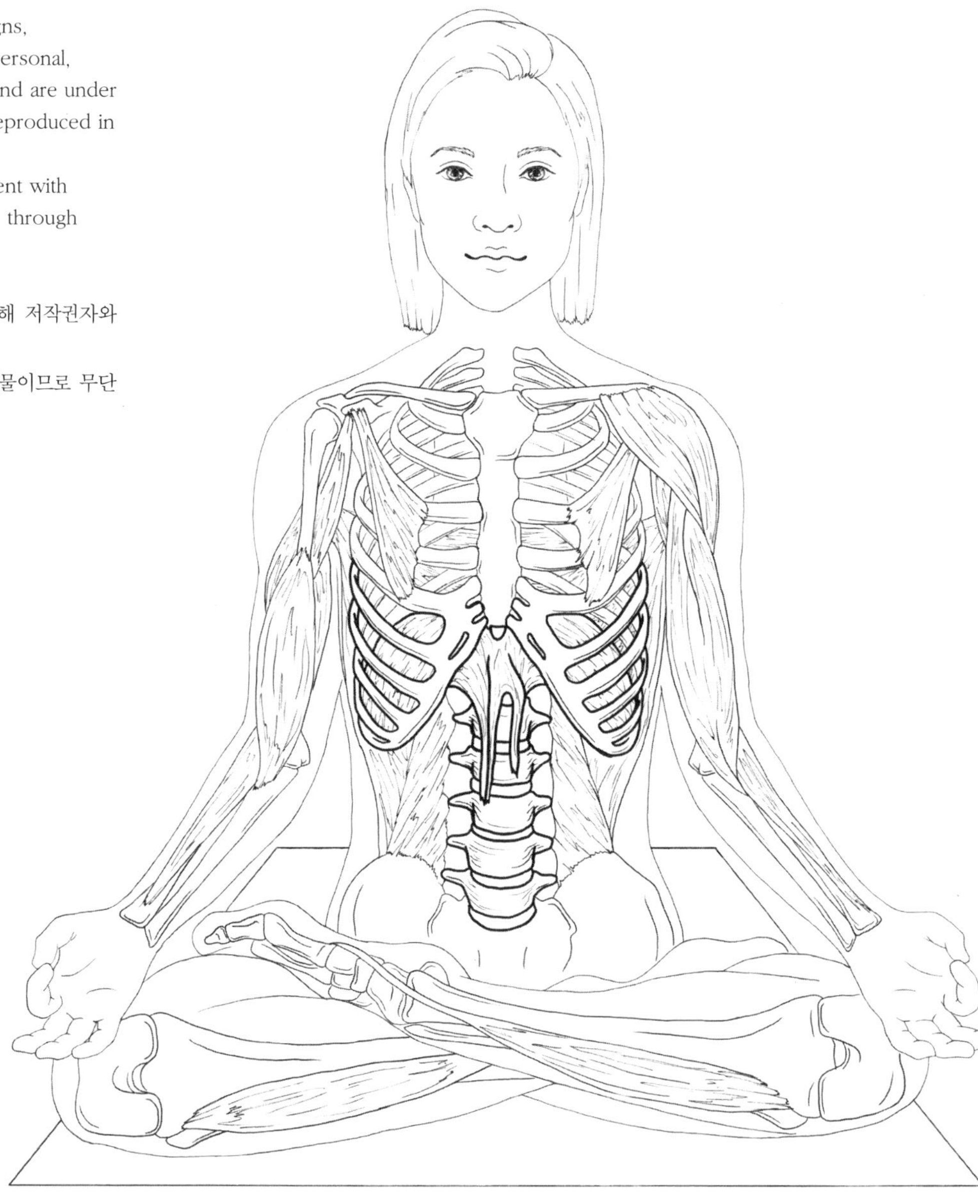

요가해부학 컬러링북
The Yoga Anatomy Coloring Book

1판 1쇄 펴냄: 2019년 8월 19일
1판 2쇄 펴냄: 2022년 9월 2일

지은이: 켈리 솔로웨이(Kelly Solloway)
옮긴이: 최우석, 곽미자, 김성홍, 박창은
펴낸이: 권오현
펴낸곳: 대성의학사

출판등록 2009년 6월 22일(제301-2013-095호)
서울특별시 중구 을지로 126-1, 3층 (을지로3가)
전화 02)2279-3444 / 팩스 02)2285-0108
Homepage www.medibook.co.kr

값 20,000원

ISBN 978-89-97436-60-6(93690)

요가해부학 컬러링북

The **Yoga Anatomy** Coloring Book

켈리 솔로웨이 지음
최우석, 곽미자, 김성홍, 박창은 옮김

대성의학사

늘 한결같이 저를 지지해주신 어머니께.
당신의 힘과 참을성, 끈질김, 그리고
무엇보다 인내심이 없었다면
이 책은 태어날 수 없었을 것입니다.

— 켈리 솔로웨이

일러두기

- 이 책의 원서명은 『The Yoga Anatomy Coloring Book』이다. 역서명은 『요가해부학 컬러링북』이라고 한다.
- 본문은 가능하면 한글 전용으로 한다. 필요한 경우 한자와 영어를 함께 적는다.
- 의학용어는 『지제근 의학용어사전』(제2판)을 기준으로 하여 옮긴다.
- 대부분의 의학용어는 '한글용어(한자용어, 영어용어)'로 하지만[예를 들어, '앞정강근(전경골근, Tibialis anterior)'], 몇몇은 '한자용어(한글용어, 영어용어)'로 한다[예를 들어, '폐(허파, Lung)'].
- 해부학용어에서는 일상용어에서 사용하는 사이시옷(ㅅ)을 사용하지 않는 경우가 많다. 이 책에서는 사이시옷을 쓰기도 안 쓰기도 한다. '뒷면, 뒤면'을 예로 들 수 있다.
- 'stretching'은 '스트레칭, 신장, 늘임' 등으로 옮긴다.

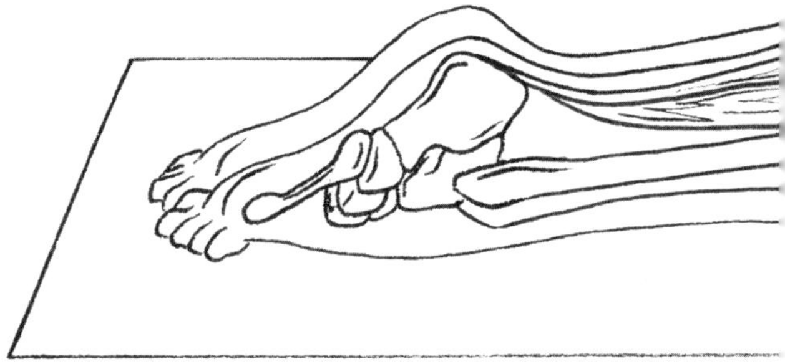

감사의 말씀

제 스승이 되어주신 모든 분께, 그중에서도 때로는 멀고도 굽이진 요가라는 길에서 저에게 많은 길을 보여주셨던 라지 쓰론에게 특히 감사드립니다. 아무리 감사를 드려도 부족할 것입니다. 함께한 시간은 비록 짧았지만, 그 가르침만은 매일 저와 함께하는 에리히 쉬프만 선생님께도 감사드립니다. 본인이 알고 계신 것보다 제 수행과 가르침에 훨씬 더 많은 영향을 주셨고 제가 영원히 감사할 셰릴 에드셀에게도 감사드립니다. 또 요가라는 아름다운 수행법과 더불어 앞서가셨거나 오늘도 우리와 함께 살아가고 계신 스승, 작가, 학자, 현인들을 기리고자 합니다.

끝으로 무엇보다 몇 년 동안 저에게 매일 가르침을 주고 있는 제 모든 학생에게도 감사드립니다. 제가 해부학 얘기로 샐 때마다 인내심을 보여주셔서 특히 감사합니다.

— 켈리 솔로웨이

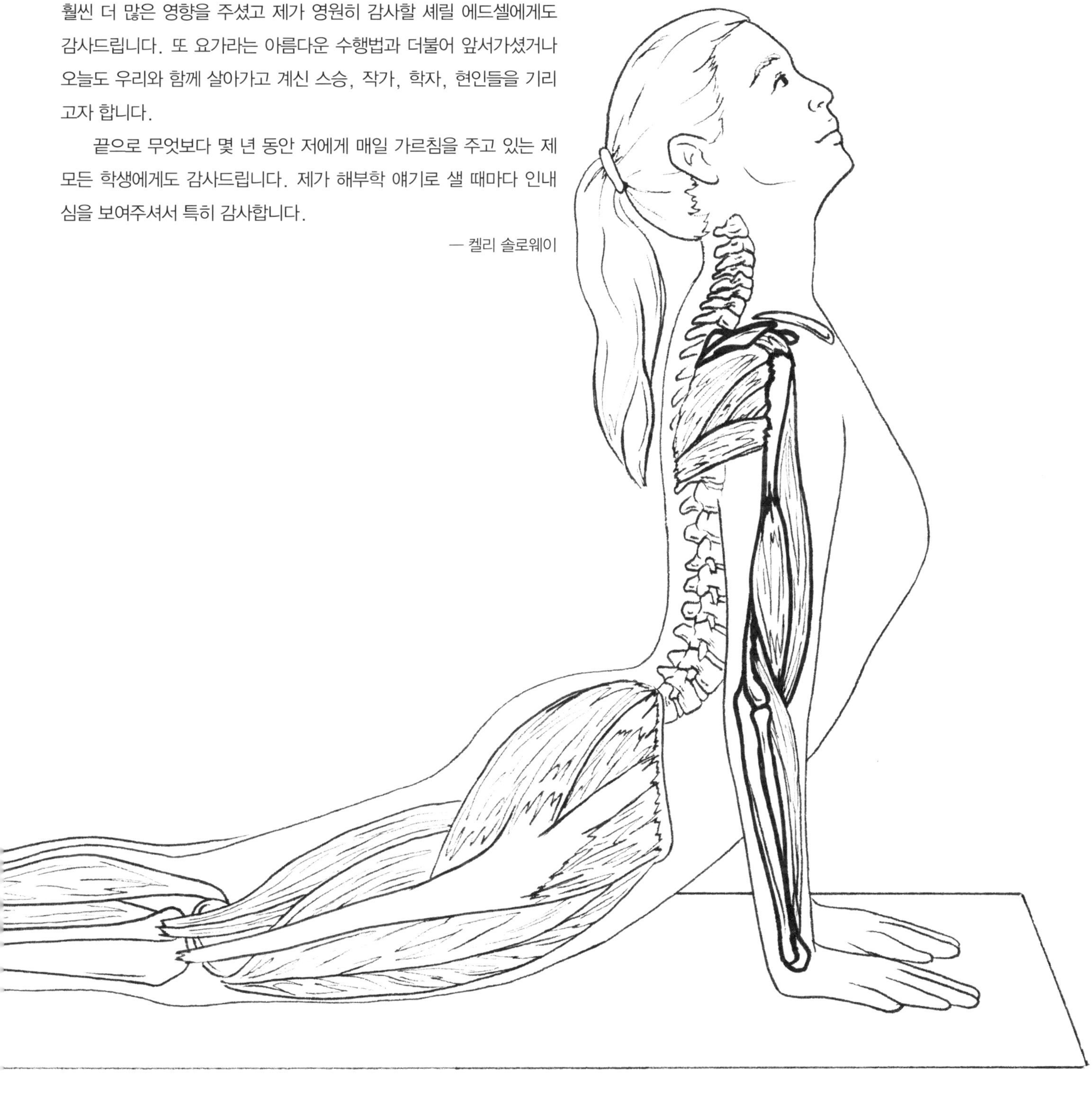

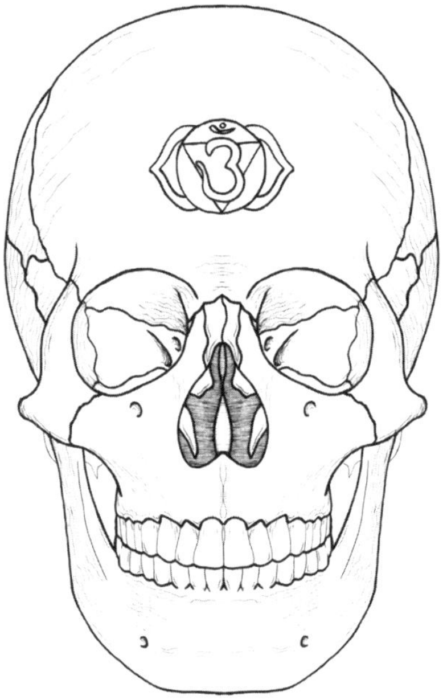

차례

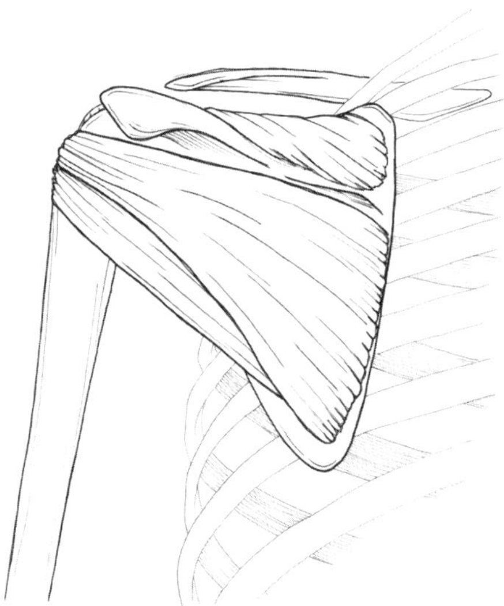

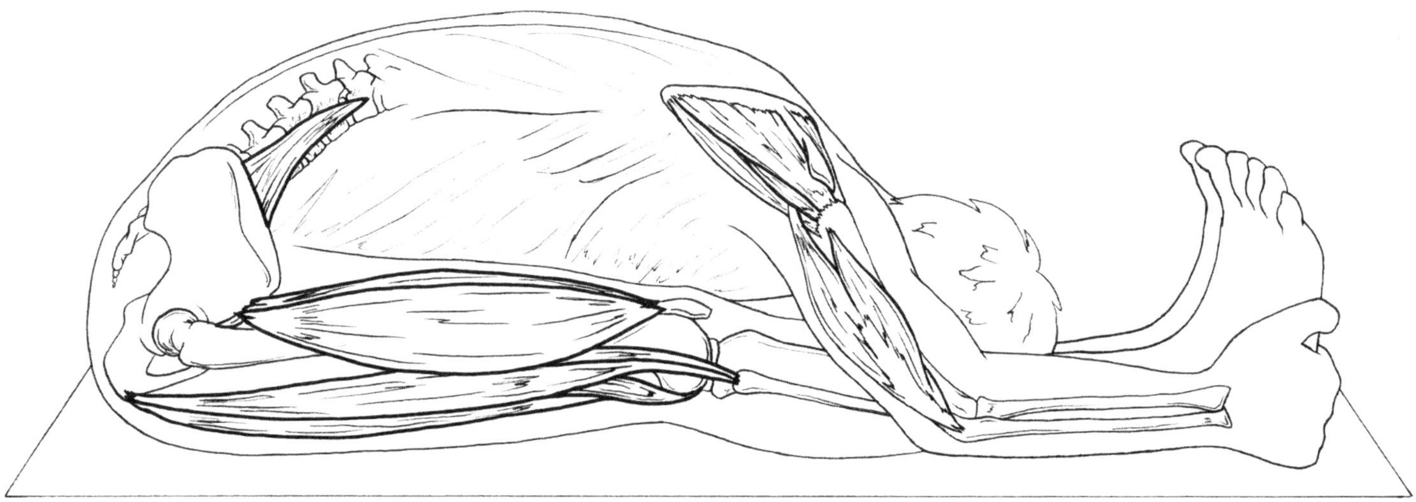

제3부

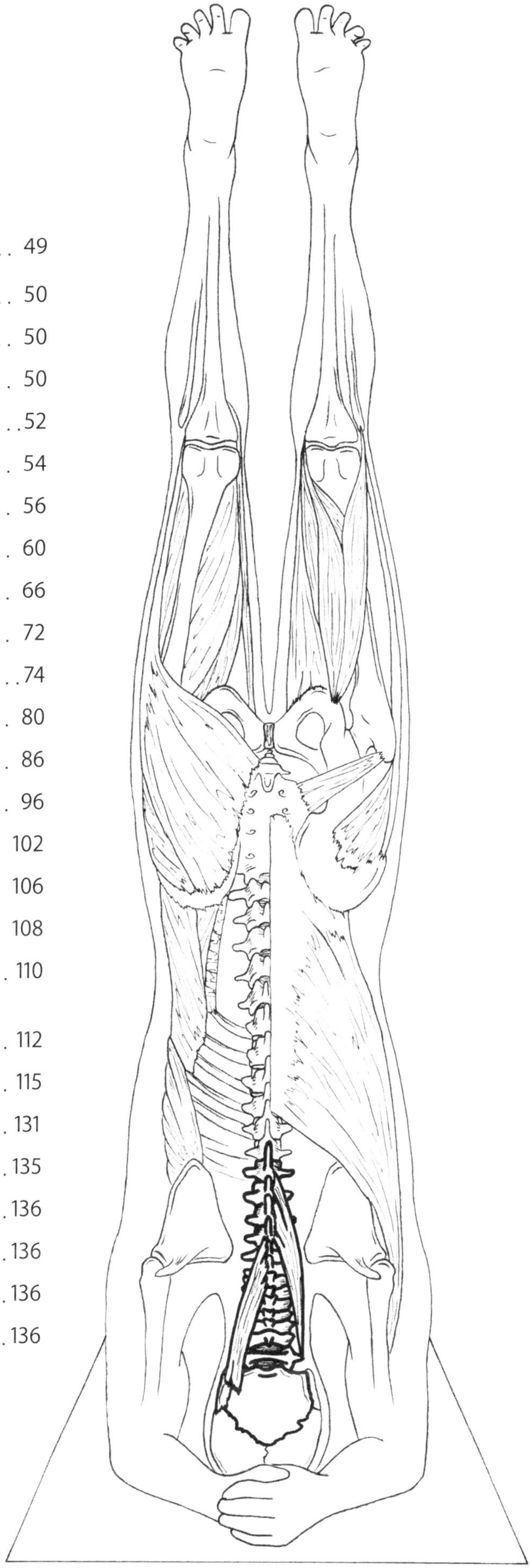

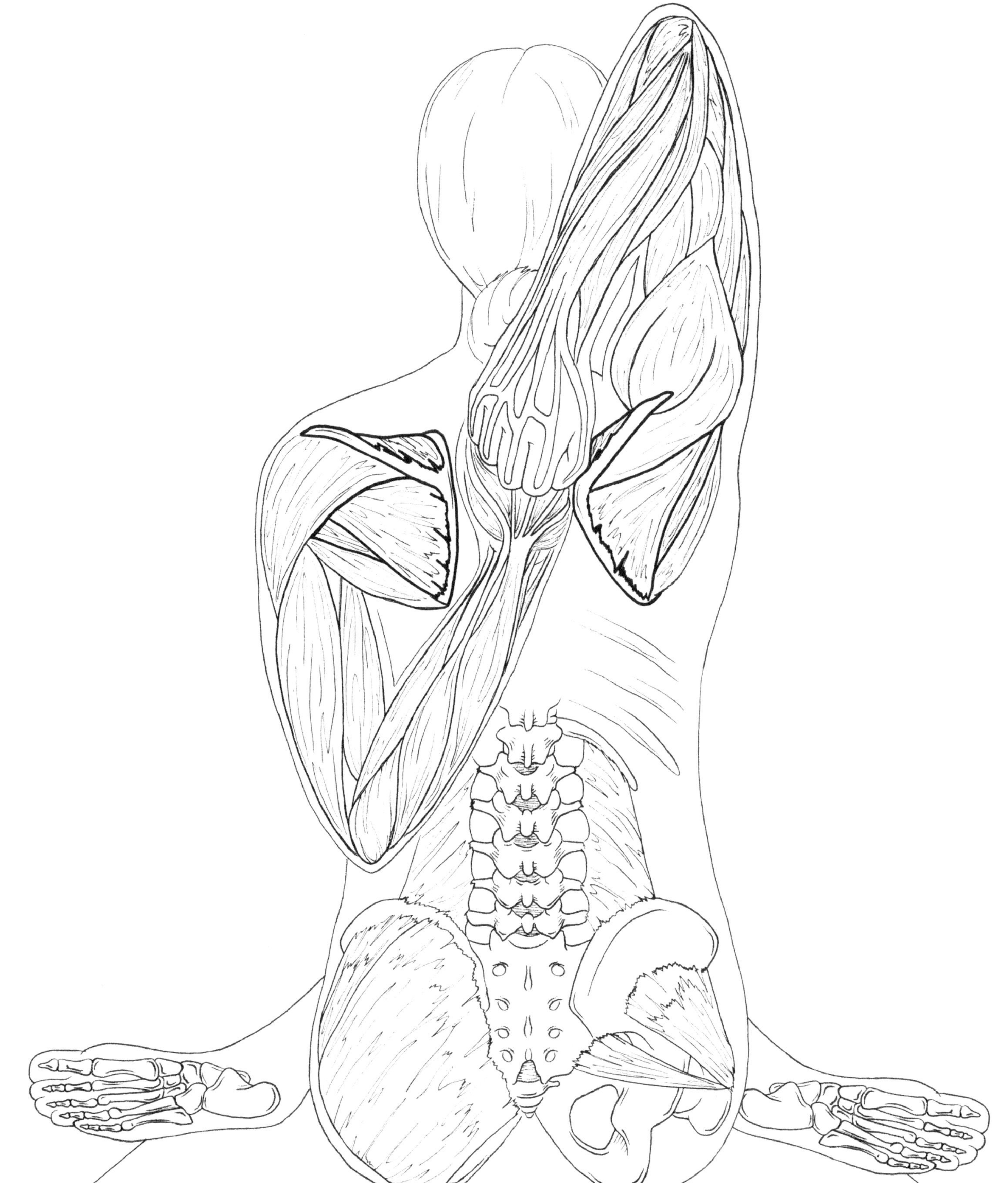

서론

이 책은 몸에 관한 짧은 이야기다. 특히 요가 아사나에서 몸이 어떻게 움직이는지에 관한 이야기이며 따라서 일상에서 몸을 어떻게 움직이는지에 관한 이야기이기도 하다. 요가 매트를 말아서 치운다고 요가가 끝나는 것이 아니다. 해부학을 공부하면서 내가 제일 좋아하는 것 중 하나는 내가 정말 문자 그대로 걸어 다니는 실험실임을 깨닫게 되고 모든 아사나 수행이 곧 내 몸이 어떻게 돌아가는지를 알고 더 나아지려면 어떤 변화를 주어야 할지 살펴보는 실험이라는 점이다. 몸은 매 순간 변화하고 있으며 결코 늙는 것이 아니다. (수행을 하면 말이다!)

지난 몇 년 동안 요가 해부학을 다루는 책들이 많이 출판되었다. 그중에는 훌륭한 책들도 있었지만, 대부분은 해부학이나 생리학을 정식으로 배우지 않은 일반인들에게는 그다지 도움이 되지 않는다. 이 책을 통해 나는 우리 모두의 내면에 있는 요기와 예술가들이 우리 의식이 돌아다니는 한 무더기의 뼈들에 관해 좀 더 사려 깊고, 근원적으로 이해할 수 있는 길을 창의적이고 재미있게 제시하고자 한다. 다시 말해 해부학이 좋아질 만큼 재미있게 해 보겠다는 말이다. (좋아질 수도 있다고 분명히 경고했다!)

해부학책들은 대부분 무미건조하기 때문에 해부학책을 읽는 건 나와 맞지 않는다. 나는 매우 빨리 싫증을 내기 때문이다. 해부도를 보여주고 각 '부분'에 이름을 달아놓은 도해는 도움이 되기는 하지만 여전히 확실한 학습을 도와줄 상호작용이 부족하다. 색칠할 수 있는 그림 옆에 필요한 글이 함께 실린 컬러링북이야말로 천생연분이라 할 수 있다. 요가 아사나 그림이 있다면 금상첨화다! 내가 해 본 바로는 근육과 뼈를 직접 색칠하다 보면 내가 읽고 있는 내용에 관해 더 잘 이해할 수 있게 되었다. 기억하기도 더 쉽고 일단은 더 재미있다. 당신도 같은 경험을 할 수 있기를 바란다!

이 책은 요가 아사나를 하는 법을 가르쳐주는 용도가 아니다. 대신 요가 수행을 하는 동안 당신이 몸을 올바르게 움직이고 자세를 바로잡기 위해 몸의 근육과 뼈를 실제로 어떻게 움직여야 하는지 알려주기 위한 책이다. 가장 기초적인 내용에 집중하고 있는 입문서이기 때문에 지식을 쏟아내기보다는 필요한 정보만 알려주고자 한다. 지식의 홍수를 경험하고 싶으면 『그레이 해부학』을 한 권 사 보기 바란다.

요가 강사들에게는 이 책이 해부학 전반에 대한 훌륭한 실용 지식을 제공해줄 것이다. 사람들에게 자기 몸을 어떻게 움직이는지 가르치려면 우선 몸이 어떻게 움직이는지를 알아야 한다고 믿는다. 예비 강사라면 수련 중에서도 해부학 부문에 이 책이 훌륭한 참고가 될 것이다. 요가 수행자라면 몸에 대한 이해가 깊어짐에 따라 아사나 수행을 더 똑똑하고 안전하게 할 수 있게 될 것이다.

내용을 읽고 색칠을 하면서 이 책을 끝까지 마치고 나면 몸의 작동 원리와 용어를 더 잘 이해하게 될 뿐만 아니라 해부학을 더 깊이 음미하고 나아가 좋아하게 될 것이다. 그렇게 되기를 진심으로 바란다.

옴 샨티

— 켈리

여러분께서 여러 아사나를 어떻게
색칠하셨는지 정말 보고 싶습니다.
인스타그램에 여러분의 작품을
마음껏 공유해주시기 바랍니다.
#yogaanatomycoloring
#요가해부학컬러링북

이 책의 활용법

이 책은 될 수 있는 대로 쉽고 재미있게 쓰려고 한다. 맞다. 해부학도 재미있을 수 있다. 제1부에서는 처음에 필요한 용어들을 배운다. 책의 나머지 부분이나 당신 몸을 여기저기 살펴보기에 앞서 이 부분을 꼭 읽기를 권한다. 나중에 다른 부분들을 탐색할 수 있도록 튼튼한 기초가 되어줄 것이다. 해부학에서 제일 재미있는 부분은 아닐지 몰라도 멋진 곡을 연주하려면 화음 몇 가지는 배워야 하듯이 해부학을 배우려면 새 단어 몇 개 정도는 알아야 한다. 더 깊이 들어가기에 앞서 알아야 할 일반적 용어 몇 가지를 우선 정의할 것이다. 여기서 배우는 용어들은 이 책뿐만 아니라 다른 어떤 해부학책을 보더라도 앞으로 반복해서 보게 될 것이다. 이 기본 용어들을 이해하지 않은 상태에서는 쉽게 혼란에 빠지고 좌절하게 될 것이다. 절대 복잡하지 않다. 당신이 이미 알고 있는 것을 다른 방식으로 표현한 것뿐이다. 예를 들면 '몸 앞쪽(front of the body)'이라고 하는 대신, 해부학에서는 '앞(anterior)'이라는 용어를 쓴다. 해부학에는 고유의 용어들이 있고 이 용어들을 확실히 이해해 두면 당신의 해부학 지식이 자랄 수 있는 풍부한 토양이 된다. 용어를 익혀라.

또한, 여러 근육에 관해 파고들기에 앞서 제3부의 근육에 대한 개론 부분을 읽기 바란다. 개별 근육을 살펴보기 전에 근육계통이 어떻게 작동하는지에 대한 전체적인 그림을 볼 수 있을 것이다. 우리는 머리부터 발끝까지 온몸을 부분별로 살펴볼 것이다. 인간의 몸에는 대략 700개가 조금 못 되는 근육들이 있으므로 모든 근육을 다 다루지는 않고 중요한 몇 개만 살펴볼 것이다. 책을 끝낼 때쯤에는 큰 퍼즐을 완성한 것 같은 느낌일 것이다. 물론 어떤 토대든 보강을 하면 더 튼튼해질 것이므로, 해부학용어를 배우고 근육과 뼈를 전반적으로 살펴보고 난 다음에는 당신 마음껏 몸속 세상을 탐험하고 발견하기 바란다. 당신은 걸어 다니는 실험실임을 명심하라. 책을 읽는 동안 시간을 내서 당신 몸의 뼈와 근육을 만져보기 바란다. 관절과 관절 사이를 지나가면서 근육과 뼈의 움직임을 느껴 보라.

색칠할 그림은 많다. 꼭 전부 색칠하라! 배운 것들이 머리에 '딱 붙어서' 지식이 한 층 더 쌓일 수 있게 해 줄 것이다. 읽기도 좋지만, 능동적으로 '채워 넣는' 활동을 통해 몸이 어떻게 조립되어 있는지를 좀 더 밀접하게 이해할 수 있을 것이다. 그러면 당신이나 당신 학생들이 요가 아사나(자세)를 수련하는 과정에서 몸에 무슨 일이 일어나고 있는지를 좀 더 섬세하게 파악할 수 있다. 몸에 관한 지식이 늘어날 뿐만 아니라 자랑할 만한 작품도 생긴다!

책의 뒷부분에는 책에 나온 용어 설명과 상세한 찾아보기, 요가 아사나 찾아보기, 그리고 언제 어디서든 퀴즈를 통해 요가 해부학을 공부할 수 있도록 구멍을 뚫을 수 있는 플래시 카드가 있다.

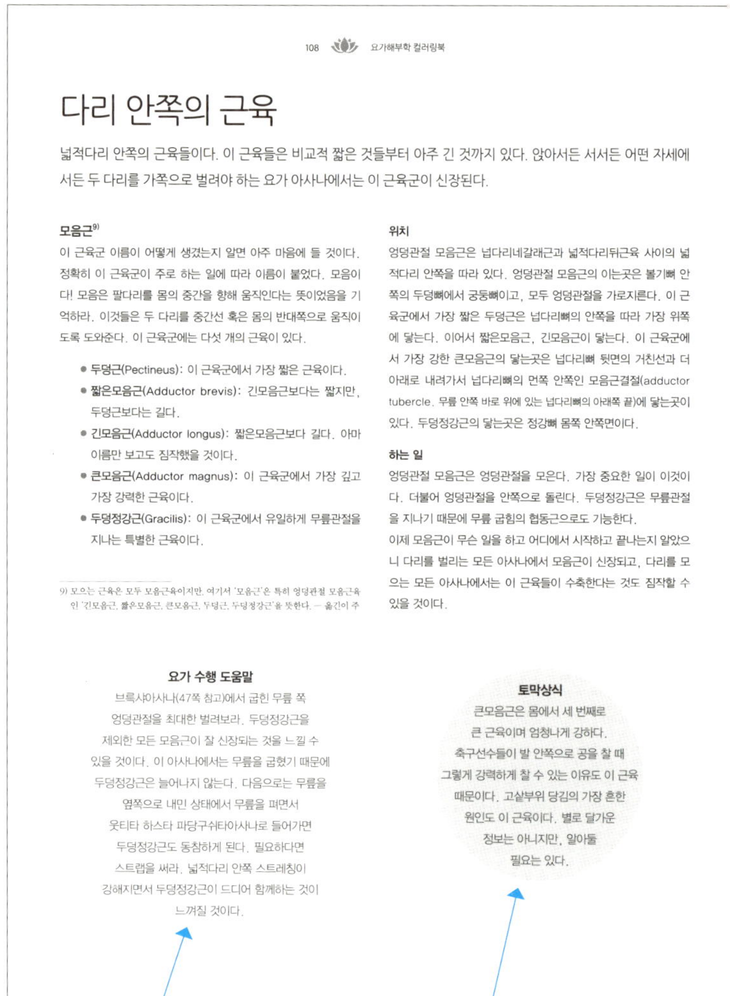
108 요가해부학 컬러링북

다리 안쪽의 근육

넓적다리 안쪽의 근육들이다. 이 근육들은 비교적 짧은 것들부터 아주 긴 것까지 있다. 앉아서든 서서든 어떤 자세에서든 두 다리를 가쪽으로 벌려야 하는 요가 아사나에서는 이 근육군이 신장된다.

모음근[9]

이 근육군 이름이 어떻게 생겼는지 알면 아주 마음에 들 것이다. 정확히 이 근육군이 주로 하는 일에 따라 이름이 붙었다. 모음이다! 모음은 팔다리를 몸의 중간을 향해 움직인다는 뜻이었음을 기억하라. 이것들은 두 다리를 중간선 혹은 몸의 반대쪽으로 움직이도록 도와준다. 이 근육군에는 다섯 개의 근육이 있다.

- **두덩근(Pectineus)**: 이 근육군에서 가장 짧은 근육이다.
- **짧은모음근(Adductor brevis)**: 긴모음근보다는 짧지만, 두덩근보다는 길다.
- **긴모음근(Adductor longus)**: 짧은모음근보다 길다. 아마 이름만 보고도 짐작했을 것이다.
- **큰모음근(Adductor magnus)**: 이 근육군에서 가장 깊고 가장 강력한 근육이다.
- **두덩정강근(Gracilis)**: 이 근육군에서 유일하게 무릎관절을 지나는 특별한 근육이다.

9) 모으는 근육은 모두 모음근육이지만, 여기서 '모음근'은 특히 엉덩관절 모음근육인 '긴모음근, 짧은모음근, 큰모음근, 두덩근, 두덩정강근'을 뜻한다. — 옮긴이 주

위치

엉덩관절 모음근은 넙다리네갈래근과 넓적다리뒤근육 사이의 넓적다리 안쪽을 따라 있다. 엉덩관절 모음근의 이는곳은 볼기뼈 안쪽의 두덩뼈에서 궁둥뼈이고, 모두 엉덩관절을 가로지른다. 이 근육군에서 가장 짧은 두덩근은 넙다리뼈의 안쪽을 따라 가장 위쪽에 닿는다. 이어서 짧은모음근, 긴모음근이 닿는다. 이 근육군에서 가장 강한 큰모음근의 닿는곳은 넙다리뼈 뒷면의 거친선과 더 아래로 내려가서 넙다리뼈의 먼쪽 안쪽인 모음근결절(adductor tubercle. 무릎 안쪽 바로 위에 있는 넙다리뼈의 아래쪽 끝)에 닿는곳이 있다. 두덩정강근의 닿는곳은 정강뼈 몸쪽 안쪽면이다.

하는 일

엉덩관절 모음근은 엉덩관절을 모은다. 가장 중요한 일이 이것이다. 더불어 엉덩관절을 안쪽으로 돌린다. 두덩정강근은 무릎관절을 지나기 때문에 무릎 굽힘의 협동근으로도 기능한다.

이제 모음근이 무슨 일을 하고 어디에서 시작하고 끝나는지 알았으니 다리를 벌리는 모든 아사나에서 모음근이 신장되고, 다리를 모으는 모든 아사나에서는 이 근육들이 수축한다는 것도 짐작할 수 있을 것이다.

요가 수행 도움말

브륵샤아사나(47쪽 참고)에서 굽힌 무릎 쪽 엉덩관절을 최대한 벌려보라. 두덩정강근을 제외한 모든 모음근이 잘 신장되는 것을 느낄 수 있을 것이다. 이 아사나에서는 무릎을 굽혔기 때문에 두덩정강근은 늘어나지 않는다. 다음으로는 무릎을 옆쪽으로 내민 상태에서 무릎을 펴면서 웃티타 하스타 파당구쉬타아사나로 들어가면 두덩정강근도 동참하게 된다. 필요하다면 스트랩을 써라. 넓적다리 안쪽 스트레칭이 강해지면서 두덩정강근이 드디어 함께하는 것이 느껴질 것이다.

토막상식

큰모음근은 몸에서 세 번째로 큰 근육이며 엄청나게 강하다. 축구선수들이 발 안쪽으로 공을 찰 때 그렇게 강력하게 찰 수 있는 이유도 이 근육 때문이다. 고샅부위 당김의 가장 흔한 원인도 이 근육이다. 별로 달가운 정보는 아니지만, 알아둘 필요는 있다.

요가 수행 도움말

유용한 힌트를 통해 요가 수행의 수준을 높이고 부상을 피하며 아사나와 해부학의 관계를 더 깊이 이해할 수 있다.

토막상식

요가 수업에서 분위기를 띄우기 위해 쓸 수 있는 해부학에 관한 재미있는 토막상식이다.

아사나 색칠

몸의 해부도를 강조한 핵심 요가 아사나 흑백 그림

각 부분 이름

근육과 뼈의 이름. 이어지는 해설에서 주요 해부학적 내용과 함께 자세히 설명되어 있다.

이름표 색칠

본문과 아사나 그림에 소개한 주요 용어들을 색칠할 수 있어 명칭과 해부학의 관계를 더 확실하게 파악할 수 있다.

세부 도해

몸의 주요 부분을 상세하게 살펴볼 수 있도록 확대한 그림이다.

아사나 명칭

요가 아사나 명칭을 함께 실었다.

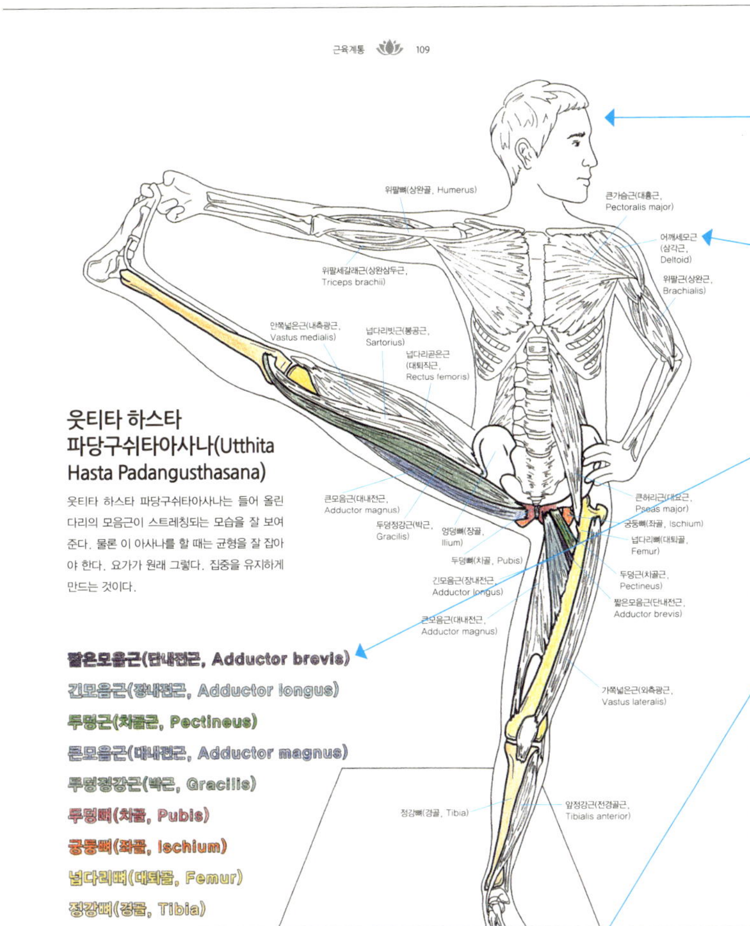

근육계통 109

웃티타 하스타 파당구쉬타아사나(Utthita Hasta Padangusthasana)

웃티타 하스타 파당구쉬타아사나는 들어 올린 다리의 모음근이 스트레칭되는 모습을 잘 보여준다. 물론 이 아사나를 할 때는 균형을 잘 잡아야 한다. 요가가 원래 그렇다. 집중을 유지하게 만드는 것이다.

짧은모음근(단내전근, Adductor brevis)
긴모음근(장내전근, Adductor longus)
두덩근(치골근, Pectineus)
큰모음근(대내전근, Adductor magnus)
두덩정강근(박근, Gracilis)
두덩뼈(치골, Pubis)
궁둥뼈(좌골, Ischium)
넙다리뼈(대퇴골, Femur)
정강뼈(경골, Tibia)

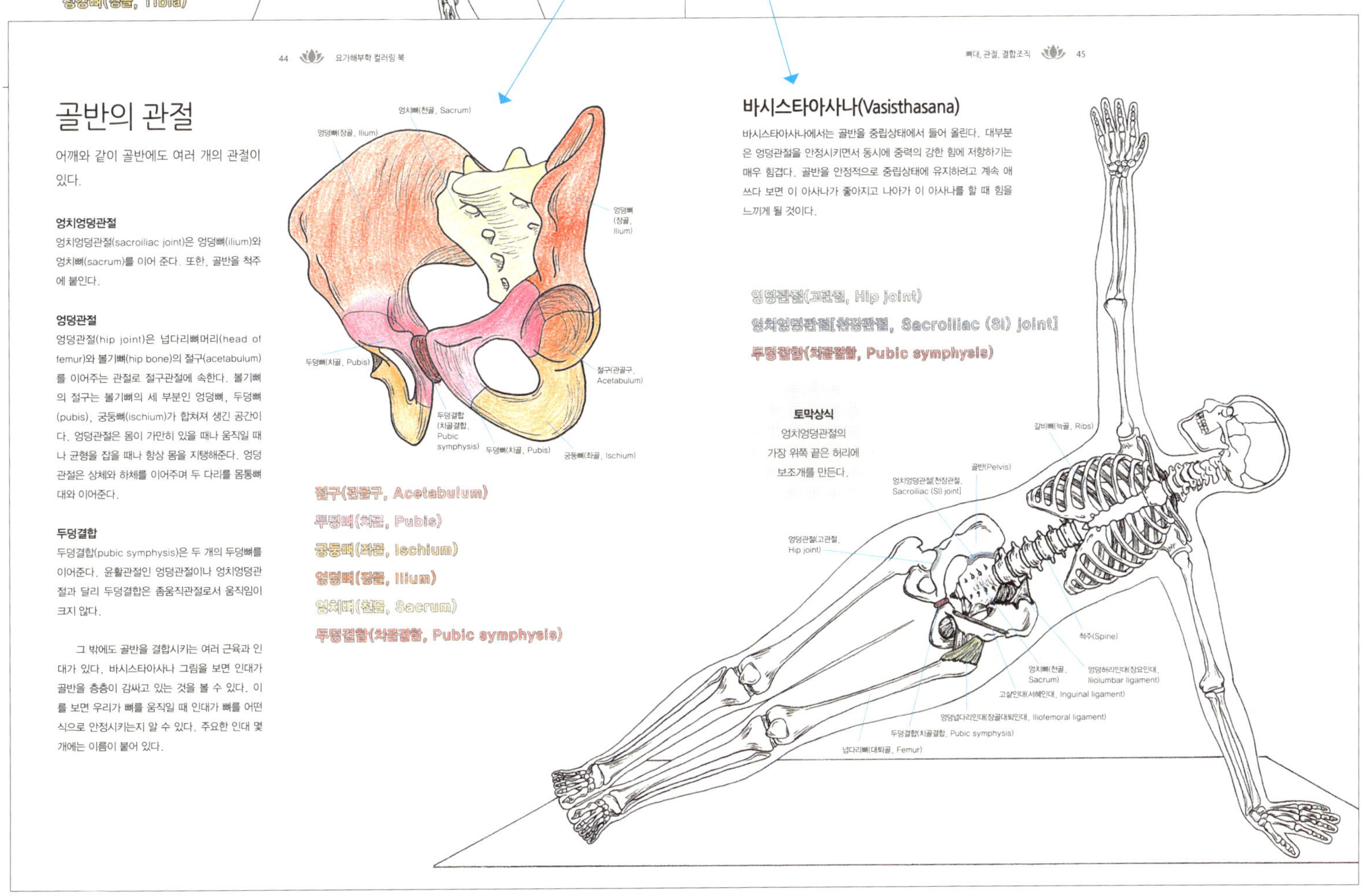

44 요가해부학 컬러링 북

골반의 관절

어깨와 같이 골반에도 여러 개의 관절이 있다.

엉치엉덩관절

엉치엉덩관절(sacroiliac joint)은 엉덩뼈(ilium)와 엉치뼈(sacrum)를 이어 준다. 또한, 골반을 척주에 붙인다.

엉덩관절

엉덩관절(hip joint)은 넙다리뼈머리(head of femur)와 볼기뼈(hip bone)의 절구(acetabulum)를 이어주는 관절로 절구관절에 속한다. 볼기뼈의 절구는 볼기뼈의 세 부분인 엉덩뼈, 두덩뼈(pubis), 궁둥뼈(ischium)가 합쳐져 생긴 공간이다. 엉덩관절은 몸이 가만히 있을 때나 움직일 때나 균형을 잡을 때나 항상 몸을 지탱해준다. 엉덩관절은 상체와 하체를 이어주며 두 다리를 몸통뼈대와 이어준다.

두덩결합

두덩결합(pubic symphysis)은 두 개의 두덩뼈를 이어준다. 윤활관절인 엉덩관절이나 엉치엉덩관절과 달리 두덩결합은 좀움직관절로서 움직임이 크지 않다.

그 밖에도 골반을 결합시키는 여러 근육과 인대가 있다. 바시스타아사나 그림을 보면 인대가 골반을 층층이 감싸고 있는 것을 볼 수 있다. 이를 보면 우리가 뼈를 움직일 때 인대가 뼈를 어떤 식으로 안정시키는지 알 수 있다. 주요한 인대 몇 개에는 이름이 붙어 있다.

절구(관골구, Acetabulum)
두덩뼈(치골, Pubis)
궁둥뼈(좌골, Ischium)
엉덩뼈(장골, Ilium)
엉치뼈(천골, Sacrum)
두덩결합(치골결합, Pubic symphysis)

뼈대, 관절, 결합조직 45

바시스타아사나(Vasisthasana)

바시스타아사나에서는 골반을 중립상태에서 들어 올린다. 대부분은 엉덩관절을 안정시키면서 동시에 중력의 강한 힘에 저항하기는 매우 힘겹다. 골반을 안정적으로 중립상태에 유지하려고 계속 애쓰다 보면 이 아사나가 좋아지고 나아가 이 아사나를 할 때 힘을 느끼게 될 것이다.

엉덩관절(고관절, Hip joint)
엉치엉덩관절(천장관절, Sacroiliac (SI) joint)
두덩결합(치골결합, Pubic symphysis)

토막상식

엉치엉덩관절의 가장 위쪽 끝은 허리에 보조개를 만든다.

색칠하기 도움말

- 색연필은 쉽게 구할 수 있고 쓰기도 쉬우며 종이에 번지지도 않는다. 가능한 한 다양한 색상으로 준비하라. 각 이름표나 해부학 부위에 칠할 색이 부족하다면 농도를 바꾸거나 덧칠을 해서 다른 색깔을 만들면 된다.
- 옅은 색이 제일 좋다. 근육의 질감이나 이름표와 부위를 연결하는 선을 가리지 않기 때문이다.
- 각 요가 아사나 그림에서 중심이 되는 근육과 뼈의 이름표는 색칠할 수 있게 되어 있다. 이름표를 해당 근육이나 뼈와 같은 색으로 칠하라. 이렇게 하면 근육이나 뼈와 그 이름 사이의 연관관계를 더 확실히 기억할 수 있다.
- 몇몇 부분에서는 뼈의 특정 부위에 명칭이 달려있다(예: 정강뼈에 솟아 있는 거친 면인 정강뼈거친면). 이런 곳들은 대개 근육의 '이는 곳'과 '닿는곳'들로서 해설에 설명되어 있다. 이곳들은 해당 뼈의 나머지 부분보다 좀 더 진하게 칠하라. 이렇게 하면 뼈의 질감을 이해하는 데에 도움이 된다.
- 근육을 색칠할 때에는 뼈에 가까워질수록 연하게 칠하라. 이렇게 하면 근육의 힘줄을 나타낼 수 있다.
- 같은 근육 무리에 속한 각각의 근육은 같은 색을 농도만 달리해서 칠하라. 예를 들면 넙다리네갈래근에는 네 근육이 있다. 서로 다른 네 가지 파란색으로 칠하면 이것들이 서로 나뉘어있지만 관련된 근육이라는 것을 쉽게 보고 기억할 수 있다.
- 그림 중에는 해당 부분에서 명시적으로 다루지 않는 뼈나 근육이 있는 것들도 있다. 앞부분에서 이미 본 적이 있어서 익숙할 수도 있고 책의 나머지 부분을 읽고 색칠하면서 더 배워나갈 것들일 수도 있다. (가산점: 그림에는 있지만, 이름표는 없는 근육과 뼈에 이름표를 붙이면서 지식을 시험해보라!)
- 선 밖으로 튀어나와도 괜찮다. 어차피 실제 몸도 그렇게 엉망이다.

이제 우리 피부 밑에 숨은 세상으로 여행을 시작해 보자.

색칠하기 도움말

색칠용 이름표를 해당 근육이나 뼈와 동일한 색으로 칠하면 이름을 외우는 데에 도움이 된다.

앞정강근(전경골근, Tibialis anterior)

정강뼈(경골, Tibia)

안쪽쐐기뼈(내측설상골, Medial cuneiform)

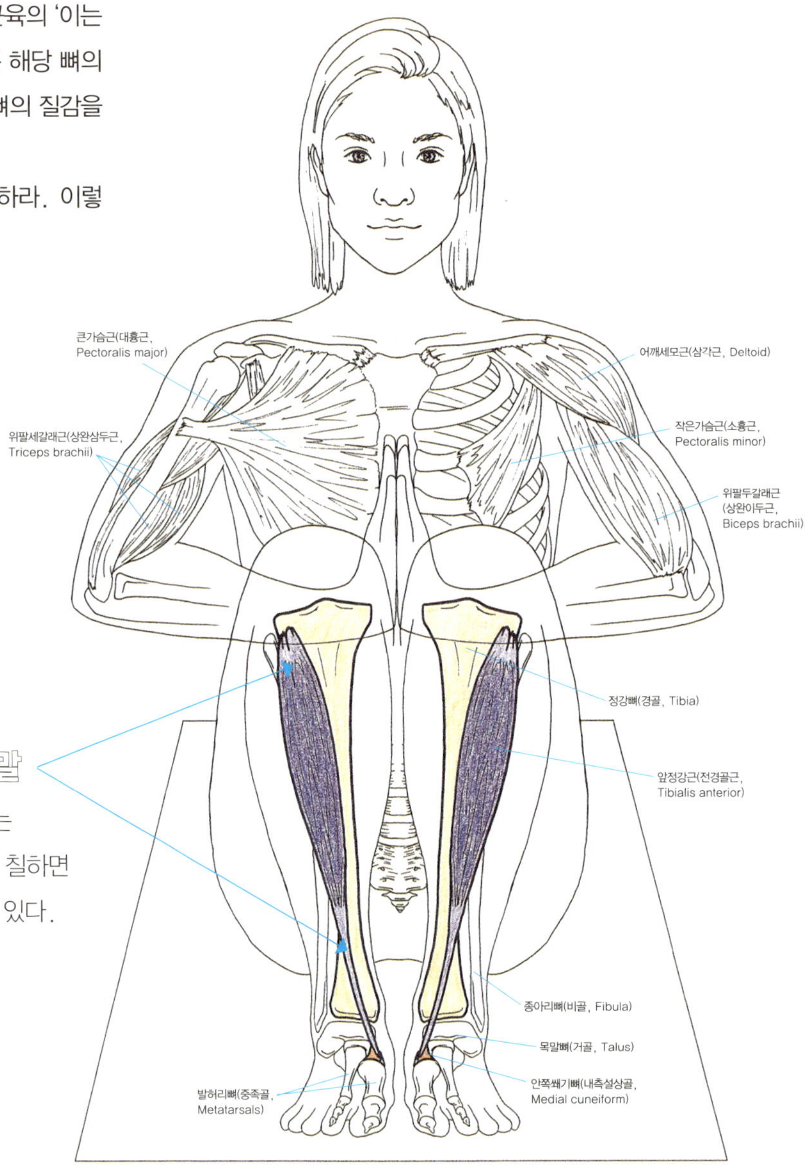

색칠하기 도움말

근육을 색칠할 때에는 뼈에 가까워질수록 연하게 칠하면 근육의 힘줄을 나타낼 수 있다.

넙다리곧은근(대퇴직근, Rectus femoris)

안쪽넓은근(내측광근, Vastus medialis)

중간넓은근(중간광근, Vastus intermedius)

가쪽넓은근(외측광근, Vastus lateralis)

넙다리빗근(봉공근, Sartorius)

넙다리네갈래근힘줄(대퇴사두근건, Quadriceps tendon)

위앞엉덩뼈가시[상전장골극, Anterior superior iliac spine (ASIS)]

아래앞엉덩뼈가시[하전장골극, Anterior inferior iliac spine (AIIS)]

무릎힘줄(슬개건, Patellar tendon)

정강뼈거친면(경골조면, Tibial tuberosity)

넙다리뼈(대퇴골, Femur)

정강뼈(경골, Tibia)

색칠하기 도움말

같은 근육 무리에 속한 근육들(예: 넙다리네갈래근)은 같은 색을 농도만 달리해서 칠하면 서로 관련되어 있음을 보여줄 수 있다.

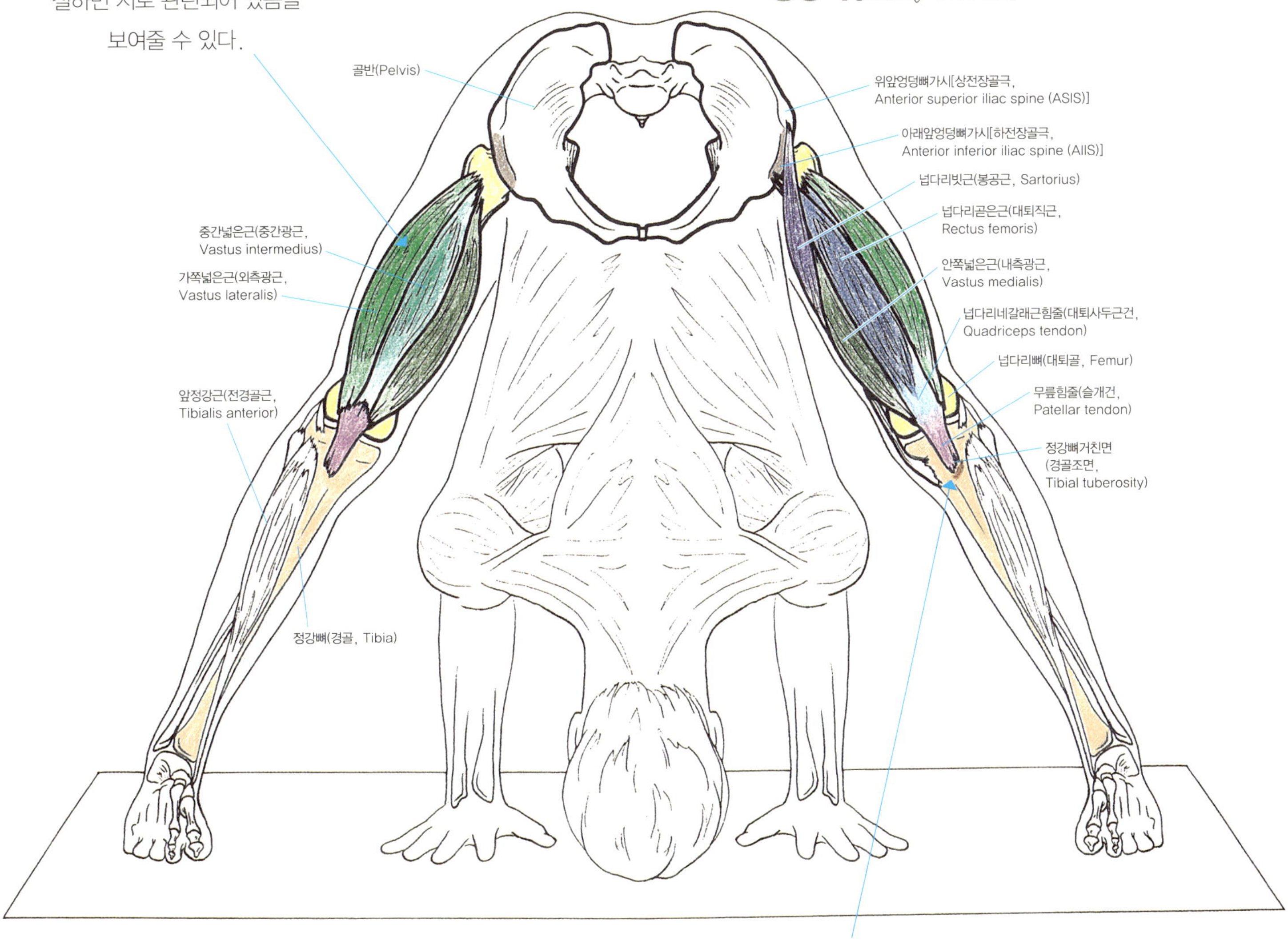

색칠하기 도움말

몇몇 부위는 큰 뼈의 특정 부분을 가리킨다(예: 정강뼈거친면은 정강뼈의 일부분이다). 이곳들은 해당 뼈의 나머지 부분보다 좀 더 진하게 칠하라.

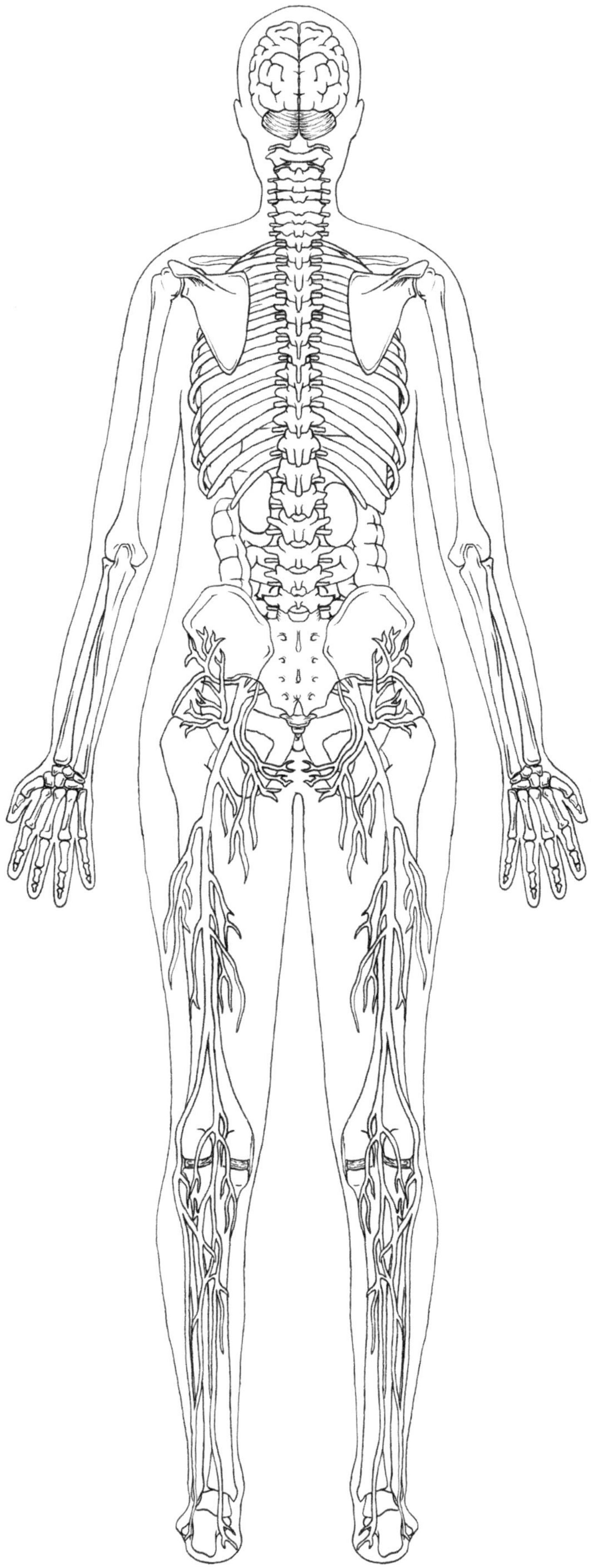

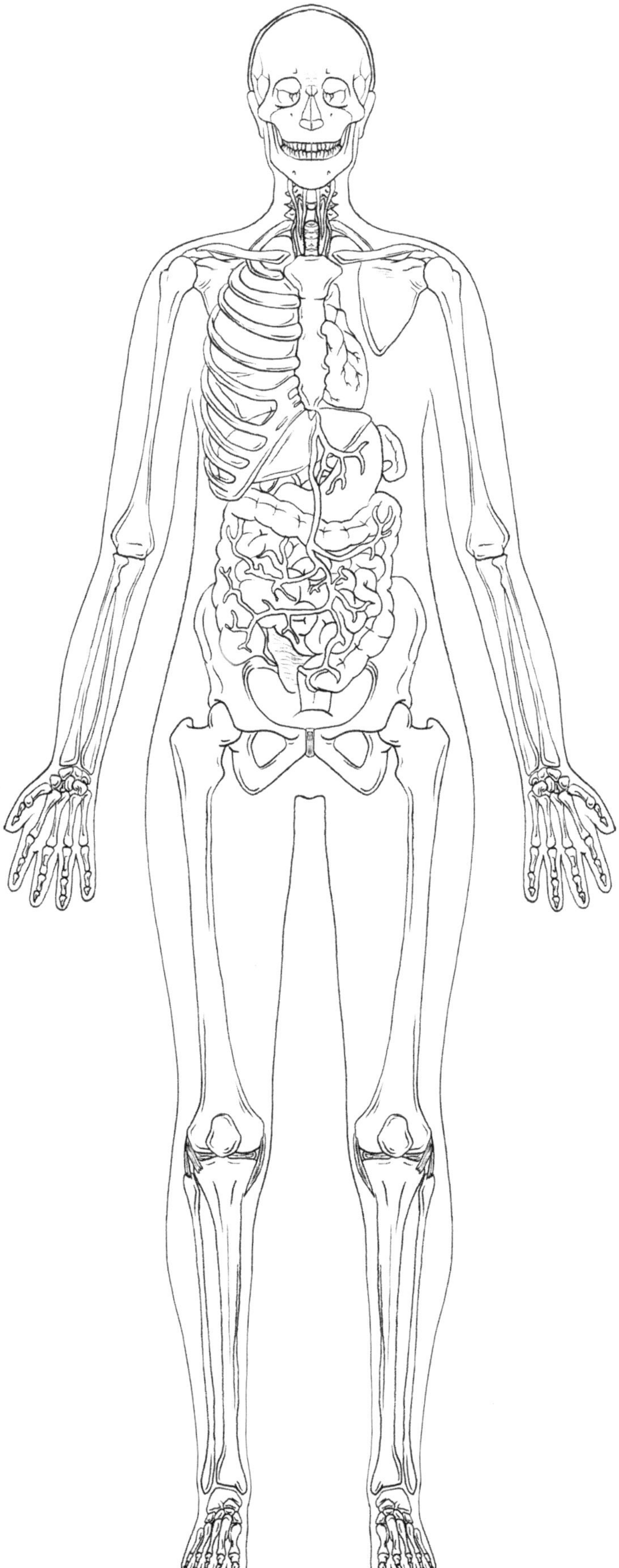

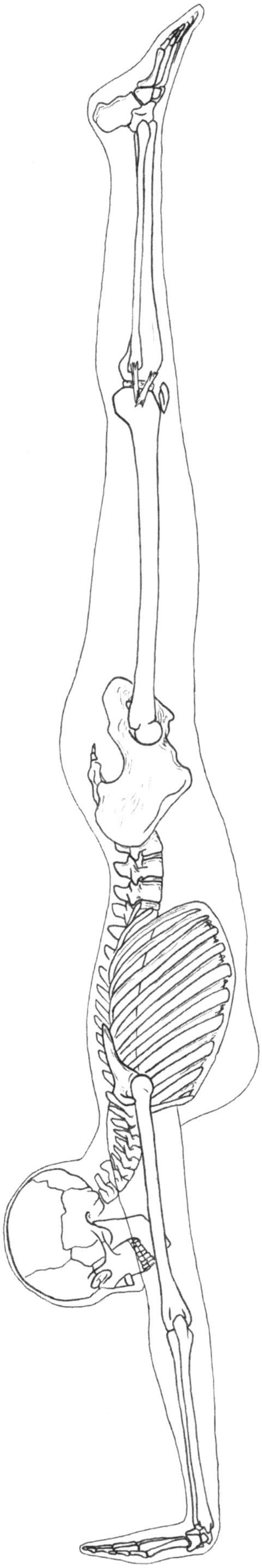

제1부

신체의 용어와 계통

우선 우리가 같은 언어로 말을 한다는 것이 중요하다. 일반인들에게는 해부학이 전혀 다른 언어처럼 들릴 수 있고, 어떤 면에서는 정말 다른 언어라고도 생각한다. 해부학은 고유한 어휘들이 있으므로 이런 용어들을 기본적으로 이해하지 못하면 혼란에 빠지기 쉽다. 이 부분은 책의 나머지 부분을 여행하는 과정에서 길잡이가 되어줄 것이다.

몸 이곳저곳을 돌아다니면서 새 단어를 한 무더기로 배우기 전에 기준이 될 출발점이 필요하다. 서양에서 기준 자세는 해부학자세(anatomical position)이다. 이 자세는 타다아사나와 매우 비슷한데, 다만 손바닥을 앞으로 향하고 있다는 차이가 있다. 반면 타다아사나에서는 손바닥이 안쪽을 향한다. 자세 잡기와 움직임을 설명하는 모든 경우에 해부학자세에서 시작하기로 한다.

이 책에서는 우리 몸을 구성하는 11개의 생물학적 계통 중 근육계통과 뼈대계통에 집중할 것이다. 이 장에서는 몸의 나머지 아홉 계통에 관해서도 간략하게 설명할 것이다. 세세하게 들어가지는 않겠지만 몸의 모든 계통이 서로 협업함으로써 온전한 전체로서의 당신이 만들어지기 때문에 이것들을 조금이나마 이해하는 것이 중요하다.

움직임 면

우리는 3차원으로 움직인다. 앞으로 숙이고 뒤로 젖히고, 왼쪽과 오른쪽으로 굽히며, 몸을 비틀 수도 있다. 우리가 공간 속에서 움직이는 모든 방식이 여기에 해당한다. 이 책에서는 몸이 움직이는 세 개의 움직임 면을 언급하고 이 세 면이 몸을 어떻게 나누는지 살펴본다.

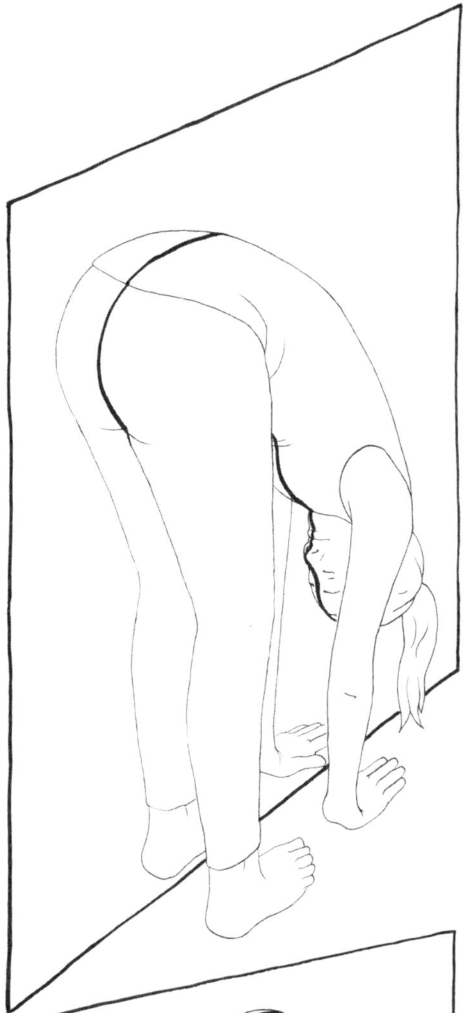

웃타나아사나(Uttanasana)

웃타나아사나와 같은 전굴 자세는 오로지 시상면만을 따라 움직인다. 이 아사나에서는 몸을 전혀 비틀거나 옆으로 굽히지 않는다.

시상면

시상면은 몸을 왼쪽과 오른쪽으로 나눈다. 정확히 50:50으로 나눌 수도 있지만, 아닐 수도 있다. 시상면은 몸의 어떤 지점에서도 몸을 왼쪽과 오른쪽으로 나눌 수 있다. 예를 들면 왼쪽 어깨 위에서 출발해 왼쪽 발목으로 떨어지는 선은 70:30 분할에 가깝다고 할 수 있다.

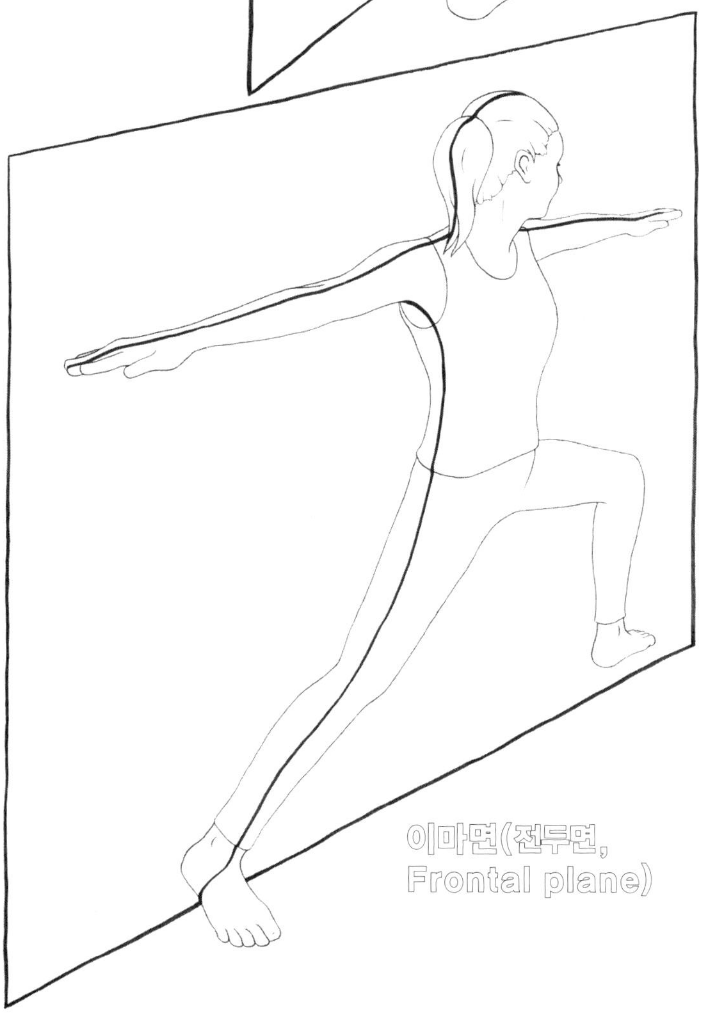

비라바드라아사나 II (Virabhadrasana II)

비라바드라아사나 II는 오로지 이마면만을 따라 움직인다. 이 아사나에서는 앞이나 뒤로 굽히지 않고, 앞을 보기 위해 머리를 돌릴 때를 제외하고는 몸을 비틀지도 않는다.

이마면(관상면)

이마면은 몸을 앞과 뒤로 나눈다. 여기서도 마찬가지로 딱 절반씩 나뉘는 것은 아니다. 이마면(관상면)은 몸의 어느 지점에서도 앞과 뒤로 나뉠 수도 있다. 예를 들면 정수리에서 출발해 발목 앞쪽으로 떨어지는 이마면은 절반은 아니지만, 몸을 앞과 뒤로 나눈다.

파리브르타 트리코나아사나 (Parivrtta Trikonasana)

파리브르타 트리코나아사나와 같은 비틀기 아사나에서는 몸통이 가로면을 따라 움직인다. 이 아사나를 설명할 때에는 '오로지'라는 단어를 쓰지 않았음에 주목하라. 여러 요가 아사나에서 몸은 한 번에 두 면 혹은 세 면 전체로 움직인다. 이 아사나에서는 가로면을 따라 척추를 회전시키면서, 엉덩관절은 시상면을 따라 굽히고, 팔은 이마면과 정렬시키게 된다. (최소한 그렇게 하려고 애는 쓴다!)

이 아사나들을 색칠하면

3차원 움직임이라는 개념을
좀 더 잘 이해할 수 있게 될 것이다.
우선 면을 먼저 색칠해보기 바란다.
그러면 몸이 그 면을 어떻게 지나고
있는지 분명하게 드러난다.
해당 아사나를 하면서 지금 몸의 위치가
어떤지, 그리고 어떻게 그 위치에
도달했는지 주의 깊게 살펴보라.
나는 내 몸에 보이지 않는 힘의 장(場)이
지나간다고 상상한다.

가로면

가로면은 몸을 위와 아래로 나눈다. 다른 면과 같은 규칙이 적용되지만 한 가지 예외라면 가로면은 위에서 아래가 아니라 수평으로 확장된다는 점이다. 예를 들면 허리를 지나는 가로면은 몸을 엉덩이와 다리 아래 그리고 그보다 위의 몸으로 구분할 수도 있지만, 무릎을 지나면서 그 위와 아래로 나눌 수도 있다.

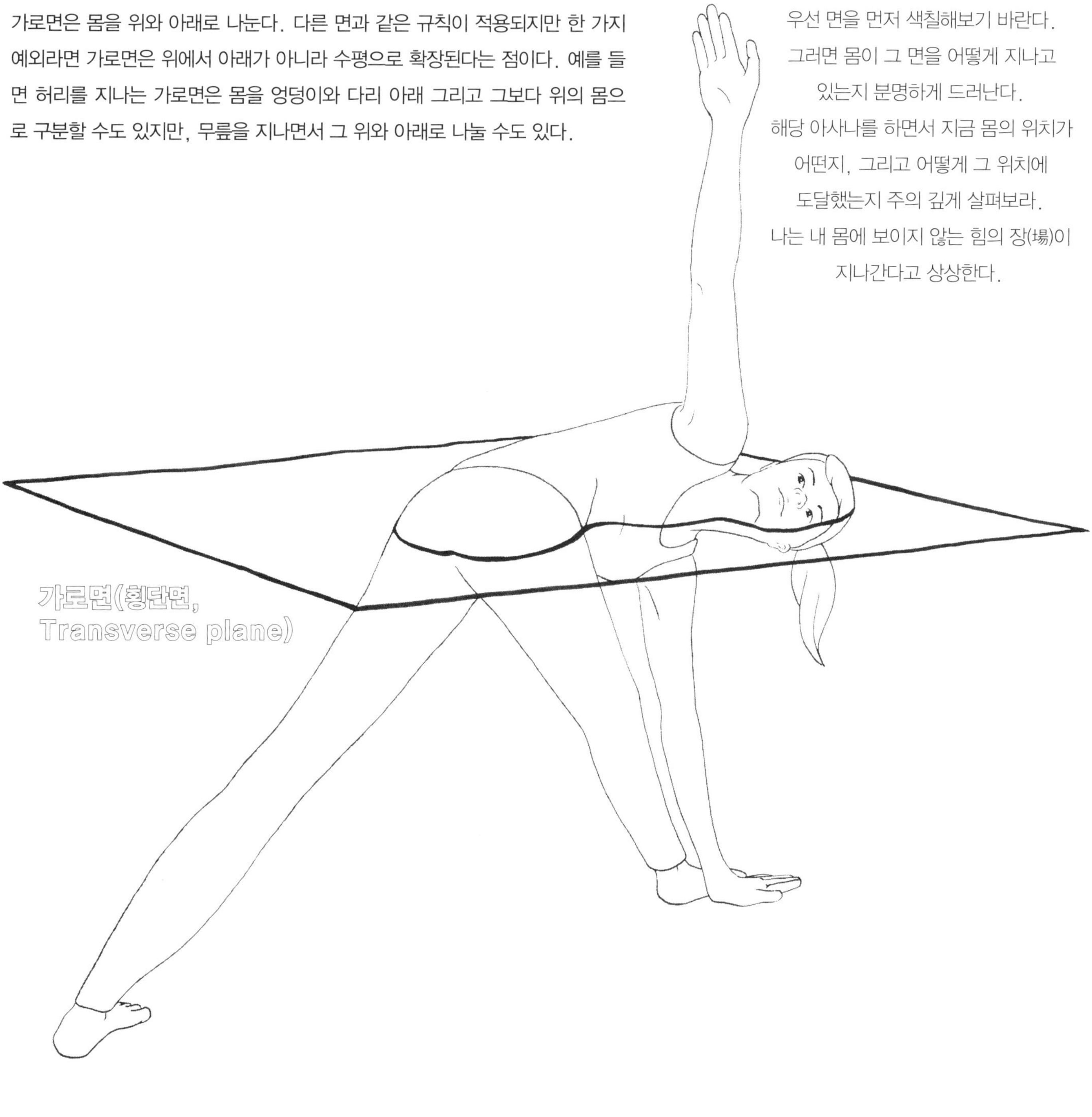

방향 용어

방향 용어 혹은 위치 용어는 몸에서 각 부분이 서로 어떤 위치에 있는지를 알 수 있게 해 준다. 보통 반대말로 짝을 이루고 있다.

시상면 용어

이 용어들은 '중간선(midline)'을 시상면으로 해서 몸을 왼쪽과 오른쪽으로 나누는 관계를 기술한다.

안쪽(Medial): 몸의 중간선에 더 가까운 쪽. 예를 들면 발목 내측을 기술할 때 발목 안쪽이라고 한다. 몸의 중간에 더 가깝기 때문이다.

가쪽(Lateral): 몸의 중간선에서 더 멀리 있는 쪽. 발목 외측을 기술할 때 발목 가쪽이라고 한다. 몸의 중간에서 더 멀리 떨어져 있기 때문이다.

이마면 용어

이 용어들은 몸을 앞과 뒤로 나누는 관계를 기술한다.

뒤(Posterior): 몸에서 뒤쪽에 더 가까운 부분. 예를 들면 척주는 복장뼈보다 '뒤'에 있다고 한다. 말 그대로 척주가 복장뼈보다 뒤에 있다는 뜻이다. 또한, 볼기근은 몸의 뒤에 있다는 식으로 이 용어를 쓸 수도 있다.

앞(Anterior): 몸에서 앞쪽에 더 가까운 부분. 넙다리네갈래근은 넓적다리뒤근육보다 '앞'에 있다. 배꼽 역시 몸의 앞에 있다고 기술할 수 있다.

가로면 용어

이 용어들은 몸을 위와 아래로 나누는 관계를 기술한다.

위(Superior): 몸에서 머리에 더 가까운 부분. 무엇이든 다른 것과 비교해 몸의 위쪽에 있는 것을 기술할 때 쓰는 용어다. 예를 들면 넙다리뼈는 발꿈치뼈보다 '위'에 있다.

아래(Inferior): 몸에서 발에 더 가까운 부분. 무엇이든 다른 것과 비교해 몸의 아래쪽에 있는 것을 기술할 때 쓰는 용어다. 발꿈치뼈는 넙다리뼈보다 '아래'에 있다.

기타 용어

다음 네 개의 용어는 몸통이나 피부에 대한 신체 구조의 위치를 기술한다. 우리가 여기에서 하는 모든 작업은 우리에게 익숙한 '~에 더 가깝다'나 '~에서 더 멀다'라는 말을 대신할 용어를 찾는 것이다. 전문 용어를 쓰면 더 똑똑해 보이니까! '엎드린'과 '바로누운' 역시 이 책을 보는 내내 자주 마주치게 될 유용한 용어다.

몸쪽(Proximal): 몸통에 더 가까운 부분. 예를 들면 팔꿉은 손목보다 '몸쪽'에 있다. 몸통에 더 가깝다는 뜻이다.

먼쪽(Distal): 몸통에서 더 먼 부분. 예를 들면 손은 위팔보다 '먼쪽'에 있다.

얕은(Superficial): 피부에 더 가까운 부분. 상대적인 개념이다. 예를 들면 등세모근은 마름근보다 '얕은' 곳에 있다고 하는데 등세모근이 마름근 위를 덮고 있어서 피부에 더 가깝기 때문이다.

깊은(Deep): 피부에서 더 먼 부분. 넙다리네갈래근 중 하나인 가쪽넓은근은 넙다리빗근보다 더 '깊은' 곳에 있다고 할 수 있다. 넙다리빗근이 가쪽넓은근 위를 덮고 있으므로 피부에 더 가깝다. 즉, 가쪽넓은근은 넙다리빗근보다 피부에서 더 깊다.

엎드린(Prone): 얼굴이 아래를 향하고 엎드린 상태. 땅을 보고 있다면 '엎드린' 자세로 있는 것이다.

바로누운(Supine): 얼굴이 위를 향하고 누운 상태. 하늘을 보고 있다면 '바로누운' 자세로 있는 것이다.

색칠하기 도움말

아도 무카 브르흐샤아사나 그림에서 뼈를 색칠할 때,
지금 방금 배운 움직임 용어를 사용해서
서로 어떤 관계에 있는지 생각해보라.
엉덩부위와 어깨의 여러 부분을 색칠하고,
각 부분이 만나는 지점에서는 색을 서로 섞어라.

아도 무카 브륵샤아사나 (Adho Mukha Vrksasana)

아도 무카 브륵샤아사나에서 당신의 뼈대는 가쪽에서 보았을 때 이렇게 생겼다. 아도 무카 브륵샤아사나를 할 때 시상면으로 움직이게 된다. 물구나무선 상태를 유지하는 동안에는 이마면을 유지하려고 하게 된다. 가로면을 통해 움직이기 시작하면 아마도 물구나무에서 내려오고 있을 것이다.

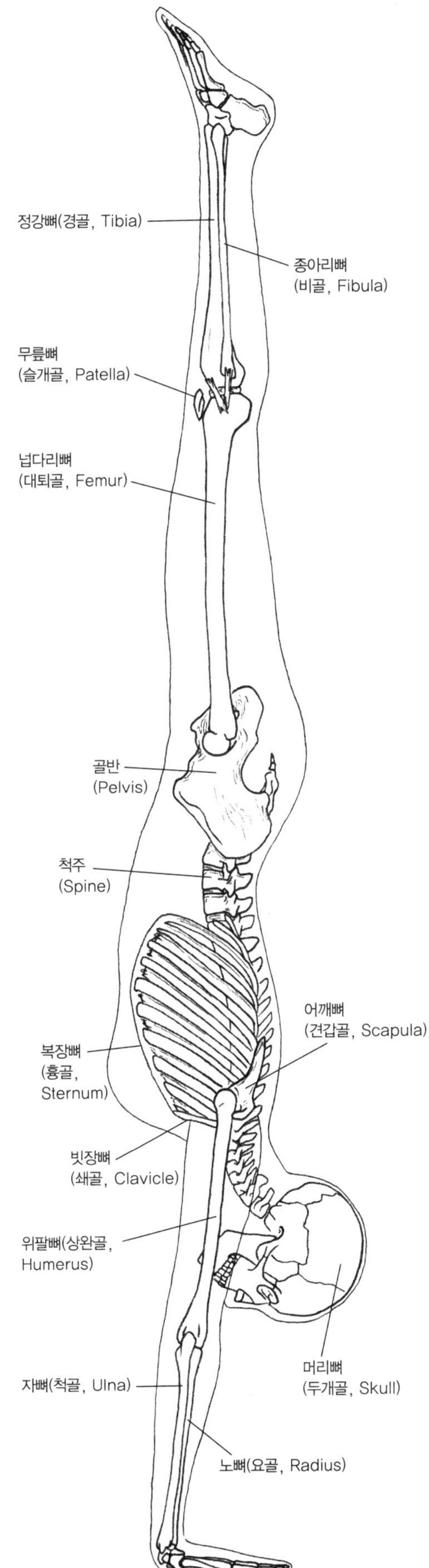

가쪽면

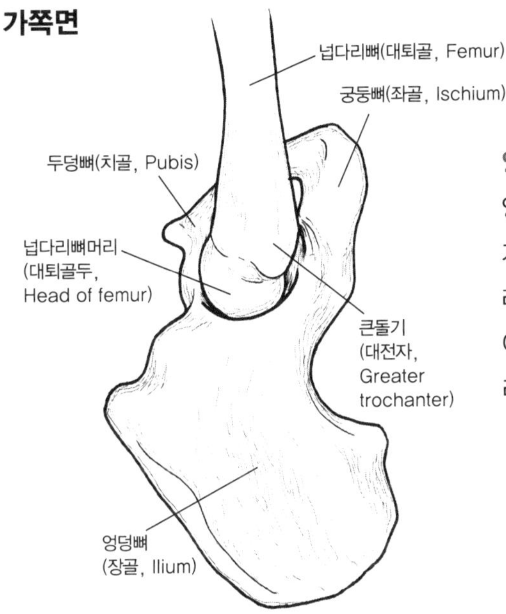

엉덩관절(Hip joint)

엉덩뼈는 두덩뼈보다 머리에 더 가까우므로 (여기에서 보듯이) 위아래가 뒤집혀 있든 아니든 상관없이 위에 있다고 한다. 넙다리뼈머리는 큰돌기보다 안쪽에 있다.

앞면

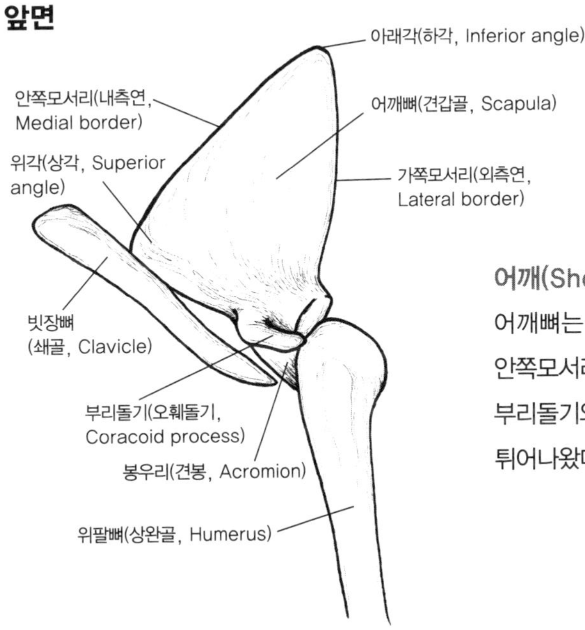

어깨(Shoulder)

어깨뼈는 위각과 아래각이 있고 안쪽모서리와 가쪽모서리가 있다. 부리돌기와 봉우리는 모두 앞으로 튀어나왔다.

움직임 용어

이 용어들은 각 부분이 서로 어떻게 움직이는지 이해할 수 있게 해 준다. 이 용어 중에는 이미 들어본 것들도 많겠지만 그 뜻을 좀 더 분명히 이해하는 것이 매우 중요하다. 요가 아사나를 하는 동안 몸이 어떻게 움직이는지 기술할 때 이 용어들을 사용하는 데에 익숙해지도록 하라. 이 용어들은 매우 구체적인 움직임을 기술하는 데에 사용되므로 본인이 정렬을 잡거나 학생들에게 정렬을 설명할 때 좀 더 자신감이 생길 것이다.

굽힘과 폄

앞서 설명한 해부학자세로 서서 굽히거나 펴면 시상면을 따라 움직이게 된다.

굽힘(Flexion)

관절 각도가 작아진다. 뼈는 서로 가까워진다. 예를 들어, 팔꿉을 굽히면 팔꿉관절을 굽히면서 아래팔과 위팔이 서로 가까워진다.

폄(Extension)

관절 각도가 커진다. 뼈는 서로 멀어진다. 예를 들어, 팔을 곧게 펴면 팔꿉관절을 펴면서 아래팔이 위팔에서 멀어지는 것이다.

젖힘(Hyperextension)

이는 관절이 정상 운동범위를 넘어서 펴지는 상태를 가리킨다. 무릎과 팔꿉에서 가장 흔하게 볼 수 있다. 본인이나 다른 사람들의 팔이나 다리가 펴질 때 반대 방향으로 활처럼 휘는 모습을 본 적이 있을 것이다.

가쪽 움직임

몸을 벌리거나 모을 때 기준점은 이마면이 된다. 요가 강사 중에는 학생들이 웃티타 트리코나아사나를 할 때 두 겹의 유리판 사이로 들어가듯이 하라고 말하는 사람들이 많다. 결국은 이것이 이마면을 따라 움직이라는 말이다. 가루다아사나를 '풀고 나올' 때, 요가 강사들은 팔다리를 쭉 펴면서 (물론 땅을 딛고 있는 다리는 빼고) '독수리가 날아오르게' 하라고 자주 말한다. 이때도 가쪽으로 몸을 펼치면서 이마면을 따라 움직이는 것이다.

벌림(Abduction)

팔이나 다리를 가쪽으로, 중간선에서 멀어지는 방향으로 움직인다는 뜻이다. 예를 들면 웃티타 트리코나아사나에서 양팔을 벌리게 되는데, 이는 양팔이 (그리고 양다리도) 몸의 중간선에서 멀어진다는 뜻이다.

모음(Adduction)

팔이나 다리를 가쪽에서 몸의 중간선 쪽으로 움직인다는 뜻이다. 가루다아사나가 완벽한 예다. 팔과 다리를 모두 몸의 가운데를 향해 움직인다. 물론 이 아사나에는 다른 여러 요소가 있지만, 확실히 모음이 일어나는 것도 맞다.

돌림

어깨관절과 엉덩관절의 움직임 중에는 안쪽돌림과 가쪽돌림이 있다. 기준점은 가로면이다.
몸을 돌릴 때는 척주의 돌림이든 팔다리의 안쪽돌림이나 가쪽돌림이든 언제나 가로면을 따라 움직이게 된다. 따라서 '돌림'이나 '비틀기'라는 설명이 나오면 가로면을 따라 움직인다고 믿어도 좋다.

안쪽돌림[Medial (Internal) Rotation]

안쪽돌림은 뼈가 관절에서 안쪽으로 돌아간다는 뜻이다. 뼈는 축을 따라 몸의 중간선을 향해 돌아간다. 예를 들면 '안짱다리'인 사람들은 발가락이 곧게 뻗지 않고 안쪽을 향해 있는데 엉덩관절이 안쪽돌림 상태에 있기 때문이다. 넙다리뼈가 엉덩관절에서 골반과 만나는 지점에서 몸의 중간선을 향해 안쪽으로 돌아가 있으므로 발가락까지 포함해 다리 전체가 안쪽으로 돌아가 있는 것이다. 깊은 후굴 자세에서 엉덩관절의 안쪽돌림은 엉덩부위와 허리를 열린 상태로 유지하는 데에 도움이 된다.

가쪽돌림[Lateral (External) Rotation]

가쪽돌림은 뼈의 앞쪽 면이 중간선에서 멀어지도록 돌림 운동하는 것이다. 안쪽돌림에서 사용한 예를 들면 가쪽돌림은 안쪽돌림과 반대로 발가락이 가쪽 양옆으로 향한다. 여기서는 넙다리뼈가 엉덩관절에서 골반과 만나는 지점에서 몸의 중간선에서 멀어지는 쪽으로 돌아가 있으므로 다리 전체가 가쪽으로 돌아가 있는 것이다. 발레리나들의 다리가 이런 모습인 것으로 유명하다!

돌림(Rotation)

'순수한' 돌림은 척주에서만 일어난다. 우리는 척주를 왼쪽이나 오른쪽으로 비틀 수 있다. 어깨너머로 볼 때처럼 척주 중에서 목뼈만 비틀 수도 있고, 비틀기 아사나를 깊이 할 때처럼 척주 전체를 비틀 수도 있다. 아르다 마첸드라아사나가 돌림의 좋은 예다.

그 밖의 용어들

여기까지는 기초 용어다. 지금부터는 기초 용어를 바탕으로 좀 더 복잡하고 어려운 해부학용어를 이해해보자. 겁먹지 말고 계속 읽어보자.

한쪽 움직임(Unilateral Movement)

한쪽 움직임은 몸의 한쪽에서만 움직임이 일어난다는 뜻이다. 예를 들어, 목갈비근과 같은 쌍근육(paired muscles)을 가쪽굽힘을 하면 한쪽은 수축하고 반대쪽은 늘어난다.

양쪽 움직임(Bilateral Movement)

몸 양쪽의 근육이 함께 움직인다. 예를 들면 목갈비근과 같은 쌍근육의 경우, 앞목갈비근은 머리와 목을 굽힐 때 양쪽 움직임을 보인다.

가쪽굽힘(Lateral Flexion)

이 용어는 오직 척주만이 수행하는 또 다른 움직임을 기술한다. 같은 쪽의 엉덩부위와 어깨 사이를 더 넓게 벌리면 척주의 가쪽굽힘을 하는 것이다. 다시 말하지만 이미 당신이 알고 있는 것을 다르게 부르는 것뿐이다. 비스바미트라아사나(요기 비스바미트라의 이름을 딴 사이드 플랭크의 변형)가 가쪽굽힘의 좋은 예다.

비틀기나 전굴, 후굴이 아닌 가쪽굽힘을 하면 몸은 이마면을 따라 움직이게 된다.

휘돌림(Circumduction)

엉덩관절과 어깨관절(둘 다 절구관절이다)에서 큰 원을 그리는 움직임을 가리킨다. 굽힘, 폄, 벌림, 모음을 모두 결합한 움직임이다. 굽힘, 폄, 벌림, 모음을 모두 하게 되기 때문에 동시에 이마면과 시상면을 따라 움직이게 된다고 할 수 있다. 무슨 말인지 이해가 되기 시작하더라도 놀라지 마라!

뒤침(Supination)

뒤침은 아래팔과 발에서 일어나는 움직임이다.

아래팔을 뒤치면 손바닥을 해부학자세에서처럼 정면으로 향하게 한다. 웃티타 트리코나아사나를 할 때, 아래팔을 뒤쳐서 손바닥이 앞쪽, 그러니까 몸의 정면 방향을 보게 된다.

발의 뒤침은 움직임이 복잡하다. 때로 뒤침은 안쪽들림과 혼동되기도 하지만, 뒤침은 발목과 발의 어떤 영역에 의해 수행된 안쪽들림, 모음, 발바닥굽힘의 결합된 움직임이다. 즉, 발의 안쪽모서리가 들리고(안쪽들림), 발가락이 안쪽을 향하며(모음), 발바닥굽힘을 한 것이 발의 뒤침이다.

엎침(Pronation)

엎침 또한 아래팔과 발에서 일어나는 움직임으로 뒤침의 반대다.

아래팔을 엎치면 손바닥이 뒤쪽을 향해 돌아가게 된다. 비라바드라아사나 II를 할 때, 손바닥은 땅을 향하고 위팔두갈래근은 하늘 쪽으로 돈다. 이렇게 하면 아래팔이 엎치는 것이다. 노뼈와 자뼈는 아래팔을 이루는데, 엎침은 노뼈가 자뼈를 감싸면서 일어난다. 아래팔을 탁자에 놓고 손바닥을 위·아래로 돌려보면 이 현상을 느낄 수 있다. 멋지다.

발의 엎침은 역시나 복잡한 움직임이다. 때로 엎침은 가쪽들림과 혼동되기도 하지만, 엎침은 발목과 발의 어떤 영역에 의해 수행된 가쪽들림, 벌림, 발등굽힘의 결합된 움직임이다. 즉, 발의 가쪽모서리가 들리고(가쪽들림), 발가락이 가쪽을 향하며(벌림), 발등굽힘을 한 것이 발의 엎침이다.

> **요가 수행 도움말**
>
> 아사나를 수행하면서 몸이 어떻게 움직여서 그 상태에 도달했는지 살펴보기 시작하라. 몸을 어떻게 그 아사나로 유지하고 있는지 살펴보고 여기에 나온 용어들을 사용해서 당신이 하는 행동을 묘사해 보라. 이 용어들을 써 보기 시작하는 것이 곧 해부학용어 지식의 씨앗을 심고 키워나가는 출발점이다.

발바닥굽힘(Plantar Flexion)

발을 아래로 미는 움직임을 말하는데, 좀 더 정확하게 말하면 발등이 정강뼈의 앞면에서 멀어지는 움직임이다.

발등굽힘(Dorsiflexion)

발을 위로 가져가는 움직임을 말하는데, 좀 더 정확하게 말하면 발등이 정강뼈의 앞면에 가까워지는 움직임이다.

나는 예전부터 발에서 일어나는 서로 반대되는 움직임을 모두 굽힘이라고 부르는 것이 웃기다고 생각했다. 하지만 원래 그렇게 쓴다고 하니 어쩔 수 없다.

안쪽들림(Inversion)

발바닥이 안쪽을 향하는 발의 이마면 움직임이다.

가쪽들림(Eversion)
발바닥이 가쪽을 향하는 발의 이마면 움직임이다.

골반의 앞기울임(Anterior Pelvic Tilt)
몸통이 똑바로 된 상태에서 엉덩관절에 대해 골반이 앞쪽으로 기울어지는 움직임이다. 자연히 허리는 펴지고 허리 앞굽음은 증가한다.

골반의 뒤기울임(Posterior Pelvic Tilt)
몸통이 똑바로 된 상태에서 엉덩관절에 대해 골반이 뒤쪽으로 기울어지는 움직임이다. 자연히 허리는 굽혀지고 허리 앞굽음은 감소한다.

어깨의 움직임

다음 용어들은 어깨에서 일어나는 움직임을 기술한다. 어깨는 몸의 모든 관절 중에서도 운동범위가 가장 크기 때문에 움직임을 표현하는 용어가 당연히 많다. 다만 이 용어들은 몸의 다른 부위에서 일어나는 움직임을 표현할 때도 쓸 수 있다는 점을 기억하라.

내밈(Protraction)
이 단어는 어깨뼈가 갈비뼈를 따라 몸 앞쪽으로 나오는 움직임을 가리킨다. 기본적으로 양쪽 날개뼈가 서로 멀어지면서 사이 공간이 커진다. 빗장뼈, 머리, 턱이 앞으로 움직일 때도 내밈이라는 표현을 쓸 수 있다.

들임(Retraction)
어깨뼈를 (중간선에 가깝게) 안쪽으로 끌어당기는 움직임을 기술할 때 가장 많이 쓰는 단어다. 기본적으로 양쪽 어깨뼈가 척주를 향해 모이면서 사이 공간이 줄어든다. 빗장뼈, 머리, 턱이 뒤로 움직일 때도 들임이라는 표현을 쓸 수 있다.

올림(Elevation)
어깨뼈를 위로 끌어올리는 움직임을 기술할 때 많이 쓰는 단어다. 우리 몸이 어떻게 작동하고 있는지 진심으로 주의를 기울이기 시작하면서 알게 되는 가장 큰 사실은 어깨가 올라가 있다는 점이다. 쉽게 말해, 우리가 어깨의 긴장을 더 풀어줘야 한다는 점을 깨닫게 된다. 올림은 턱의 움직임을 기술할 때도 쓸 수 있다.

내림(Depression)
내림은 어깨뼈를 아래로 끌어내릴 때 많이 쓰는 단어다. 단순히 어깨의 긴장을 푼다는 의미가 아니다. 오히려 힘을 줘서 끌어내린다는 뜻이다. 내림은 턱의 움직임을 기술할 때도 쓸 수 있다.

수평모음(Horizontal Adduction)
어깨가 벌림 위치(거의 90도)에서 팔이 바닥과 수평인 상태로 중간선으로 가까워지는 팔의 움직임이다.

수평벌림(Horizontal Abduction)
이 움직임은 수평모음의 반대다. 팔이 바닥과 수평인 상태로 팔이 중간선에서 멀어지는 팔의 움직임이다.

이 목록에 더 추가할 수 있는 용어들도 많으며 아마도 끝없이 이어나갈 수도 있을 것이다. 하지만 우리가 책을 읽어나가는 데에는 이 정도면 충분하다. 브리스치카아사나에서 우리가 하게 되는 움직임에 이 용어들을 적용해보면 재미있다.

브리스치카아사나(Vrishchikasana)

브리스치카아사나는 몸이 공간 속에서 어떻게 움직일 수 있는지를 다양하게 보여주는 사례다. 팔로 균형을 잡는 이 놀라운 아사나에는 아름다운 곡선과 굽힘(bending)이 있다. 이제 이 아사나를 다른 방식으로 살펴보자. 엉덩관절은 어떻게 움직이고 있는가? 팔은 어떻게 하고 있는가? 이 아사나를 유지하기 위해 몸은 대체 어떻게 하고 있는가? 움직임의 방향을 보여주는 화살표들을 색칠하고 같은 색으로 해당 이름표를 색칠하면 실제로 무슨 일이 벌어지고 있는지 좀 더 잘 알 수 있게 될 것이다.

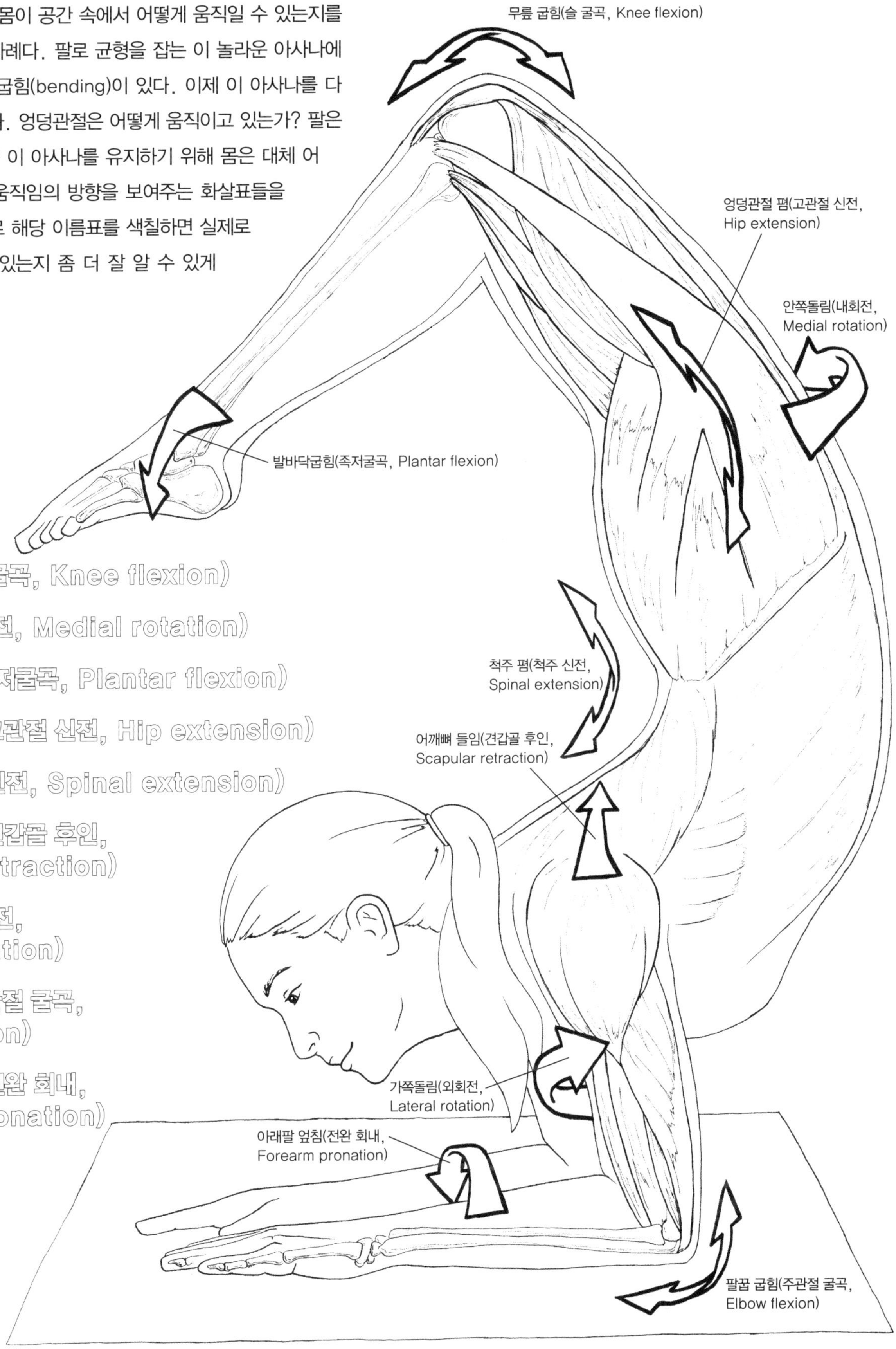

무릎 굽힘(슬 굴곡, Knee flexion)

안쪽돌림(내회전, Medial rotation)

발바닥굽힘(족저굴곡, Plantar flexion)

엉덩관절 폄(고관절 신전, Hip extension)

척주 폄(척주 신전, Spinal extension)

어깨뼈 들임(견갑골 후인, Scapular retraction)

가쪽돌림(외회전, Lateral rotation)

팔꿉 굽힘(주관절 굴곡, Elbow flexion)

아래팔 엎침(전완 회내, Forearm pronation)

몸의 계통

이 부분에서는 몸의 모든 계통을 간략히 살펴본다. 전체를 구성하는 기본적인 요소들을 알고 있으면 몸이 실제로 얼마나 복잡한지, 그리고 이 책에서는 근육과 뼈가 어떻게 작동하는지만 보게 되어서 얼마나 다행인지 감을 잡을 수 있을 것이다.

순환계통(심장혈관계통)

순환계통(심장혈관계통)은 심장, 혈관, 혈액을 말한다. 심장은 혈액과 혈액에 담긴 모든 요소를 온몸으로 뿜어낸다. 요가에서는 대개 가슴 중앙을 말할 때 '아나하타 차크라'라고 한다. 물리적 심장은 가슴안(thoracic cavity)에서 조금 왼쪽에 있다. 그래서 왼쪽 폐가 오른쪽 폐보다 조금 작다.

기관(organ): 심장

소화계통

입에서 항문까지 이어지는 속이 비어있는 관은 '소화관'이라고 한다. 음식은 입을 통해 들어가고 음식을 분해하는 여러 기관을 거치면서 소화되며 남은 노폐물은 배출된다. 요가는 소화 능력을 개선하고 유지하는 데에 큰 도움이 된다. 요가를 하면서 상체를 계속 비틀고 돌리는 모든 동작을 생각해보라. 몸이 스트레스를 받으면 싸우거나 도망치기 위해 양분을 아끼면서 대체로 소화작용은 중단된다. 아무리 좋은 음식을 먹어도 매 순간 호랑이와 사자를 마주치게 되는 사람이라면 얼마나 건강하기 어려울지 짐작이 갈 것이다.

기관: 입, 식도, 위, 췌장, 간, 담낭, 소장, 대장, 직장, 항문

내분비계통

몸이 한 나라라면, 내분비계통은 그 나라의 지도자에 해당한다. 내분비계통이 '왕'이다! 이 계통은 혈류에 직접 분비되고 온몸으로 보내져 성장과 발달, 성기능, 생식, 대사, 조직 기능, 수면, 나아가 기질까지 좌우하는 호르몬을 생성하는 온갖 샘(gland)으로 이루어져 있다.

기관: 솔방울샘, 뇌하수체, 췌장, 난소, 고환, 갑상샘, 부갑상샘, 시상하부, 콩팥위샘

피부계통

이 단어는 피부, 털, 손톱, 발톱을 있어 보이게 부르는 이름이다. 피부를 기관이라고 생각하는 사람은 거의 없을 테지만 사실 피부는 기관의 정의에 들어맞는다. 즉, 여러 세포가 결합하여 인체의 유지를 위한 한 가지 이상의 기능을 하는 것이다. 피부는 신체의 생존과 건강을 위한 여러 기능을 수행한다. 짐작했겠지만 피부계통의 일차적 기능 중 하나는 보호다. 그러나 피부는 다른 방식으로도 우리에게 도움을 준다. 예를 들면 땀을 통해 노폐물을 배출하고, 열, 추위, 압력과 같은 외부자극을 탐지하고, 체온을 조절한다.

기관: 피부, 털, 손톱, 발톱, 땀샘, (10대들이 특유의 냄새가 나게 만드는) 기름샘, (귀지를 만드는) 귀지샘

토막상식
피부는 몸에서 가장 큰 기관이며 그다음으로 큰 기관은 간이다.

림프계통/면역체계

림프계통은 순환계통의 하위계통으로 분류되기도 한다. 하지만 우리 책에서는 림프계통을 독자적인 계통으로 취급하고자 한다. 림프계통의 기능은 조직에서 기관으로 한 방향으로만 흐르는 '림프'를 여러 통로를 통해 전달하고 궁극적으로는 목의 바닥 부분에 있는 정맥을 통해 순환계통으로 배출하는 것이다. 림프계통은 순환계통의 혈관이나 모세혈관과 비슷한 림프관이 대부분을 차지한다. 림프관은 림프를 거르는 림프절과 연결되어 있다. 림프가 움직이려면 몸을 움직여야 한다. 심장처럼 펌프질해 줄 기관이 없기 때문이다. (몸을 위아래로 뒤집는 아사나인) '역자세'가 몸에 아주 유익한 여러 이유 중 하나가 바로 이것이다. 모든 역자세는 중력을 우리에게 도움이 되는 방향으로 쓸 수 있는 정말 좋은 기회다. 림프계통의 일차적 기능은 면역체계에 있다. '감염과 싸우는' 백혈구가 온몸에서 침입자와 싸울 수 있게 운반한다. 림프절은 몸이 감염과 싸우게 해 주는 면역세포들을 만든다. 또한, 세균이나 암세포와 같은 이물질들을 걸러낸다.

기관: 가슴샘, 비장, 편도, 막창자꼬리

해부학자세(Anatomical Position)

앞면: 해부학자세에서는 몸 전체를 살펴볼 수 있다. 앞면 그림에서는 얕은 기관들이 어떻게 배치되어 있는지 볼 수 있다. 심장과 폐는 다른 기관들보다 위에 있으며 가슴안 대부분을 차지한다. 나머지 기관들은 배안(abdominal cavity)에 있다. 이 자세는 타다아사나와 매우 비슷하다. 다만 타다아사나에서는 손이 안쪽을 향하고 있다는 차이가 있다.

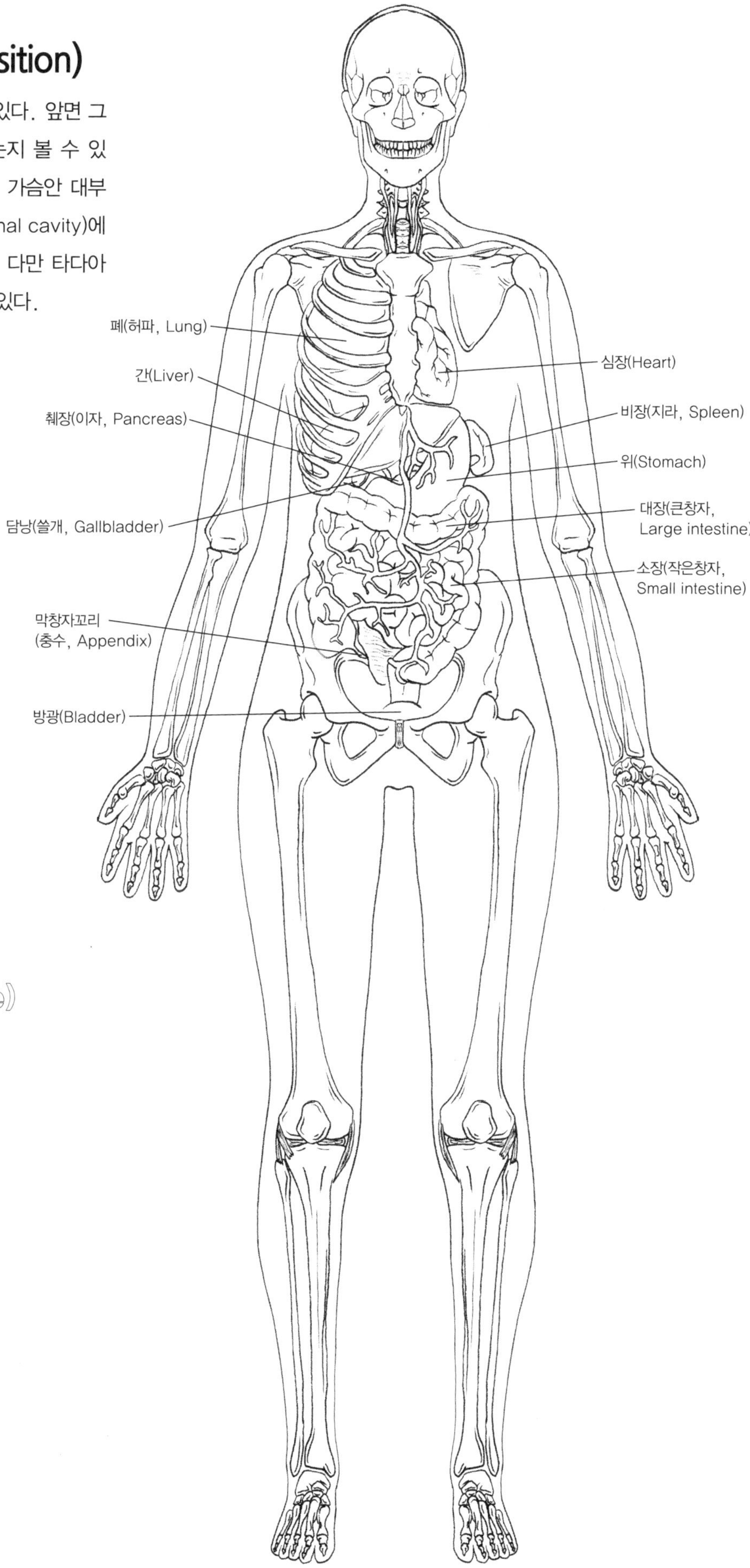

폐(허파, Lung)

심장(Heart)

위(Stomach)

간(Liver)

담낭(쓸개, Gallbladder)

췌장(이자, Pancreas)

비장(지라, Spleen)

대장(큰창자, Large intestine)

소장(작은창자, Small intestine)

방광(Bladder)

막창자꼬리(충수, Appendix)

비뇨계통

비뇨계통은 몸의 하수처리장과 같다. 혈액에서 나온 노폐물을 제거하며, 이 과정에서 소변이 생성 · 저장되고, 마지막으로 몸에서 배출된다. 또한, 몸의 균형 상태, 즉 항상성을 유지하는 데에도 중요한 역할을 한다.

기관: 신장, 요관, 방광, 요도

생식계통

이 계통은 어떤 기적보다도 위대한 생명 탄생과 관련이 있다. 하지만 다른 기적들과는 다르게 우리는 어떻게 이 기적이 일어나는지는 꽤 잘 알고 있다. 생식계통이라는 이름은 그 기능을 잘 표현하고 있다. 이 계통의 목적은 우리가 알고 있다시피 생명을 결정하는 중요한 요소 중 하나인 생식이다. 남성과 여성은 여기에서 차이가 난다. 생식을 가능하게 하려고 남녀에게는 서로 다른 기관이 있다.

기관: (여성) 질, 자궁, 난소, 난관; (남성) 음경, 음낭, 고환, 부고환, 정관, 정낭, 전립샘

토막상식

'좌우바뀜증(situs inversus)'은 선천병으로, 기관이 원래 위치가 아닌 몸의 반대쪽에 있는 상태로 태어나는 것을 가리킨다. 좌우바뀜증이 있는 사람도 다른 면에서는 건강에 문제가 없다. 심장이 가슴 오른쪽에 있다고 생각해보라!

호흡계통

숨은 삶이다. 아마 물 없이도 며칠을 살 수 있을 것이고 먹을 것이 없이는 조금 더 오래 살 수 있겠지만 산소가 없다면 금방 죽을 것이다. 수천 년 동안 요기들은 자극, 평정, 균형, 심지어 수명 연장과 같이 원하는 결과를 내기 위해 호흡을 조절하는 여러 방법, 즉 '프라나야마'를 개발해왔다. 이 책에서 나는 '그냥 계속 호흡하기'를 당부한다. 색칠이나 독서를 하면서 특히 집중하는 순간이나, 어려움에 맞닥뜨린 순간에 호흡이 어떻게 바뀌는지 주의를 기울여보라.

호흡계통은 산소를 받아들이고 이산화탄소를 내보내는 역할을 담당한다. 물론 그 밖에도 많은 일이 일어나지만, 기본적으로는 다음과 같다고 보면 된다. 산소가 폐로 유입되는데, 폐는 모세혈관으로 덮여 있다. 이 모세혈관에서 산소와 이산화탄소의 교환이 일어난다. 적혈구가 산소를 모아 온몸에 전달한다. 적혈구는 산소를 공급하면서 동시에 이산화탄소를 모아 폐로 가져다주고 폐는 날숨을 통해 이산화탄소를 내보낸다.

기관: 코, 인두, 후두, 기관, 기관지, 폐

신경계통

신경계통은 뇌가 몸과 끊임없이 소통할 수 있게 해 주는 운영체계라고 할 수 있다. 몸은 뇌로 메시지를 보낸다. 그러면 뇌는 안과 밖에서 수용한 자극을 바탕으로 무슨 일이 일어나고 있는지 파악하고 몸에 다시 메시지를 보내 몸이 할 일을 알려준다. 이런 과정은 엄청나게 빨리 일어난다. 예를 들면 당신이 뭔가 매우 뜨거운 물건을 만지면 그 즉시 손을 뗄 것이다. 생각 없이 하는 동작이라고 생각하지만, 사실은 생각을 하는 것이다. 손의 감각수용기들이 열을 감지하고 뇌에 신호를 보낸다. 그러면 뇌는 다시 난로에서 손을 떼라는 신호를 보낸다. 때로 더 빠른 반응을 할 때는 뇌는 완전히 배제되고 신호가 척수에만 전달되었다가 되돌아간다. 이를 '반사활(reflex arc)'이라고 한다. 의사가 작은 망치로 무릎을 때리면 무릎이 움찔하는 것이 그 예이다. 신경계통의 기본구성요소는 신경세포(neuron)이다. 신경세포는 신경임펄스(nerve impulse), 즉 메시지를 보내고 받는 일에 고도로 특화된 세포다.

신경계통은 뇌와 척수로 이루어진 '중추신경계통'과 척수에서 시작해 손끝 · 발끝까지 뻗어있는 '말초신경계통'으로 나뉜다. 말초신경계통은 다시 두 계통으로 나뉘는데, 수의운동을 통제하는 '몸신경계통'과 소화, 심장박동, 호흡과 같이 우리가 의식하지 않아도 일어나는 활동을 담당하는 '자율신경계통'이다. 우리 몸을 '맞섬 또는 도피'에 대비할 수 있게 하는 '교감신경계통'과 몸을 차분하게 이완시키는 '부교감신경계통' 역시 바로 이 자율신경계통에 속한다. 이 두 계통은 온몸에 아드레날린의 분비를 결정한다.

기관: 뇌, 척수, 신경, 감각기관

해부학자세(Anatomical Position)

뒤면: 그림에서는 신경계통의 기초를 살펴볼 수 있다. 척주에서 뻗어 나온 신경뿌리(nerve root)에 주목하라. 자세가 나쁘면 여기에서 문제가 생길 수 있다. 곧게 서라! 신경계통에 충분한 자리를 만들어줘라. 궁둥신경도 여기서 볼 수 있다. 알아두어야 할 신경 중 하나다. 아주 많은 사람이 궁둥신경통증을 앓고 있다. 요가가 도움이 된다. 그것도 아주 큰 도움이 된다. 신경을 누르고 있는 근육을 풀어주고 팽팽한 근육에 짓눌리지 않고도 필요한 공간을 확보할 수 있게 된다. (여기에 해당하는 근육은 궁둥구멍근일 것이다. 나중에 더 자세히 살펴보게 될 것이다.)

뇌(Brain)
신경뿌리(신경근, Nerve root)
궁둥신경(좌골신경, Sciatic nerve)
신장(콩팥, Kidney)

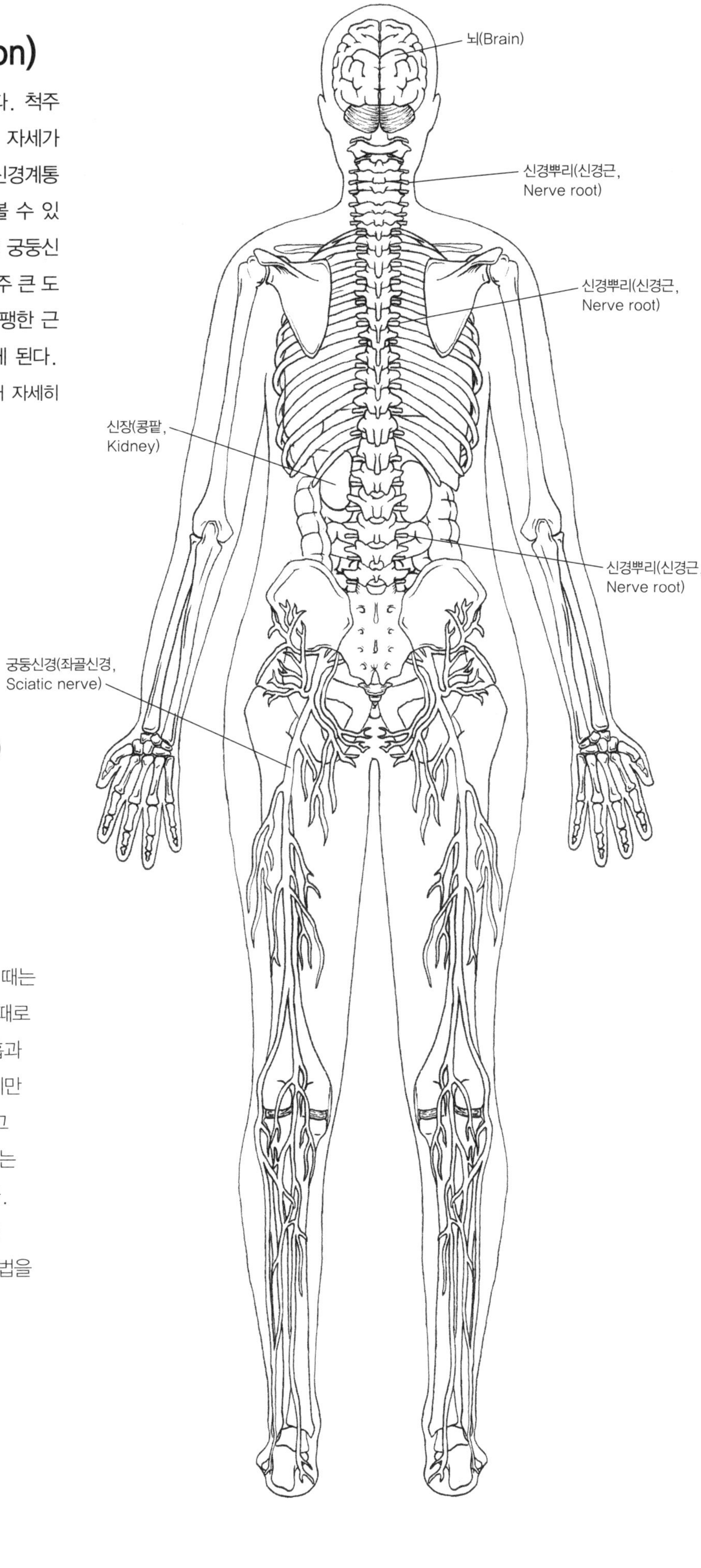

요가 수행 도움말

처음 아사나를 접하고 '제대로' 하려고 할 때는 대개 교감신경계통이 작동하게 되는데, 때로 필요 이상으로 활성화되고는 한다. 호흡과 함께 심장박동이 증가하는 것이다. 하지만 아사나를 진행하다 보면 긴장이 풀리고 아사나 상태가 좀 더 안정된다. 이때에는 부교감신경계통이 힘을 얻기 시작한다. 이런 식으로 요가는 우리가 어려움에 부닥쳤을 때도 침착함을 유지할 수 있는 법을 가르쳐준다.

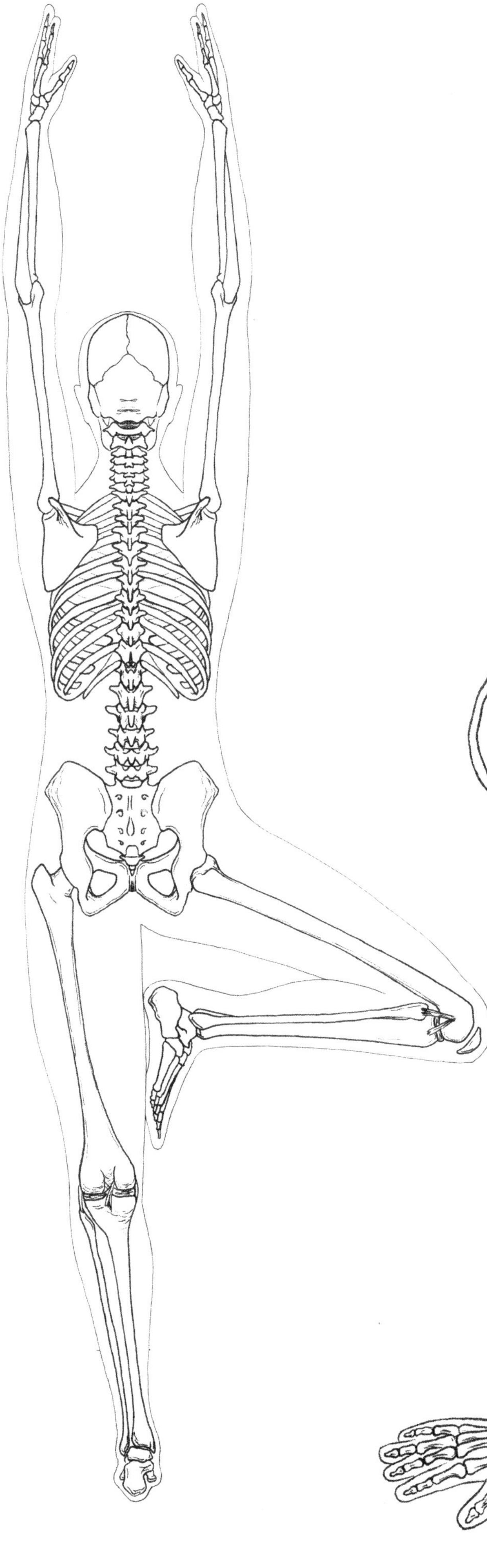
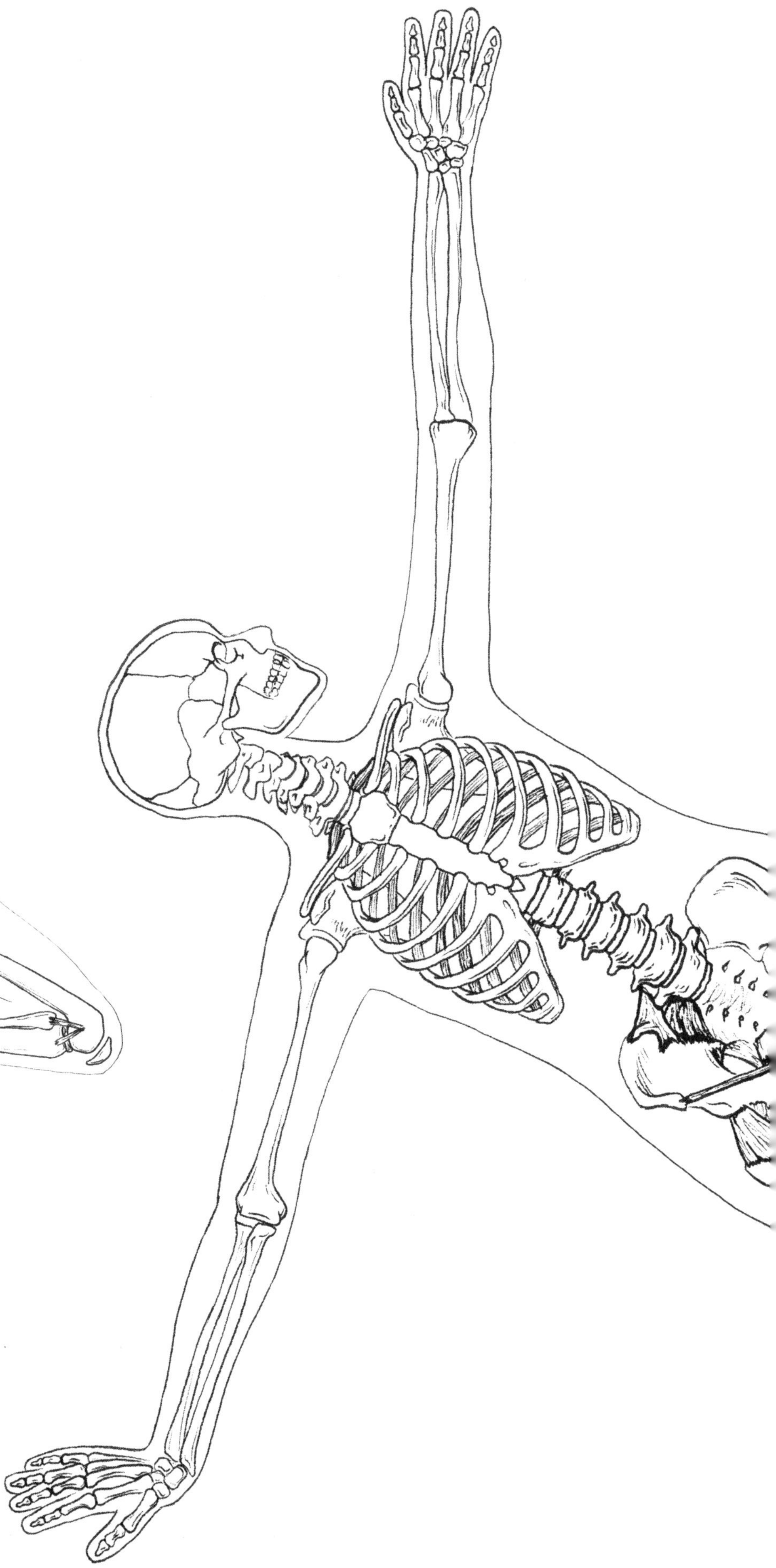

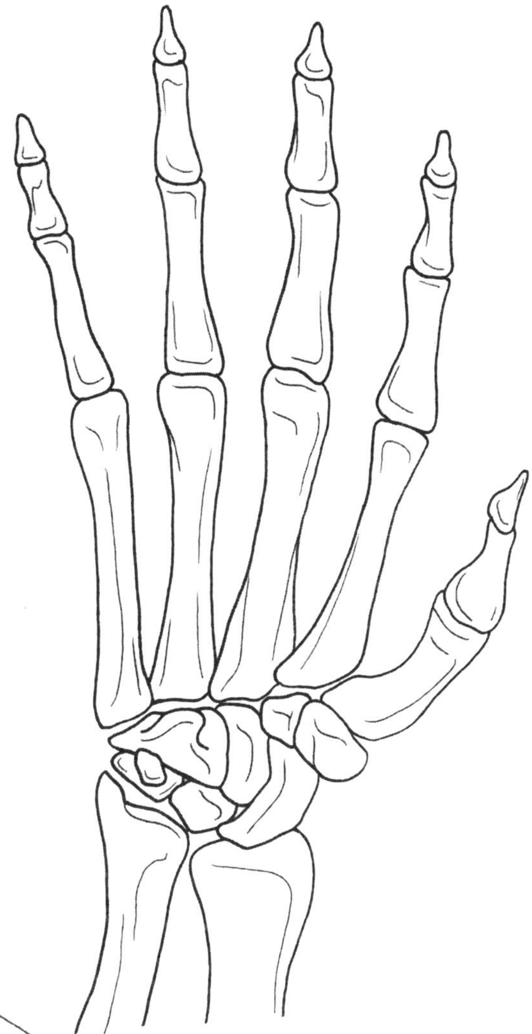

제2부

뼈대, 관절, 결합조직

근육을 제대로 파고들기에 앞서 우리 몸을 지탱하는 뼈대를 잠깐 살펴보자. 뼈대는 곧 우리 몸의 뼈다. 아사나를 제대로 정렬하려고 한다는 것은 곧 뼈를 정렬하려는 것이다. 관절과 결합조직은 우리가 이리저리 움직일 때 이 모든 뼈(및 기관)가 흐트러지지 않게 붙잡아주고 안정시키는 역할을 한다.

두 뼈가 만나는 지점을 '관절'이라고 한다. 뼈들이 만나서 연결되고 몸을 움직이는 현상이 바로 이 관절에서 일어난다. 모든 뼈의 이름을 알면 관절과 그 위치를 찾기가 훨씬 수월해진다. 관절의 이름은 보통 그 관절을 구성하는 뼈의 이름을 따라 짓기 때문이다. 근육을 신장한다는 것은 관절을 가로지르는 근육들을 늘임으로써 관절이 더 많이 움직일 수 있도록 운동범위를 늘리는 것이다.

결합조직은 서로 다른 것들을 이어준다. 결합조직은 아주 큰 뼈부터 아주 미세한 근막까지 모든 것들을 아우르는 명칭이다. 뭔지 정확히 모르겠다면 그냥 결합조직이라고 부르면 거의 맞다는 말이다.

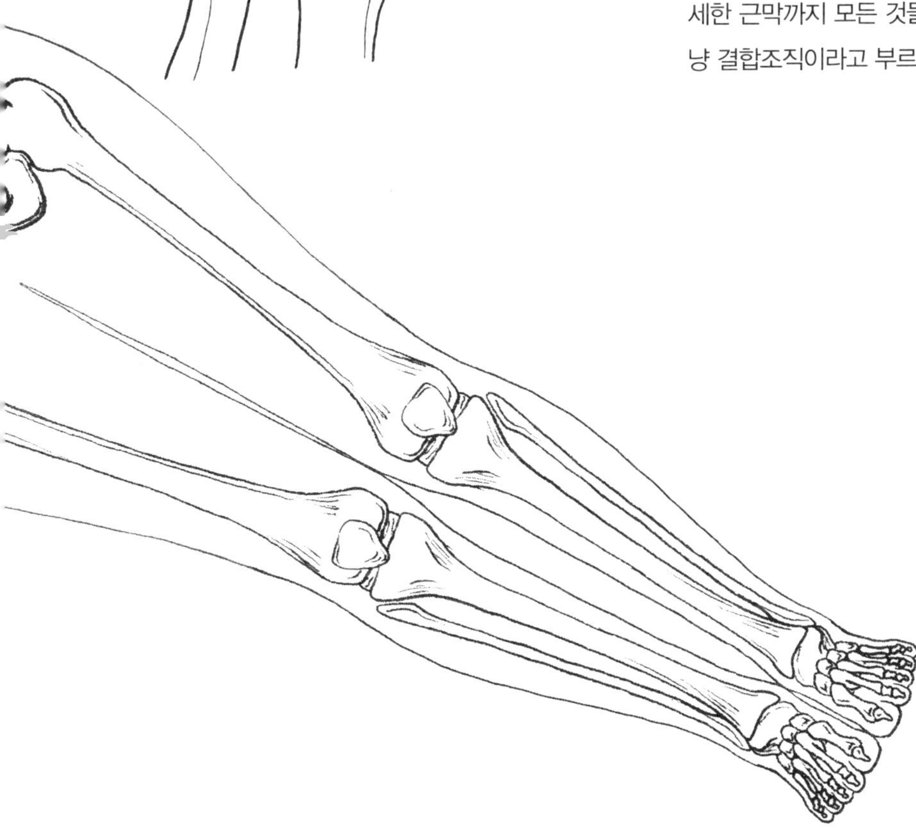

뼈대계통의 기능

우리는 머리부터 발끝까지 뼈대를 보고 색칠하면서 이 뼈들이 어떻게 결합되는지 알아볼 것이다. 모든 구조는 튼튼한 기초가 필요하고, 몸의 기초는 곧 뼈다. 뼈는 눈에는 거의 보이지 않지만 없어서는 안 되며 관리와 유지가 필요한 기초 지지대라고 할 수 있다. 다음은 뼈대의 기능 중 일부이다.

지지

뼈는 체중을 지탱하기 위해 만들어졌고 잘 관리해주기만 하면 오랫동안 당신을 떠받쳐줄 것이다. 요가가 주는 가장 큰 선물 중 하나는 아사나 수행은 뼈를 행복하고 건강하게 지켜준다는 것이다. 중력 속을 움직이면서 체중을 저항으로 활용하면 뼈는 더 튼튼해진다. 최근 여러 연구는 요가가 뼈 손실을 크게 줄여줌을 밝혔다. 요가와 뼈밀도 증가의 상관관계를 발견한 연구도 있었다.

보호

가슴우리는 기관 중에서 생명에 가장 필수적인 심장과 폐를 보호한다. 머리뼈는 또 다른 필수 기관인 뇌를 보호한다. 척주는 척수를 보호한다. 뼈는 우리 몸의 가장 중요한 부분들을 지키는 갑옷과 같은 기능을 한다. 이렇게 '보호 기능'을 하는 뼈에 일어나는 골절은 다른 뼈의 골절보다 더 심각하다. 그 아래에 있는 필수 기관들 때문이다.

움직임

몸은 움직이기 위해 만들어졌다는 것을 잊으면 안 된다. 게다가 움직임은 여러 가지 놀라운 방식으로 가능하다. 뼈에 붙은 근육은 뼈를 당기면서 몸을 움직인다. 뼈대를 둘러싸고 놀라운 형태를 이루고 있는 근육들 덕분에 우리는 모든 방향으로 몸을 움직일 수 있는 것이다.

무기질 항상성

뼈는 칼슘과 인을 저장했다가 필요에 따라 혈액에 공급한다.

혈구생산

적혈구와 백혈구 그리고 다른 혈액 구성요소들이 적색골수에서 생산된다.

저장

황색골수는 지방과 무기질을 저장한다.

토막상식

뼈대계통에서 유일하게 눈으로 볼 수 있는 부위가 어디일까? 정답을 알겠는가? 바로 치아다! 그리고 이 치아는 몸에서 가장 단단한 물질인 에나멜이 감싸고 있다.

뼈의 유형

뼈는 모양에 따라 보통 다섯 가지 유형으로 구분된다.

긴뼈

긴뼈는 무게를 지탱하고 움직임을 원활하게 한다. 넙다리뼈와 위팔뼈가 여기에 해당한다.

납작뼈

납작뼈는 기관을 보호한다. 복장뼈, 어깨뼈, 갈비뼈, 머리뼈가 여기에 해당한다.

짧은뼈

이 뼈들은 손목과 발목에 있으며 안정 기능을 하고 약간의 움직임이 가능하다.

종자뼈

이 작은 뼈들은 힘줄에 박혀있으며 참깨 씨 모양으로 생겼다. 힘줄을 압력과 마모에서 보호하는 기능을 한다. 아주 많으며 대개 정말 작다. 그중 가장 큰 뼈는 무릎뼈다.

불규칙뼈

위의 네 항목 어디에도 속하지 않는 모든 뼈를 가리킨다. 보통 복잡하거나 특이한 모양을 하고 있으며 기관을 보호하는 기능을 한다. 척추뼈나 골반의 여러 뼈가 여기에 해당한다.

몸통뼈대

뼈대계통은 확연히 다른 두 부분으로 나뉜다. 몸통뼈대는 머리뼈, 척추뼈, 갈비뼈, 복장뼈, 목뿔뼈로 되어있다. 대체로 중심을 이루는 뼈라고 할 수 있다. 팔다리뼈대는 나머지 뼈들 전부를 가리킨다. 어렵지 않다. 이것들은 나중에 살펴볼 것이다.

머리뼈(Skull)

머리뼈[1]는 뇌를 싸는 뇌머리뼈(neurocranium) 8개와 얼굴을 이루는 얼굴머리뼈(viscerocranium) 14개로 구성된다. 머리뼈를 색칠하면 이 모든 뼈를 알 수 있다. 눈썹 사이 이마뼈 뒤쪽에는 여섯 번째 차크라인 '아갸 차크라'가 있다. 지혜와 직관이 깃든 자리다. 전통적으로 이 차크라의 색은 남색이다. (차크라에 관해서는 다음 쪽을 참고하라.)

이마뼈(전두골, Frontal bone)
관자뼈(측두골, Temporal bone)
마루뼈(두정골, Parietal bone)
나비뼈(접형골, Sphenoid bone)
벌집뼈(사골, Ethmoid bone)
뒤통수뼈(후두골, Occipital bone)
아래턱뼈(하악골, Mandible)
위턱뼈(상악골, Maxilla)
광대뼈(관골, Zygomatic bone)
코뼈(비골, Nasal bone)
아래코선반(하비갑개, Inferior nasal concha)
입천장뼈(구개골, Palatine bone)
보습뼈(서골, Vomer)
눈물뼈(누골, Lacrimal bone)

---

1) 'cranium'과 'skull'을 동의어로 사용할 때도 있고, 아닐 때도 있다. 후자의 경우, 'cranium'은 아래턱뼈(mandible)를 제외한 머리뼈로, 'skull'은 아래턱뼈를 포함한 머리뼈로 사용한다. 'cranium'과 'skull' 모두 우리말로는 '머리뼈'라고 한다. — 옮긴이 주

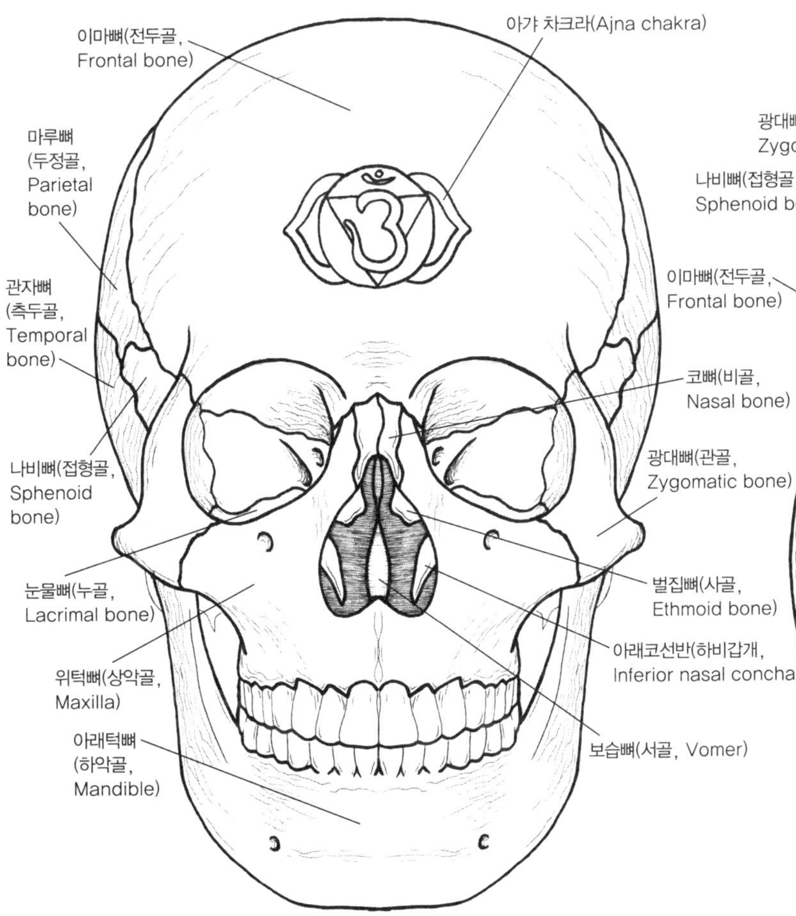

앞면

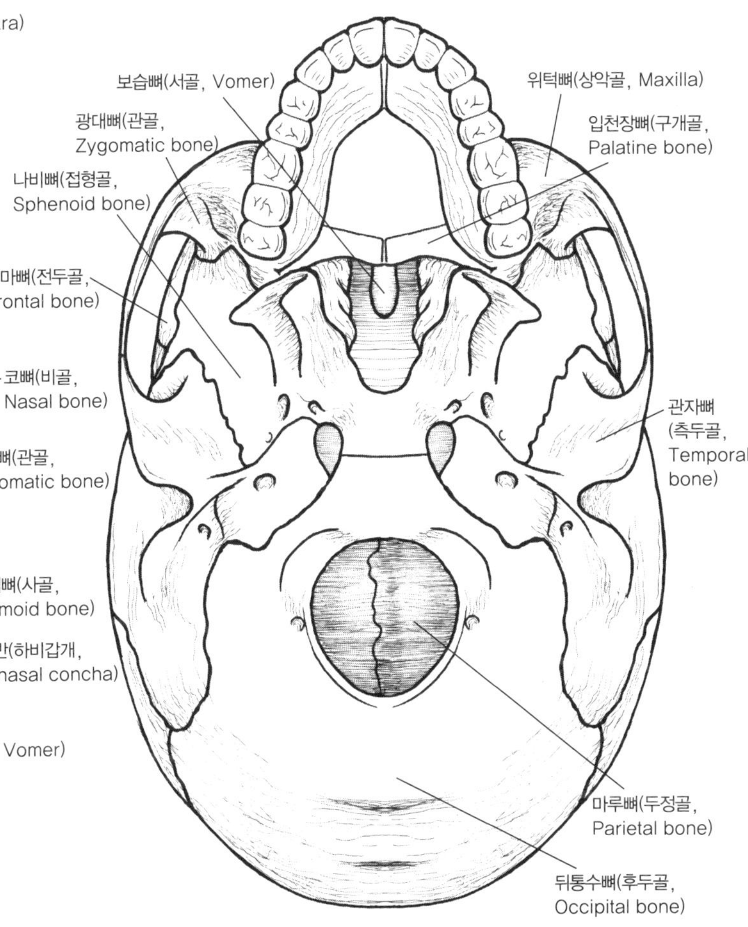

아래면

척주

척주(spine)는 척수를 보호하고 세 개의 움직임 면 전부를 따라 움직일 수 있다. 척주를 펴거나 굽히거나 돌리거나 가쪽으로 굽히거나 세 개의 움직임 면 전부를 따라 동시에 움직이거나 중립상태에 두거나 간에 우리가 실시하는 모든 아사나에서 우리는 어떤 식으로든 척주를 움직인다. 척주를 알아야 한다. 척주가 어떻게 움직이는지 더 많이 알수록 척주를 안전하게 움직이고 건강하게 유지하는 법도 더 많이 알게 된다.

척주 전체가 작동해서 몸을 움직이지만 각 부분도 나름의 독특한 기능이 있다. 척주를 따라 위에서 아래로 내려가면 척추뼈가 점점 커지는 것을 알 수 있다. 위쪽에 있는 작은 척추뼈들은 지탱할 무게는 적은 대신 더 큰 움직임을 가능케 한다. 아래로 내려가면서 척주가 더 큰 무게를 지탱해야 하므로 척추뼈는 점점 커지는 대신 가동성은 떨어진다. 척주 전체가 목뼈만큼 쉽게 움직인다면 우리는 척주를 360도로 돌릴 수 있을 것이다! 척주에서 운동범위가 가장 큰 부분은 서로 다른 척추뼈가 만나는 지점들이다.

척주는 관절로 이어진 24개의 척추뼈와 융합된 8개~10개의 척추뼈로 되어있다. 척추뼈몸통(vertebral body)의 뒤쪽에는 가로돌기(transverse process. 뼈가 가쪽으로 돌출) 두 개와 가시돌기(spinous process. 뼈가 뒤쪽으로 돌출) 하나가 있다.

척주는 다섯 구역으로 나뉜다.

목뼈(Cervical Spine)

목뼈는 오목하게 휘어져 있으며 머리의 무게를 지탱한다. 목뼈는 보통 C1~C7이라고 부르는 7개의 척추뼈로 되어있다. 목을 구성하며 척주에서 가장 움직임이 큰 구역이다. C1(흔히 '고리뼈'라고 한다)과 뒤통수뼈는 고리뒤통수관절(atlantooccipital joint)을 이룬다. 이 부분은 머리의 ("예."라고 할 때의 동작인) 앞뒤 끄덕임을 담당한다. 그 아래에서는 C1(고리뼈)과 C2(흔히 '중쇠뼈'라고 한다)가 고리중쇠관절(atlantoaxial joint)을 이룬다. 이 부분은 ("아니요."라고 할 때의 동작인) 머리의 좌우 돌림을 담당한다. 머리뼈의 뒤통수뼈와 C1의 연결부, 그리고 C1과 C2의 연결부는 척주에서 매우 특수한 곳이다. C7의 가시돌기는 목의 바닥 부분에 돌출해 있어서 꽤 쉽게 찾을 수 있다.

등뼈(Thoracic Spine)

등뼈는 보통 T1~T12로 부르는 열두 개의 척추뼈로 되어있다. 등뼈는 갈비뼈와 관절로 연결되어 함께 움직인다. 가슴안의 모양을 잡아준다. 움직임은 목뼈보다는 작지만, 크기는 더 큰 등뼈들은 가슴안에 있는 (심장이나 폐와 같은) 중요 기관들을 보호한다. 등뼈는 볼록하게 휘어져 있다. '척주뒤굽음증(kyphosis)'은 등뼈의 휘어짐이 지나치게 심한 증세를 가리킨다. 불치병은 아니다. 척주뒤굽음증의 교정에 요가가 도움이 될 수도 있다.

허리뼈(Lumbar Spine)

허리뼈는 보통 L1~L5로 부르는 5개의 척추뼈로 되어있다. 허리뼈는 허리를 이룬다. 아래로 오면서 척추뼈는 더 커지고 움직임은 더 줄어든다. 대신 허리뼈는 상체의 무게를 지탱하는 힘을 준다. 허리뼈는 오목하게 휘어 있다. 휘어짐이 심하면 '척주앞굽음증(lordosis)'이라고 한다. 척주앞굽음증의 교정에 요가가 도움이 될 수도 있다.

엉치뼈(Sacrum)

엉치뼈는 흔히 S1~S5라고 부르는 다섯 개의 척추뼈로 되어있다. 엉치뼈는 엉치엉덩관절을 통해 엉덩뼈와 연결되어 체중을 다리에 전달한다. 엉치뼈의 척추뼈들은 태어날 때는 서로 떨어져 있지만, 청소년기 후반/청년기에 융합되어 하나의 엉치뼈가 된다. 엉치뼈는 볼록하게 휘어 있다.

> **토막상식**
> 'sacrum(엉치뼈)'이라는 이름은 'sacred(신성한)' 뼈라는 라틴어에서 나왔다.

꼬리뼈(Coccyx)

꼬리뼈는 보통 3개, 때로는 4개, 5개의 척추뼈로 되어있다. 꼬리뼈의 척추뼈들 또한 나이를 먹으면서 융합된다. 꼬리뼈는 흔적

차크라

차크라는 프라나(생명 에너지)가 흐르는 몸의 에너지 중심이다. 척주를 따라 그리고 정수리에 7개의 주요 차크라가 있다. 이 미세한 에너지 '해부학'을 간략히 요약하면 다음과 같다. 첫 번째 차크라인 **물라다라**는 뿌리 차크라이며 척주 바닥에 있다. 두 번째 차크라인 **스와디스타나**는 엉치뼈 부위 근처에 있다. 세 번째 차크라인 **마니푸라**는 배꼽 높이 척주에 있다. 네 번째 차크라인 **아나하타**는 에너지적 심장 중심이다. 복장뼈 높이에 있다. 다섯 번째 차크라인 **비슛다**는 목 부위에 있다. 여섯 번째 차크라인 **아갸**는 제3의 눈이라고도 하며 눈썹 사이 뒤쪽에 있다. 일곱 번째 차크라인 **사하스라라**는 정수리에 있다.

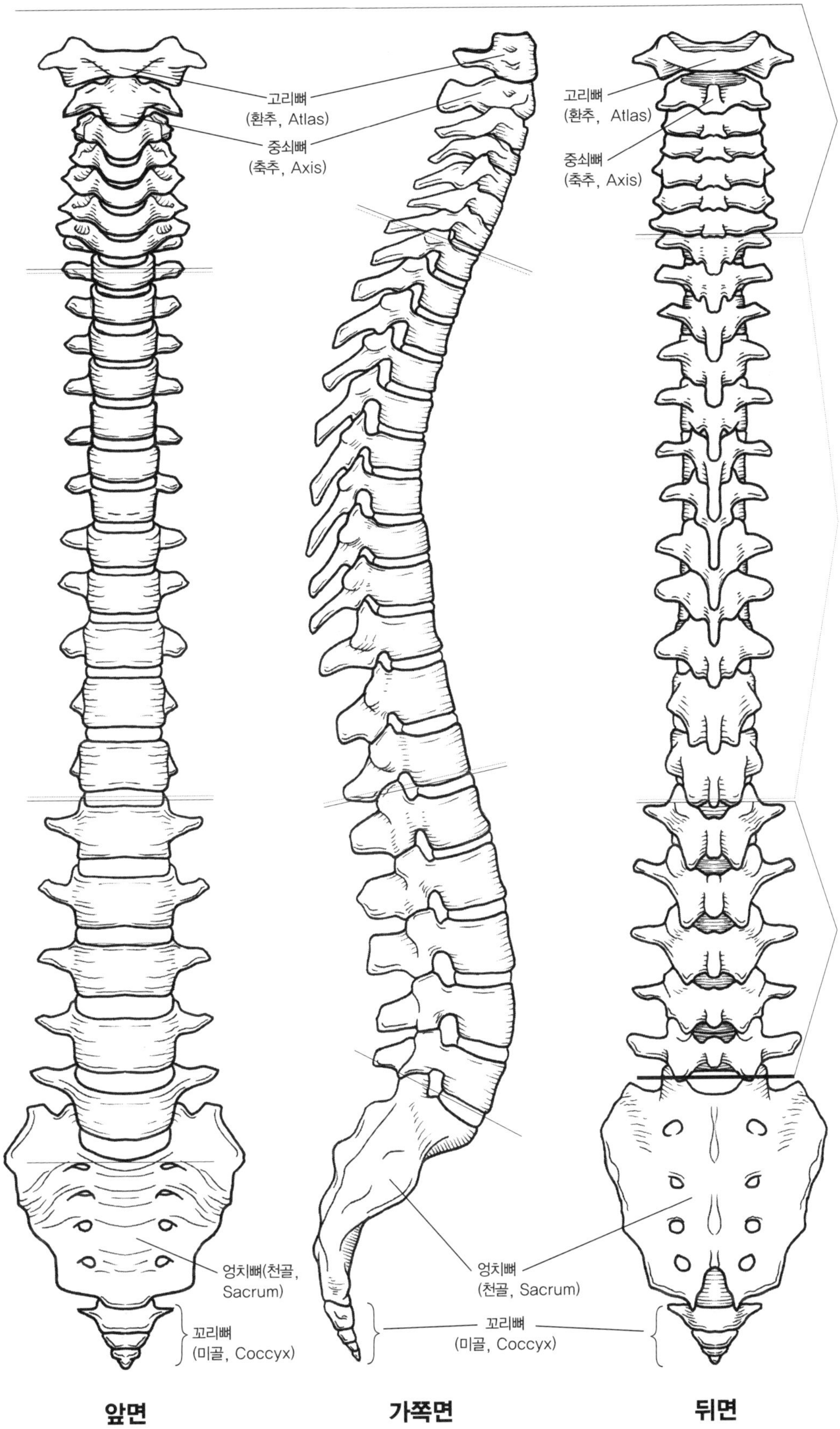

척주(Spine)

척주는 이렇게 생겼다. 공학적 걸작이라고 할 수 있다. 척주의 여러 구역을 서로 다른 색으로 칠해보면 이 뼈들이 어떻게 맞물려 있는지 한눈에 볼 수 있다.

고리뼈(환추, Atlas)

중쇠뼈(축추, Axis)

목뼈(경추, Cervical spine)

등뼈(흉추, Thoracic spine)

허리뼈(요추, Lumbar spine)

엉치뼈(천골, Sacrum)

꼬리뼈(미골, Coccyx)

기관, 즉 진화의 잔여물로 이제는 필요하지 않은 기관으로 여겨진다. 하지만 수행하는 기능이 전혀 없지는 않다. 꼬리뼈는 앉을 때 상체의 무게를 지탱하는 데에 도움을 주며 여러 근육의 붙는곳이 된다. 전혀 쓸모가 없지는 않은 것이다. 꼬리뼈가 엉치뼈에 완전히 융합되는지 아니면 약간의 움직임이 가능한지는 여전히 논쟁거리다.

갈비뼈

인체에는 총 12쌍, 24개의 갈비뼈(ribs)가 있다. 첫째~일곱째갈비뼈는 갈비연골(costal cartilage)을 통해 직접 복장뼈와 연결되어 있으며 때로 '참갈비뼈'로 부르기도 한다. 그보다 아래에 있는 나머지 갈비뼈인 여덟째~열째갈비뼈는 위쪽 일곱째 갈비연골에 합쳐져 복장뼈에 간접적으로 붙으며, 열한째 · 열두째갈비뼈는 뒤쪽만 등뼈에 붙어 있기 때문에 '뜬갈비뼈'라고 흔히 부른다. 또 여덟째~열두째갈비뼈는 때로 '거짓갈비뼈'라고 부르기도 한다.

토막상식

어떤 사람들은 뜬갈비뼈가 한 쌍밖에 없고 또 어떤 사람들은 세 쌍의 뜬갈비뼈가 있다!

복장뼈

복장뼈(sternum)는 가슴 중앙에 있다. 복장뼈 맨 위에는 목아래패임(jugular notch)이 있다. 그 아래에는 복장뼈자루(manubrium of sternum)가 있고, 이어서 복장뼈몸통(body of sternum)이 있으며 가장 아래에는 칼돌기(xiphoid process)가 있다.

목뿔뼈

목뿔뼈(hyoid)의 주된 역할은 혀를 고정시키는 것이다. 목 앞쪽의 혀뿌리(root of tongue)에서 찾을 수 있다. 다른 뼈와 직접 관절을 이루지 않는 유일한 뼈다.

팔다리뼈대

팔다리뼈대는 몸의 중앙에 있지 않은 나머지 모든 뼈가 해당한다. 몸 양쪽에 하나씩, 쌍을 이루고 있다.

어깨

어깨는 위팔뼈와 어깨뼈, 빗장뼈로 되어있다.

팔

위팔은 위팔뼈로 되어있다. 그걸로 끝이다. 위팔뼈는 어깨 부분에도 해당하는데 위팔뼈머리(head of humerus)가 어깨뼈에 붙기 때문이다. 아래팔은 노뼈와 자뼈로 되어있다. 자뼈의 몸쪽끝(proximal end)에 뼈가 튀어나온 부분은 팔꿈치머리(olecranon)라고 한다. 우리가 보통 팔꿉(elbow)이라고 부르는 부분이다.

손목

손목은 노뼈의 먼쪽끝(distal end)과 (총 8개의 뼈로 된) 손목뼈가 만나는 연결 부위를 가리킨다.

손

손에는 뼈가 많이 있어서 손은 여러 움직임이 가능하다. 총 27개의 뼈가 있는데 그중 절반이 넘는 14개는 손가락을 이룬다. 사실 몸의 뼈 중 절반 이상이 손과 발에 있다. (뼈의 이름을 확인하려면 36쪽의 그림을 참고하라.)

골반

골반은 엉덩뼈, 궁둥뼈, 두덩뼈의 세 쌍으로 되어있다.

다리

넓적다리는 오로지 넙다리뼈 하나로 되어있다. 넙다리뼈는 인체에서 가장 길고 튼튼한 뼈다. 종아리에는 두 개의 뼈가 있는데 정강뼈와 종아리뼈다. 이 세 개의 뼈에 무릎뼈가 더해지면 다리를 이루는 네 개의 뼈가 된다.

아르다 찬드라아사나 (Ardha Chandrasana)

아르다 찬드라아사나에서 모든 뼈는 아주 아름답게 모든 방향으로 뻗어있다. 여기에서 그 아름다움을 느끼지 못하겠는가? 뼈들이 어떻게 배치되어 있는가? 에너지는 어디에 있는가?

머리뼈(두개골, Skull)
척주(Spine)
빗장뼈(쇄골, Clavicle)
복장뼈(흉골, Sternum)
갈비뼈(늑골, Ribs)
위팔뼈(상완골, Humerus)
자뼈(척골, Ulna)
노뼈(요골, Radius)
골반(Pelvis)
엉치뼈(천골, Sacrum)
미골(꼬리뼈, Coccyx)
넙다리뼈(대퇴골, Femur)
무릎뼈(슬개골, Patella)
정강뼈(경골, Tibia)
종아리뼈(비골, Fibula)

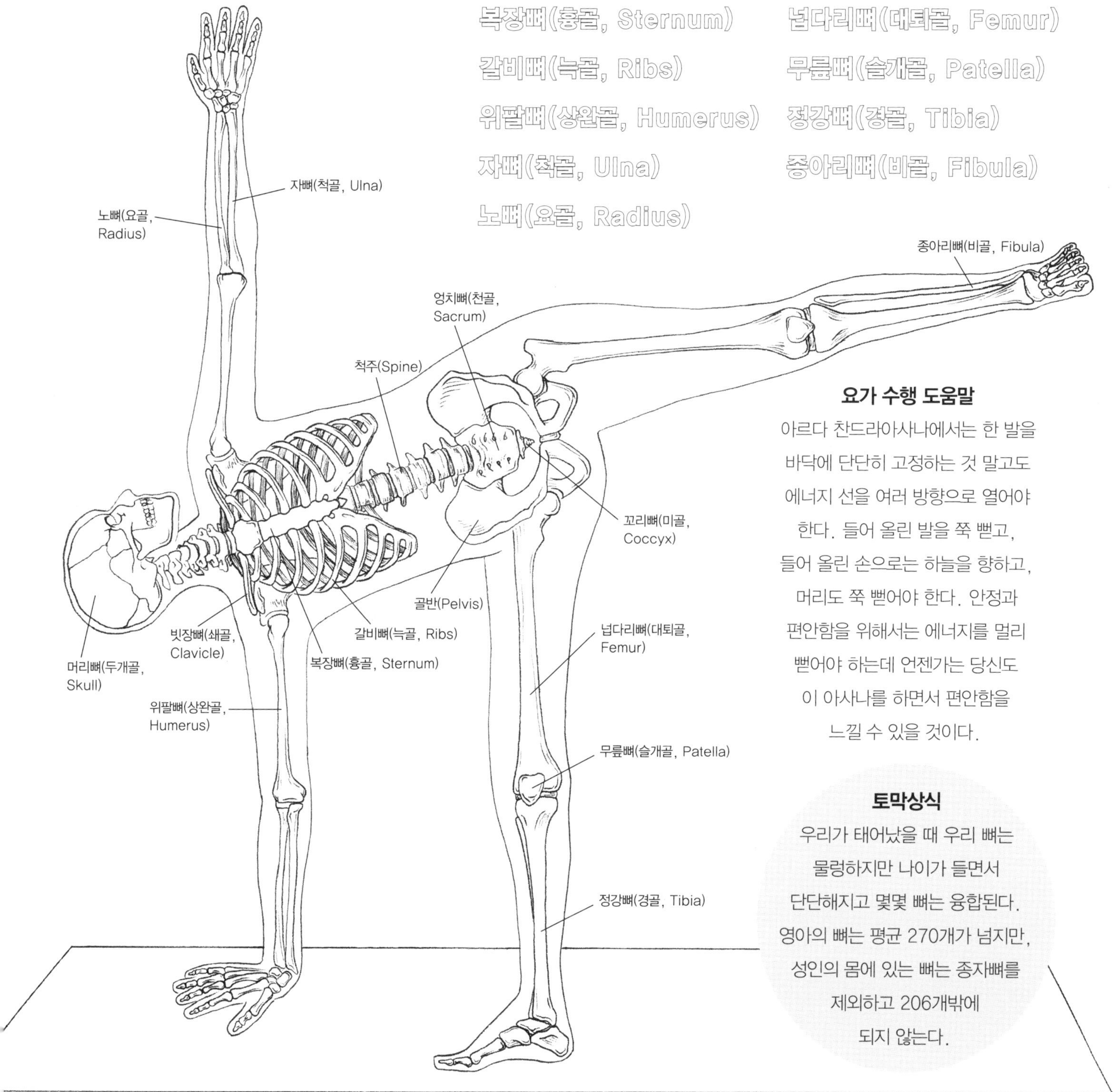

요가 수행 도움말

아르다 찬드라아사나에서는 한 발을 바닥에 단단히 고정하는 것 말고도 에너지 선을 여러 방향으로 열어야 한다. 들어 올린 발을 쭉 뻗고, 들어 올린 손으로는 하늘을 향하고, 머리도 쭉 뻗어야 한다. 안정과 편안함을 위해서는 에너지를 멀리 뻗어야 하는데 언젠가는 당신도 이 아사나를 하면서 편안함을 느낄 수 있을 것이다.

토막상식

우리가 태어났을 때 우리 뼈는 물렁하지만 나이가 들면서 단단해지고 몇몇 뼈는 융합된다. 영아의 뼈는 평균 270개가 넘지만, 성인의 몸에 있는 뼈는 종자뼈를 제외하고 206개밖에 되지 않는다.

발목

정강뼈와 종아리뼈의 먼쪽끝은 발에 있는 목말뼈와 관절로 이어져 있다. 이곳에서 발바닥굽힘과 발등굽힘이 일어난다. 발목의 복잡한 움직임 때문에 정확히 말하면 발목을 구성하는 더 많은 뼈가 개입하지만, 일단은 목말뼈의 위치만 알아두기 바란다.

발

손에도 뼈가 많았지만, 발도 만만치 않다. 인간의 발에는 뼈가 26개 있다.

손과 발

몸에 있는 뼈의 절반 이상이 손과 발에 있다! 한 발로 균형을 잡거나 양손으로 물구나무서기를 할 때는 몸을 안정시키기 위해 이 모든 뼈가 끊임없이 위치를 조정하고 있는 것이 느껴질 것이다.

손(앞면)

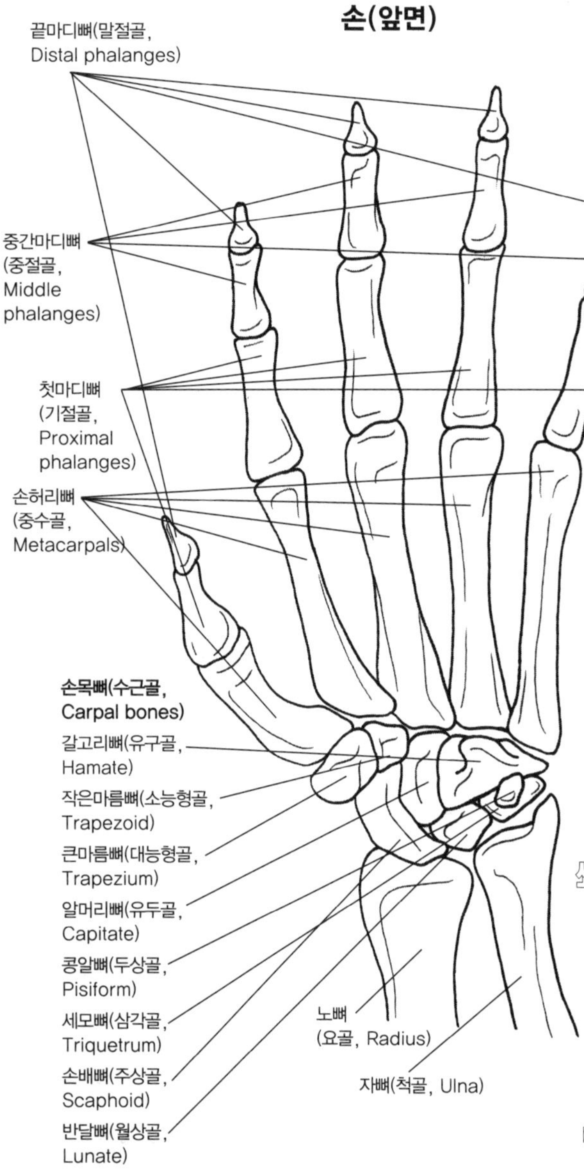

끝마디뼈(말절골, Distal phalanges)

중간마디뼈(중절골, Middle phalanges)

첫마디뼈(기절골, Proximal phalanges)

손허리뼈(중수골, Metacarpals)

손목뼈(수근골, Carpal bones)

발허리뼈(중족골, Metatarsals)

발목뼈(족근골, Tarsal bones)

쐐기뼈(설상골, Cuneiforms)

입방뼈(입방골, Cuboid)

발배뼈(주상골, Navicular)

목말뼈(거골, Talus)

발꿈치뼈(종골, Calcaneus)

발(위면)

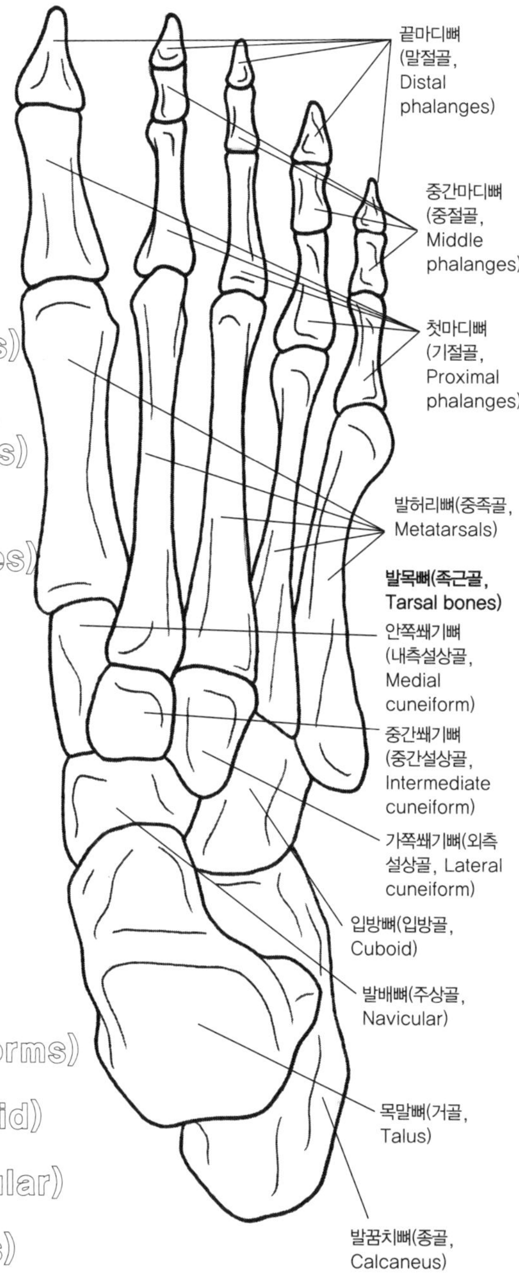

관절의 유형

우리는 주로 윤활관절을 살펴볼 것이다. 윤활관절은 움직관절(diarthrosis)이라고도 한다. 이 관절들은 엉덩관절, 어깨, 무릎, 팔꿉 등에 있다. 윤활관절은 관절 중에서도 사람들이 가장 익숙하다. 다른 두 종류의 관절인 못움직관절(섬유관절)과 좀움직관절(연골관절)은 윤활관절보다 훨씬 더 움직임이 적으며 여기에서는 간략하게만 설명하겠다.

못움직관절

못움직관절(synarthrosis)은 섬유조직(fibrous tissue)에 의해 결합된 관절로 움직임이 거의 없다. 머리뼈의 봉합(suture)과 치아확(tooth socket)의 못박이관절(gomphosis)이 이 유형의 대표적인 관절이다.

좀움직관절

좀움직관절(amphiarthrosis)은 섬유연골(fibrocartilage)이나 유리연골(hyaline cartilage)로 되어있어서 섬유조직에 의한 못움직관절보다는 움직임이 크지만, 여전히 제한된다. 갈비연골관절(costochondral joint), 두덩결합(pubic symphysis), 척추사이결합(intervertebral joint)이 이 유형의 대표적인 관절이다.

윤활관절

윤활관절(synovial joint)은 모든 유형의 관절 중에서 움직임이 가장 크다. 윤활관절에도 여러 종류가 있지만 몇 가지 공통점이 있다. 관절주머니(joint capsule)가 윤활관절을 감싸고 있다. 여기서 윤활액(synovial fluid)이 나온다. 윤활액은 관절을 위한 더블유디-40(WD-40. 경첩 등에 뿌리는 것으로 유명한 윤활유)이라고 할 수 있다. 윤활액은 관절에 기름을 쳐서 매끄럽게 움직일 수 있게 한다. 윤활액을 만드는 유일한 방법은 움직이는 것이다. 앉아있는 시간이 긴 사람들이 '뻣뻣한' 이유 중 하나가 바로 이것이다. 또한, 움직임은 '폐윤활액' 그러니까 다 써서 오래된 윤활액을 처리해주는 역할도 한다. 그러니까 관절을 움직이면 윤활유를 교체해주는 것과 같은 효과를 내는 것이다.

윤활관절은 다섯 가지 유형으로 나뉜다.

절구관절(Ball-and-Socket Joint)

모든 관절 중에서 움직임이 가장 큰 관절로 엉덩관절과 어깨관절이 해당한다. 절구관절은 이름 그대로 생겼다. 긴뼈의 머리는 둥근 공(ball) 모양으로 생겨서 다른 뼈의 확(socket)에 딱 맞아들어간다. 절구관절은 모든 움직임 면을 따라 움직일 수 있다. 굽힘과 폄(시상면), 벌림과 모음(이마면), 그리고 가쪽돌림과 안쪽돌림(가로면)을 할 수 있으며, 때로는 한 번에 세 면을 따라 움직이기도 한다.

경첩관절(Hinge Joint)

경첩관절은 시상면을 따라 움직이며 굽힘과 폄만 할 수 있다. 팔꿉, 무릎, 손가락이 가장 대표적인 경첩관절이다.

미끄럼관절(Gliding Joint)

미끄럼관절은 비교적 편평한 두 개의 뼈 표면 사이에서 형성된 관절이다. 미끄럼관절은 제한된 양의 움직임을 허용하지만, 뼈에 의한 제약이 약하기 때문에 여러 방향으로 미끄러짐과 돌림이 허용된다. 손의 손목뼈사이관절(intercarpal joint)은 대부분 미끄럼관절이다.

중쇠관절(Pivot Joint)

중쇠관절은 재미있는 관절이다. 하나의 뼈가 다른 뼈 주위를 따라 돌아가거나 비틀리는 지점에 있다. 몸쪽노자관절(proximal radioulnar joint)과 먼쪽노자관절(distal radioulnar joint)은 '진짜' 중쇠관절이다. 이름만으로도 노뼈(radius)와 자뼈(ulnar)가 만나는 지점에 노자관절이 있음을 추측할 수 있을 것이다. 이 관절은 아래팔을 엎치고 뒤친다.

안장관절(Saddle Joint)

대표적인 안장관절은 엄지손가락에 있는 손목손허리관절(carpometacarpal joint)이다. 안장관절이라는 이름이 붙은 것은 이 관절이 말 안장에 기수가 탄 것처럼 생겼기 때문이다.

이 목록은 모든 관절을 포함하고 있지 않으며 '하위 범주'로 더 나눌 수도 있다. 하지만 이 정도만으로도 시작하기에는 충분할 것이다. 여기에 나온 관절들을 다 익히면 몸의 거의 모든 관절을 다 알고 있다고 해도 과언이 아니다.

웃티타 파르스바코나아사나 (Utthita Parsvakonasana)

웃티타 파르스바코나아사나를 할 때는 몸의 측면을 늘릴 때 척주가 중립상태를 유지해야 한다. 몸 측면을 늘이면 척추사이결합이 거리를 유지하면서 척추뼈 사이를 안정적으로 잡아준다. 아래쪽(바닥 쪽) 어깨의 접시위팔관절이 팔을 고정시키면서 무게를 떠받치는 동안 위쪽(하늘 쪽) 어깨는 팔을 벌린 상태로 유지해야 한다. 앞쪽 다리의 무릎관절은 굽힘을 유지하면서 동시에 무릎을 안정시키고 정렬시켜야 하며, 뒤쪽 다리의 무릎관절은 다리를 편 상태로 유지해야 한다.

색칠하기

관절을 이루는 뼈의 양 끝부분을 같은 색으로 칠하면 이 관절들이 어떻게 되어 있는지 이해하는 데 도움이 된다.

못움직관절(부동관절, Synarthrosis)
좀움직관절(반관절, Amphiarthrosis)
윤활관절(Synovial joint)
절구관절(구상관절, Ball-and-socket joint)
경첩관절(접번관절, Hinge joint)
미끄럼관절(활강관절, Gliding joint)
중쇠관절(차축관절, Pivot joint)
안장관절(Saddle joint)

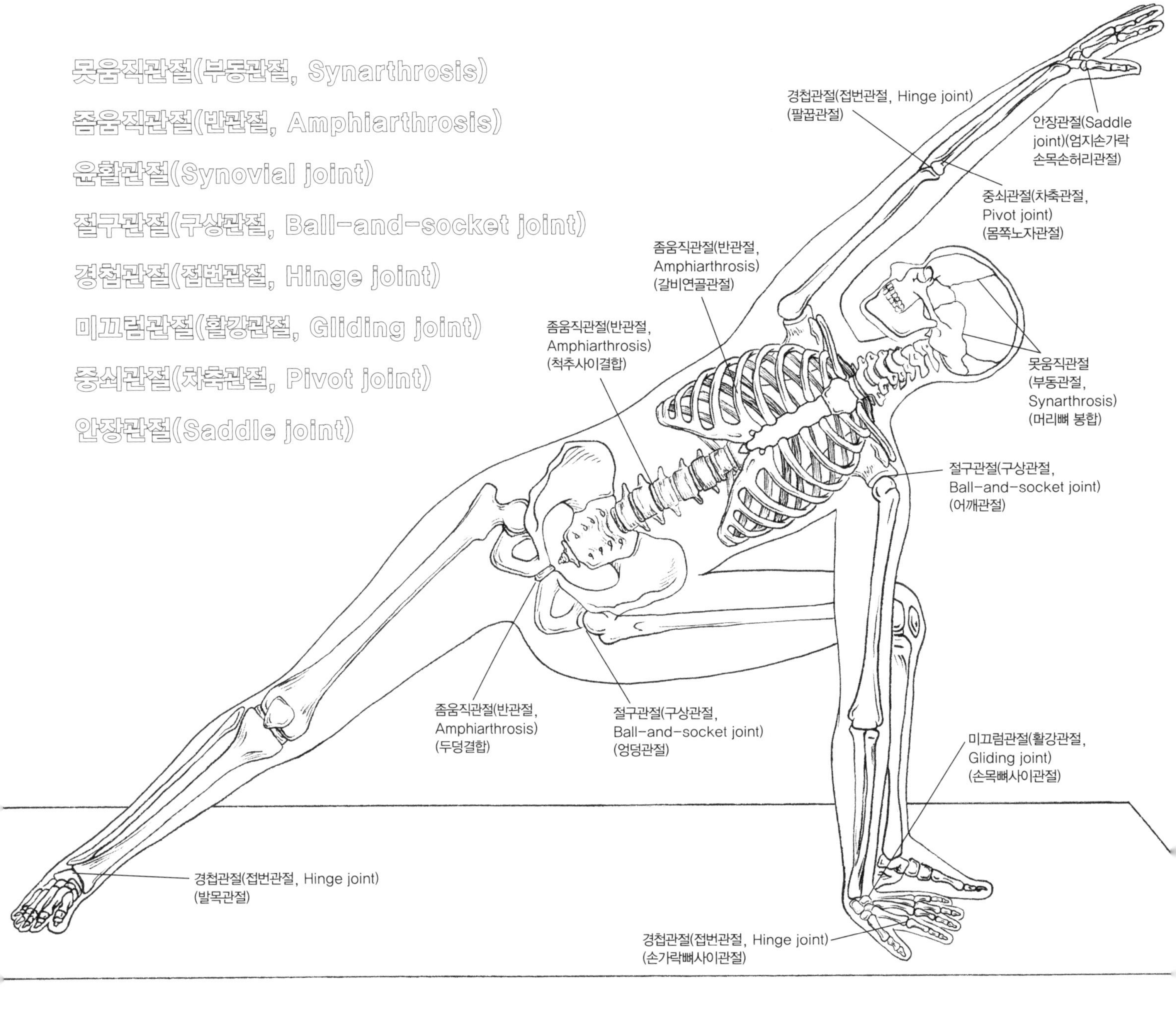

결합조직의 유형

앞서 말했듯이 결합조직은 힘줄, 인대처럼 모든 것들을 '결합시키는(=이어주는)' 것 전부를 총칭하는 용어다. 이름이 모든 것을 말해 준다.

중요한 점은 뼈와 연골(cartilage)도 뼈대계통을 구성하는 결합조직에 해당한다는 사실이다. 직관과는 어긋나지만, 결합조직이라는 단어가 '물렁한' 것들 말고 더 많은 것들을 포괄하는 상위용어라고 생각하기 바란다. 뼈와 연골은 (혈액의 흐름이 거의 없는) 무혈관 조직이자 신경이 많이 분포된 조직이다. 그래서 다리가 부러지면 '아주 많이' 아프지만 피는 별로 나지 않는 것이다. 하지만 혈액이 치유작용을 하므로 뼈가 부러지면 낫는 데에 시간이 오래 걸리는 이유 중 하나도 이것이다. 연골 부상도 마찬가지다. 몹시 아프지만 피는 별로 나지 않고 낫는 데에 시간이 걸린다.

인대

인대(ligament)는 뼈와 뼈를 이어준다. 알고 있어야 한다. 외워두기 바란다. 힘줄이나 근육에 비하면 유연성이 거의 없다. 기본적으로 두 뼈를 안정화시키고 결합상태를 유지하기 위해 존재하기 때문이다. 인대는 뼈보다는 혈액이 많지만, 힘줄이나 근육보다는 적다. 인대가 지나치게 늘어나면 '삠(염좌, sprain)'이라고 한다. 발목 인대가 지나치게 늘어났을 때 발목을 삐었다고 하는 것이다. 인대 삠이 일어나면 약간 늘어난 상태로 남게 된다. 이렇게 되면 관절의 안정성이 떨어져서 손상을 입기가 더 쉬워진다. 악순환이 일어나는 것이다.

힘줄

힘줄(tendon)은 근육과 뼈를 이어준다. 힘줄에 관해 기억해야 할 가장 중요한 사실이 바로 이것이다. 힘줄은 인대보다 혈관은 많고 신경은 적다. 또 힘줄은 인대보다는 더 잘 늘어나고 줄어들지만 늘어나는 것 자체가 기능은 아니다. 관절을 당길 때 잡아당기는 느낌이 들면 동작을 너무 심하게 한 것이다. 힘줄이 지나치게 늘어난 것을 '삠(염좌, strain)'이라고 한다. 힘줄에 염증이 생긴 것, 즉 힘줄이 아프고, 붓고, 만질 때 화끈거리는 것을 '힘줄염(tendinitis)'이라고 한다. 인대보다는 혈관이 많이 분포하고 있으므로 더 빨리 낫는다. 책의 뒷부분에서 근육을 색칠할 때에는 힘줄 부분은 연하게 칠해서 잘 드러나도록 하기 바란다.

윤활주머니

윤활주머니(bursa)는 윤활액(synovial fluid)이 담긴 작은 주머니다. 윤활주머니는 맞닿은 뼈의 마찰을 줄이고 관절에는 완충작용을 함으로써 부드러운 동작을 가능하게 한다. 관절에 있는 작은 베개라고 생각하면 되겠다. 주머니염(윤활낭염, bursitis)은 자주 일어나는 증상으로 윤활주머니에 염증이 생기는 것을 가리킨다.

척추사이원반

척추사이원반(intervertebral disc)은 독특한 구조물이다. 이것의 기본적인 목적은 맞닿은 척추뼈들 사이의 완충 기능이다. 하지만 척추뼈들을 한데 이어주는 인대와 같은 기능도 하고 척주가 움직일 수 있도록 하는 연골과 같은 기능도 한다. 척주에는 총 23개의 척추사이원반이 있다. 원반에 의한 관절은 대체로 척주에 있는 것들만 생각하지만 몸의 다른 부위에도 있다.

관절반달

관절반달(meniscus)은 반달 모양의 연골로 한 관절에서 만나는 두 뼈를 완충해주는 동시에 부분적으로 관절을 분리하는 역할을 한다. 가장 잘 아는 예가 바로 무릎이다. 척추뼈 사이를 완전히 떼어 놓는 척추사이원반과 달리 관절반달은 맞닿은 두 뼈를 부분적으로만 분리시킨다. 각 무릎에는 가쪽과 안쪽에 하나씩 총 두 개의 관절반달이 있다. 관절반달은 서로 마찰하는 뼈들을 보호해주고 척추사이원반과 마찬가지로 충격흡수 기능을 담당한다.

관절테두리

관절테두리(labrum)는 절구관절에 있는 단단한 연골 층으로 구멍을 더 깊게 만들어주고 관절이 맞닿는 면을 늘려준다. 관절테두리는 다른 결합조직의 붙는곳이 되기도 한다.

근막

아직 중요한 한 가지가 남았다. 북소리라도 내고 싶을 정도로 중요하다. 바로 근막(fascia)이다!

최근까지 해부학자들은 근막을 대체로 무시했다. 근막은 기관이나 근육과 같이 매우 중요한 것들 사이에 끼어있는 것에 불과했다 하지만 이제 사람들은 인체가 결합되고 움직일 수 있도록 근막이 얼마나 중요한 역할을 하는지 깨닫기 시작했다. 근막은 특이하다. 근막은 시작도 끝도 없이 이어져 있다. 근막이야말로 가장 순수한 형태의 결합조직이다. 근막 중에는 다른 구조들 사이의 동작을 원활하게 해 주는 것들도 있고 모양을 유지하고 지탱해주는 것들도 있다.

근막이라는 구조는 여전히 논쟁거리이며 이것이 무엇인지에 대해서조차 다양한 견해가 있다. 근막에는 근육과 뼈를 이어주는 모든 힘줄, 관절주머니, 인대 등이 모두 포함된다고 주장하는 사람이 있는가 하면, 그렇게 넓게 정의하지 않는 사람들도 있다. 예를 들면 엉덩정강띠(iliotibial tract)를 근막으로 정의하는 사람이 있는가 하면 인대로 정의하는 사람들도 있다. 심지어 이것들이 전부 같은 것이라고 하는 사람들도 있다. 인체는 여전히 수많은 수수께끼를 품고 있다.

근막은 대부분 콜라겐으로 되어있으며 보통 세 개의 군으로 분류된다. 피부 바로 아래에 있는 **피부밑근막**(subcutaneous fascia), 치밀결합조직으로 되어 근육, 뼈, 신경, 혈관을 지나고 감싸고 있는 **깊은근막**(deep fascia), 그리고 끝으로 여러 겹의 결합조직막으로 되어있으면서 몸의 모든 기관을 붙잡고 지탱하며 감싸고 있는 **내장근막**(visceral fascia)이다. 근막의 구조를 이해하는 좋은 방법 중 하나는 오렌지를 까보는 것이다. 오렌지 껍질을 까면 속에 있는 섬유조직은 각각의 오렌지 조각들을 감싸고 있으며, 각 조각들 안에 있는 작은 오렌지 주머니도 감싸고 있는데, 더 깊이 들어갈수록 그 조직은 작고 얇아진다. 우리 피부 아래 온몸을 누비고 있는 근막도 이와 비슷하다.

모든 근육 스트레칭은 또한 근막 스트레칭이기도 하다. 그래서 '근육근막(myofascia)'이라고 부르기도 한다. 근육과 근막은 사실상 불가분이다. 근육섬유(muscle fiber)가 손상을 입으면 그 근육섬유를 감싸고 있는 섬유와 근막이 짧아지고 팽팽해진다. 근막에서 일어날 수 있는 흉터조직과 유착은 보통 더 수축되고 조직이 일정하지 않다. 이처럼 일정하지 않은 압력은 근막을 통해 몸의 다른 부위로 전달되어 예상치 못한 부위에서 통증과 여러 다양한 증상을 일으키기도 한다. 거미줄 끝을 건드리면 거미줄 전체가 반응하는 것과 같다. 모두 연결되어 있는 것이다. 이 매혹적인 결합조직에 대해서는 여전히 알아가야 할 것들이 많이 남아있다.

재미있는 이론

똑바로 선 상태에서 마법처럼 뼈대만 없앨 수 있다면 근막만으로도 자세를 유지할 수 있다고 믿는 사람들도 있다. 물론 확인할 방법은 영원히 없을 테지만.

가루다아사나(Garudasana)

가루다아사나에서 몸을 감싸면 그림처럼 등 전체와 팔다리에 펼쳐진 근막의 선들을 느낄 수 있다. 가루다아사나에서와같이 근막은 온몸을 감싸고 있는 아름다운 결합조직이며 몸의 모든 조직을 결합시켜준다.

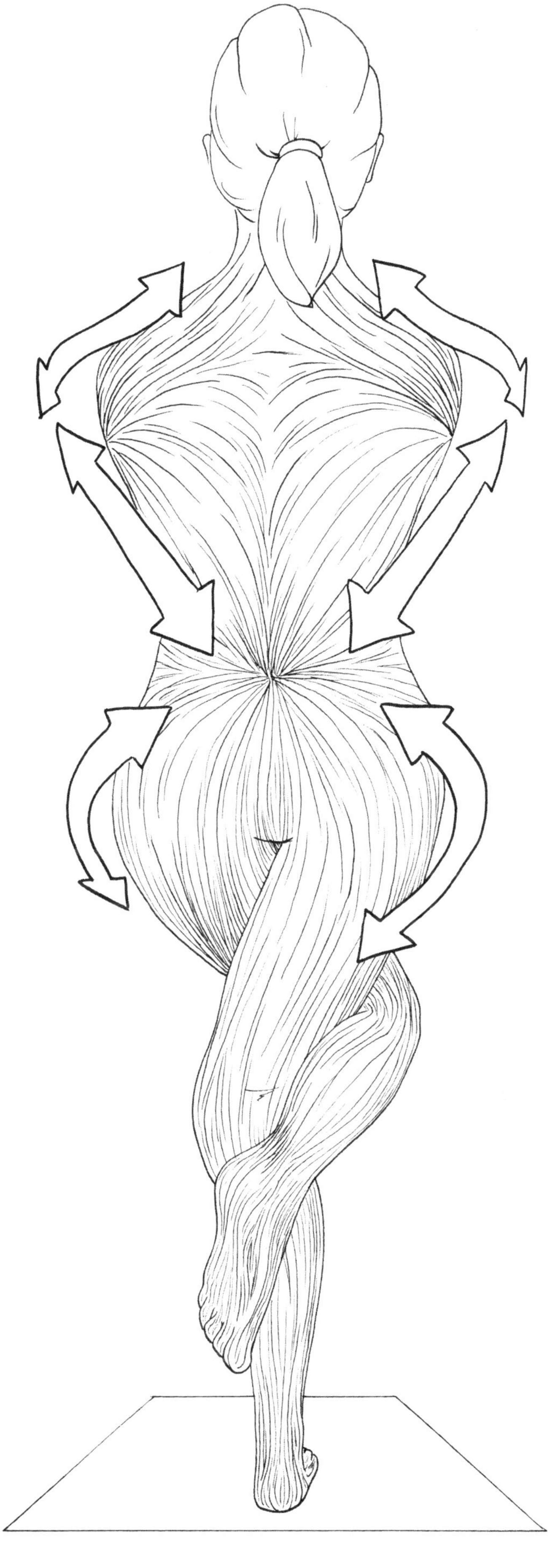

서로 다른 색을 써서

근막이 온몸을 가로지르고 있는 방향을 두드러지게 나타내보라. 상응하는 화살표와 같은 색을 써서 칠하면 방향을 강조하는 데에 도움이 된다. 서로 다른 종류의 근막을 설명하는 용어를 색칠하면 용어를 배우고 기억하는 데에 도움이 된다.

피부밑근막(피하근막, Subcutaneous fascia)

깊은근막(심근막, Deep fascia)

내장근막(Visceral fascia)

(깊은근막과 내장근막은 그림에 나타내지 않았다.)

요가 수행 도움말

지탱하는 다리의 무릎을 더 굽힐수록 다리를 꼬기도 더 쉬워진다. 의자에 앉아서 균형을 잡을 필요가 없는 상태에서 해 보면 생각보다 훨씬 쉽다는 것을 알 수 있다!

어깨관절[2)]

우리는 흔히 어깨관절(shoulder joint)이라고 하면 위팔과 몸통이 만나는 절구관절을 생각한다. 하지만 그 관절은 어깨를 이루는 세 개, 혹은 네 개 관절 중 하나일 뿐이다. 그 모든 관절이 어깨관절이다.

접시위팔관절[3)]

이 관절이 우리에게 아주 친숙한 절구관절이다. 접시위팔관절(glenohumeral joint)은 위팔뼈머리(head of humerus)가 어깨뼈의 접시오목(glenoid fossa)과 만나는 곳에서 형성된다. 접시위팔관절이라는 이름도 여기에서 왔다. 접시오목은 거의 평평하다. 관절테두리가 접시위팔관절의 표면적을 넓혀줌으로써 안정성을 더해준다. 그러나 접시오목이 얕고 비교적 결합이 느슨하므로 팔은 놀라운 운동능력을 얻게 된다. 그 대가는 안정성 약화와 부상 가능성 증가다. 세상에 공짜는 없는 법이다!

봉우리빗장관절

봉우리빗장관절(acromioclavicular joint)은 빗장뼈의 봉우리끝(acromial end of clavicle)과 어깨뼈의 봉우리(acromion)가 만나는 지점이다.

복장빗장관절

복장빗장관절(sternoclavicular joint)은 빗장뼈의 복장끝(sternal end of clavicle)과 복장뼈자루가 있는 복장뼈의 가장 높은 부분이 만나는 곳을 이어준다. 복장빗장관절은 어깨가 몸통뼈대와 결합하는 유일한 부분이다.

어깨가슴관절

해부학자 중에는 어깨에 네 번째 관절, 즉 어깨가슴관절(scapulothoracic joint)을 포함시키는 사람들도 있다. 이곳은 어깨뼈가 갈비뼈를 따라 미끄러지는 지점이다. 그 사이에 주로 어깨밑근으로 이루어진 근육층이 있으므로 대부분은 이곳이 관절의 정의에 맞지 않는다고 본다.

양쪽 어깨를 유지하는 여러 근육과 인대가 있다. 어깨의 근육과 힘줄 붙는곳에 대해서는 제3부에서 좀 더 깊이 배우게 될 것이다.

2) shoulder joint: 본문에도 나오지만, 이 책에서는 넓은 의미의 '어깨관절'로 어깨복합체(shoulder complex)의 모든 관절을 말한다. — 옮긴이 주

3) glenohumeral joint: 본문에도 나오지만, 이 책에서는 어깨복합체의 관절 중 특히 어깨뼈의 접시오목(glenoid fossa)과 위팔뼈머리(head of humerus)가 이루는 관절을 말한다. 대한해부학회의 『해부학용어』(여섯째판)에는 '어깨관절'이라 되어 있지만, '어깨관절'로 옮기면 어깨복합체의 모든 관절을 의미하는 (넓은 의미의) '어깨관절'과 혼동되므로 여기서는 '접시위팔관절'이라고 옮긴다. — 옮긴이 주

복장뼈자루(흉골병, Manubrium of sternum)

빗장뼈(쇄골, Clavicle)

빗장뼈 봉우리끝(쇄골 견봉단, Acromial end of clavicle)

빗장뼈 복장끝(쇄골 흉골단, Sternal end of clavicle)

봉우리(견봉, Acromion)

어깨뼈(견갑골, Scapula)

위팔뼈(상완골, Humerus)

접시오목(관절와, Glenoid fossa)

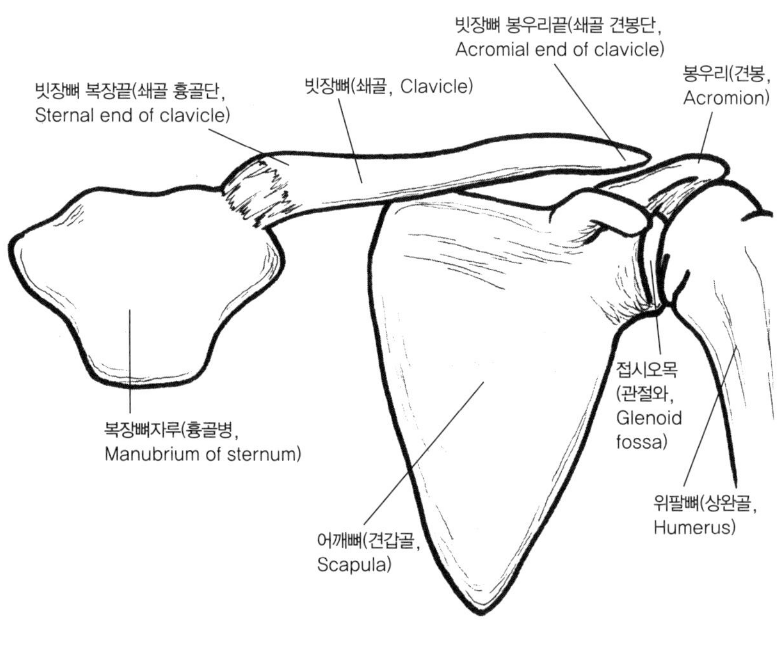

단다아사나(Dandasana)

어깨관절이 몇 개라고 생각하든 단다아사나는 그 어깨관절들의 안정화 효과를 잘 보여주는 사례다. 양쪽 어깨를 엉덩부위 바로 위에 두고 양손은 바닥에 단단히 붙이면 뼈들이 서로 연결되어 있고 안정시키는 느낌을 받을 수 있을 것이다.

접시위팔관절(관절상완관절, Glenohumeral joint)

봉우리빗장관절(견봉쇄골관절, Acromioclavicular joint)

복장빗장관절(흉쇄관절, Sternoclavicular joint)

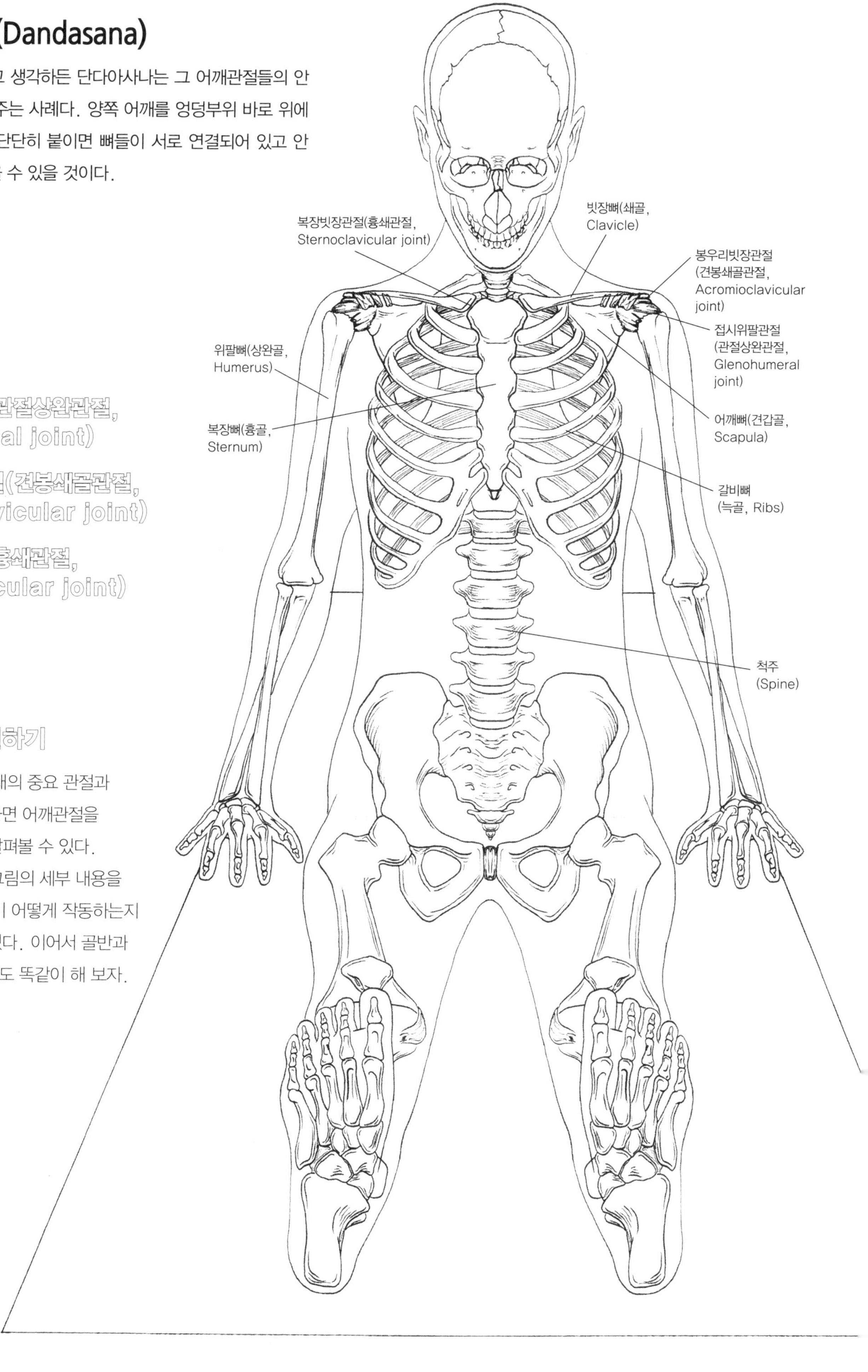

색칠하기

단다아사나 상태의 중요 관절과 뼈들을 색칠하면 어깨관절을 전체적으로 살펴볼 수 있다. 그런 다음 어깨 그림의 세부 내용을 색칠해보면 이것들이 어떻게 작동하는지 더 잘 이해할 수 있다. 이어서 골반과 무릎관절에 대해서도 똑같이 해 보자.

골반의 관절

어깨와 같이 골반에도 여러 개의 관절이 있다.

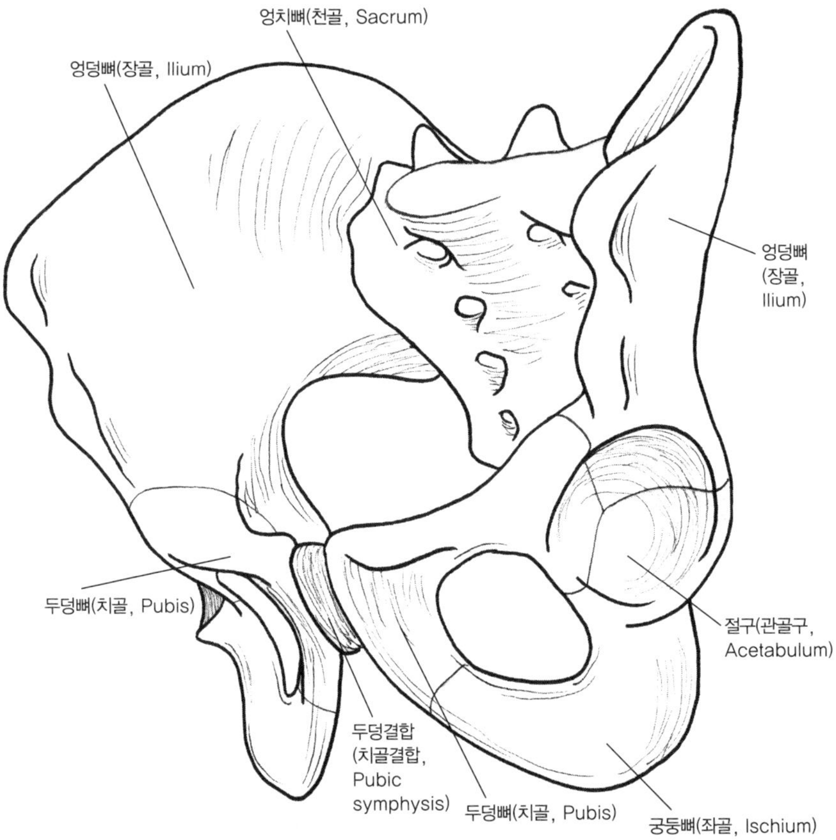

엉치엉덩관절

엉치엉덩관절(sacroiliac joint)은 엉덩뼈(ilium)와 엉치뼈(sacrum)를 이어 준다. 또한, 골반을 척주에 붙인다.

엉덩관절

엉덩관절(hip joint)은 넙다리뼈머리(head of femur)와 볼기뼈(hip bone)의 절구(acetabulum)를 이어주는 관절로 절구관절에 속한다. 볼기뼈의 절구는 볼기뼈의 세 부분인 엉덩뼈, 두덩뼈(pubis), 궁둥뼈(ischium)가 합쳐져 생긴 공간이다. 엉덩관절은 몸이 가만히 있을 때나 움직일 때나 균형을 잡을 때나 항상 몸을 지탱해준다. 엉덩관절은 상체와 하체를 이어주며 두 다리를 몸통뼈대와 이어준다.

두덩결합

두덩결합(pubic symphysis)은 두 개의 두덩뼈를 이어준다. 윤활관절인 엉덩관절이나 엉치엉덩관절과 달리 두덩결합은 좀움직관절로서 움직임이 크지 않다.

그 밖에도 골반을 결합시키는 여러 근육과 인대가 있다. 바시스타아사나 그림을 보면 인대가 골반을 층층이 감싸고 있는 것을 볼 수 있다. 이를 보면 우리가 뼈를 움직일 때 인대가 뼈를 어떤 식으로 안정시키는지 알 수 있다. 주요한 인대 몇 개에는 이름이 붙어 있다.

절구(관골구, Acetabulum)

두덩뼈(치골, Pubis)

궁둥뼈(좌골, Ischium)

엉덩뼈(장골, Ilium)

엉치뼈(천골, Sacrum)

두덩결합(치골결합, Pubic symphysis)

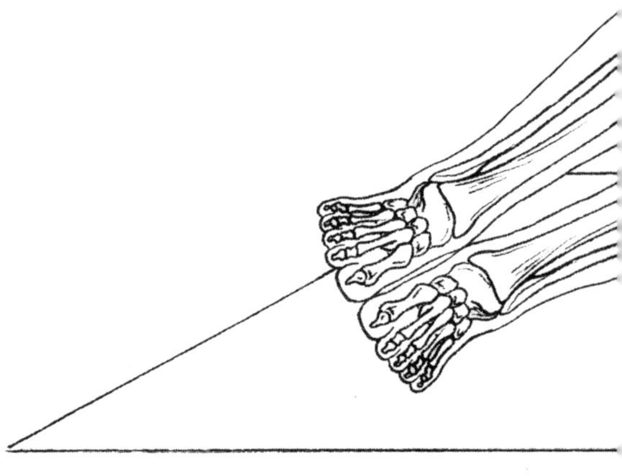

바시스타아사나(Vasisthasana)

바시스타아사나에서는 골반을 중립상태에서 들어 올린다. 대부분은 엉덩관절을 안정시키면서 동시에 중력의 강한 힘에 저항하기는 매우 힘겹다. 골반을 안정적으로 중립상태에 유지하려고 계속 애쓰다 보면 이 아사나가 좋아지고 나아가 이 아사나를 할 때 힘을 느끼게 될 것이다.

엉덩관절(고관절, Hip joint)

엉치엉덩관절[천장관절, Sacroiliac (SI) joint]

두덩결합(치골결합, Pubic symphysis)

토막상식

엉치엉덩관절의 가장 위쪽 끝은 허리에 보조개를 만든다.

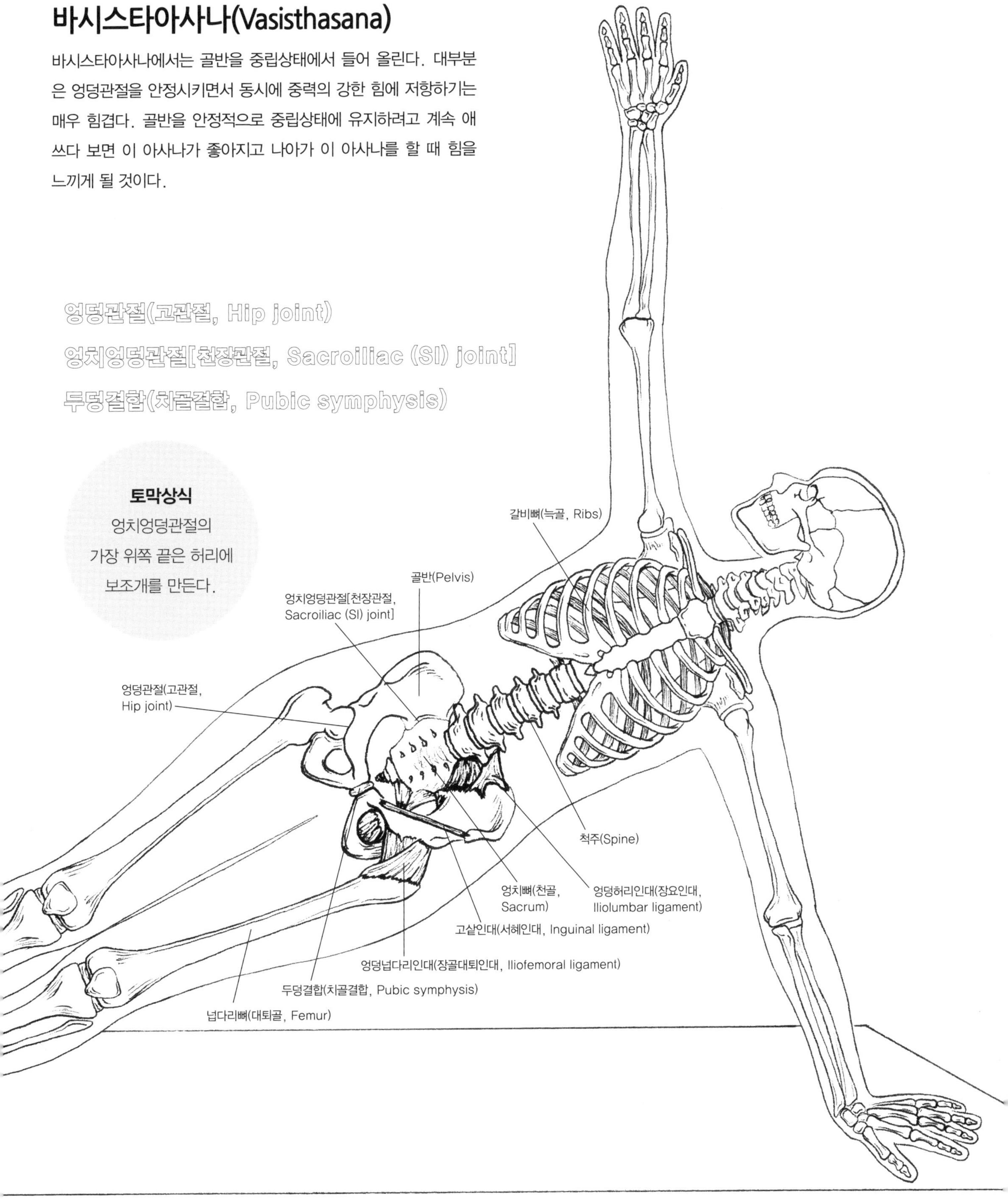

무릎관절

무릎관절은 주로 굽힘과 폄을 하며 부수적으로 약간의 돌림, 미끄럼, 굴림 등의 기능이 있는 관절이다. 무릎관절은 다리를 이루는 네 개의 뼈 중 세 개, 즉 넙다리뼈(femur), 무릎뼈(patella), 정강뼈(tibia)가 맞닿는 세 지점에 있다.

무릎넙다리관절

무릎넙다리관절(patellofemoral joint)은 무릎뼈와 먼쪽 넙다리뼈의 무릎면 사이에 이루어지는 관절이다.

정강넙다리관절

정강넙다리관절(tibiofemoral joint)은 넙다리뼈 안쪽 · 가쪽관절융기와 정강뼈 안쪽 · 가쪽관절융기 사이에 이루어지는 두융기관절(bicondylar joint)이다.

어깨나 골반과 달리 무릎에서는 큰 인대 중 몇 개를 좀 더 자세히 살펴보겠다.

여기에 해당하는 인대는 다음과 같다.

- **앞십자인대**
  (Anterior cruciate ligament, ACL)
- **뒤십자인대**
  (Posterior cruciate ligament, PCL)
- **안쪽곁인대**
  (Medial collateral ligament, MCL)
- **가쪽곁인대**
  (Lateral collateral ligament, LCL)

이 인대들은 무릎의 안정화에 큰 역할을 한다. 이것들은 무릎이 구조적으로 튼튼하고 단단할 수 있도록 함께 작용한다. 인대이기 때문에 이곳이 부상을 당하면 몹시 아프고 낫는 데에도 시간이 걸린다. 째진다면 문제는 더 심각하다. 관절반달 또한 앞서 언급했듯이 무릎관절의 건강에 중요하다. 요가에서 하는 어떤 활동을 하다가도 (다른 곳은 물론이지만 특히) 무릎이 다치게 해서는 안 된다는 점을 항상 명심하라. 무릎의 안녕과 행복을 지켜주기 위해 조심하라. 무릎의 근육과 힘줄 붙는곳에 대해서는 뒷부분에서 더 자세히 살펴보겠다.

앞십자인대[전십자인대, Anterior cruciate ligament (ACL)]

뒤십자인대[후십자인대, Posterior cruciate ligament (PCL)]

안쪽곁인대[내측측부인대, Medial collateral ligament (MCL)]

가쪽곁인대[외측측부인대, Lateral collateral ligament (LCL)]

안쪽반달(내측반월, Medial meniscus)

가쪽반달(외측반월, Lateral meniscus)

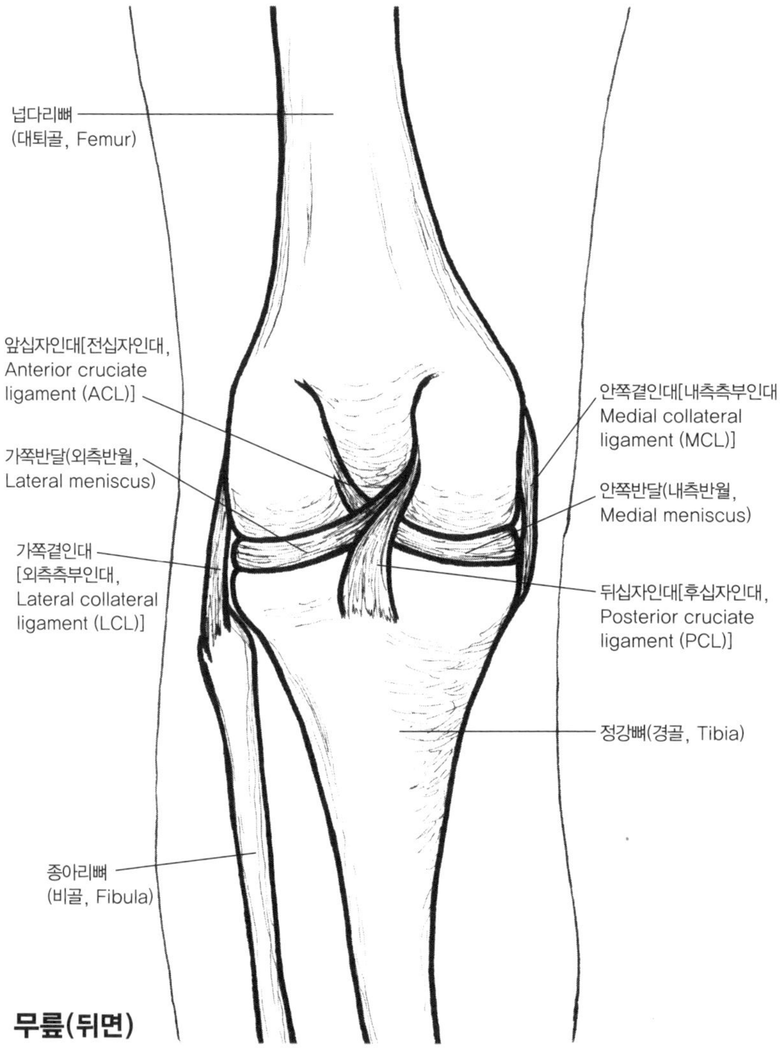

무릎(뒤면)

브륵샤아사나(Vrksasana)

브륵샤아사나는 무릎을 굽히고 펼 기회가 된다. 펴고 있는 다리에서 우리는 다리를 안정시키고 균형을 유지하기 위해 무릎에 있는 깊은 인대들의 힘에 의존한다.

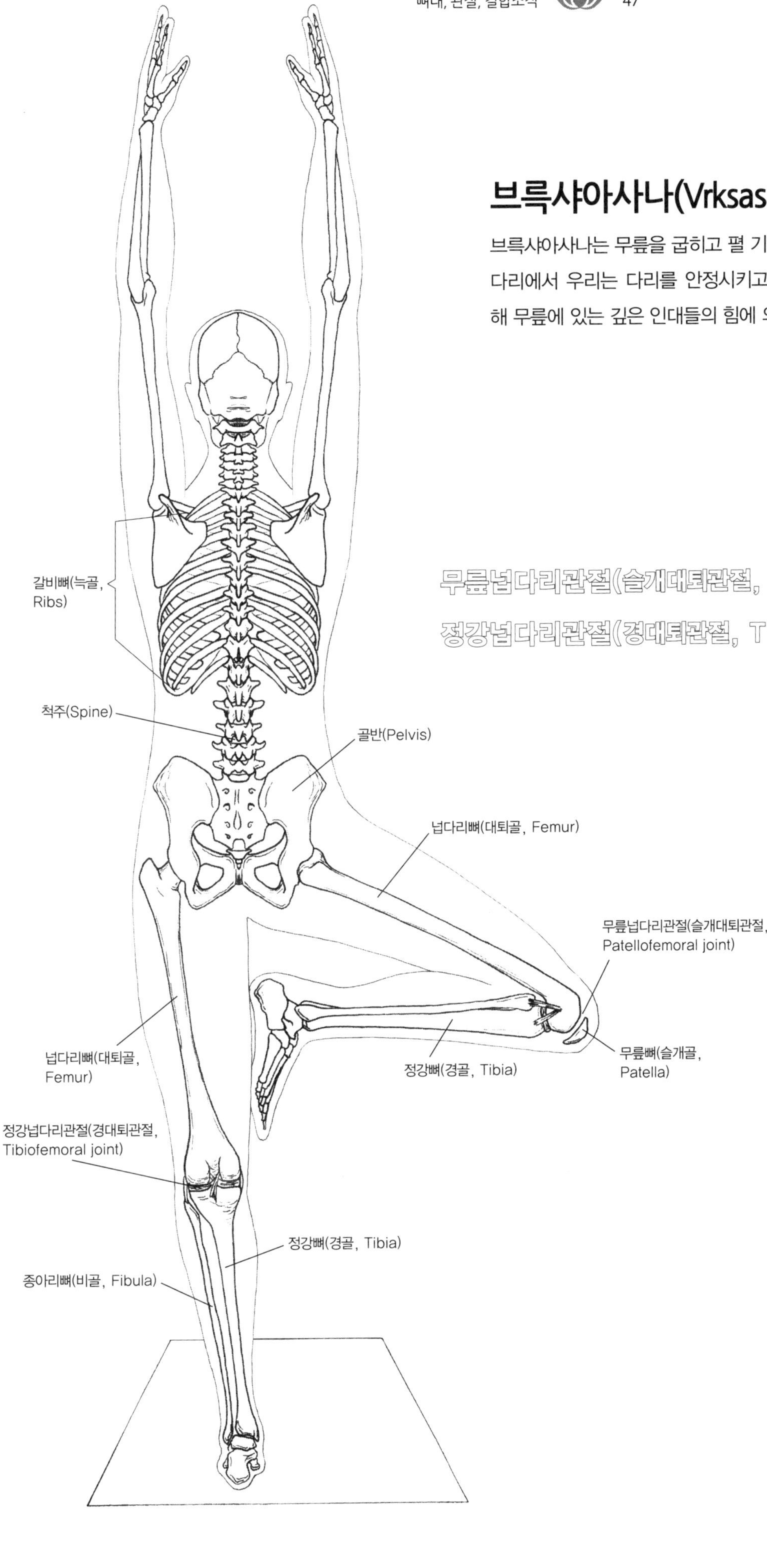

무릎넙다리관절(슬개대퇴관절, Patellofemoral joint)

정강넙다리관절(경대퇴관절, Tibiofemoral joint)

요가 수행 도움말

브륵샤아사나를 할 때,
그리고 이 아사나를 유지할 때
시선을 부드럽고 천천히
아래로 향하면 안정을
유지하는 데에 큰 도움이 된다.
모든 아사나에서
'드리시티(시선)'를 잊으면
안 된다.

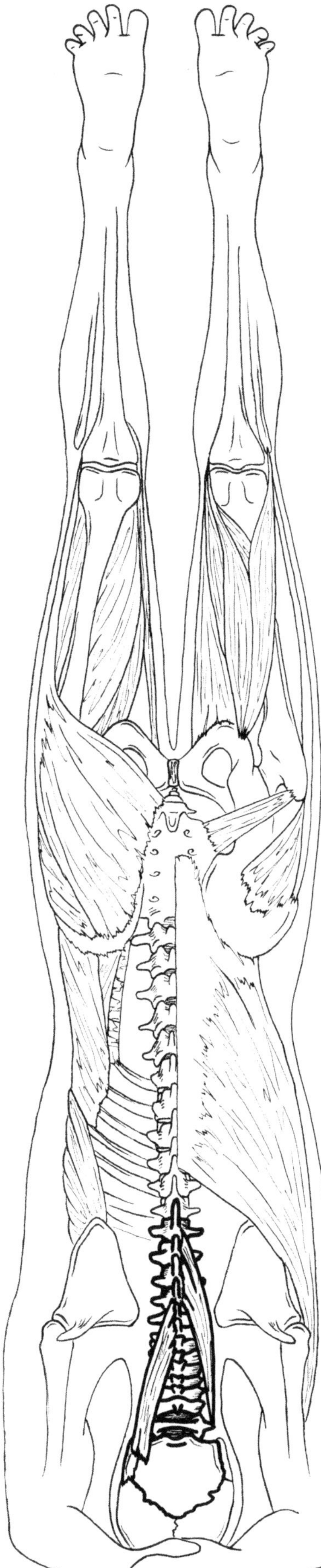
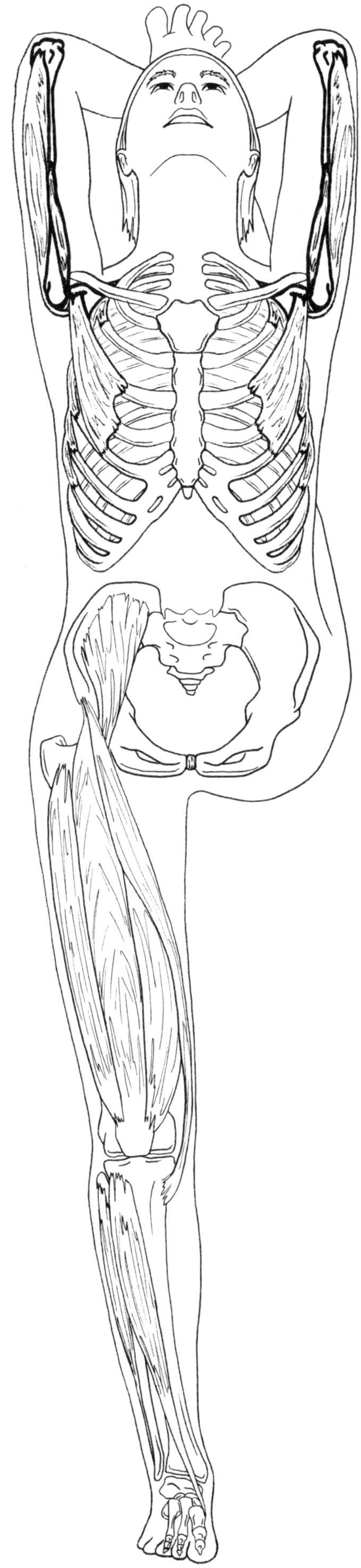
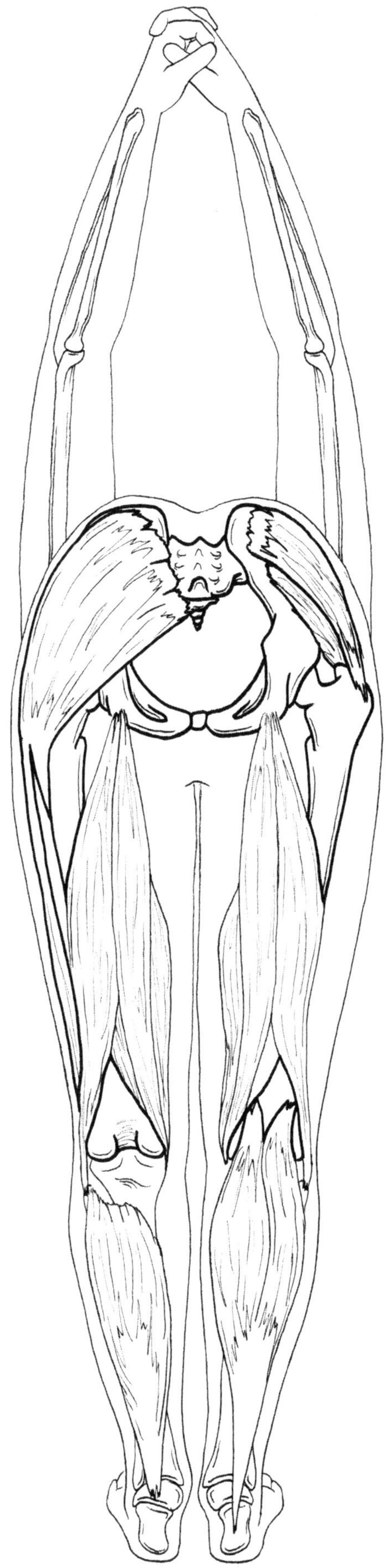

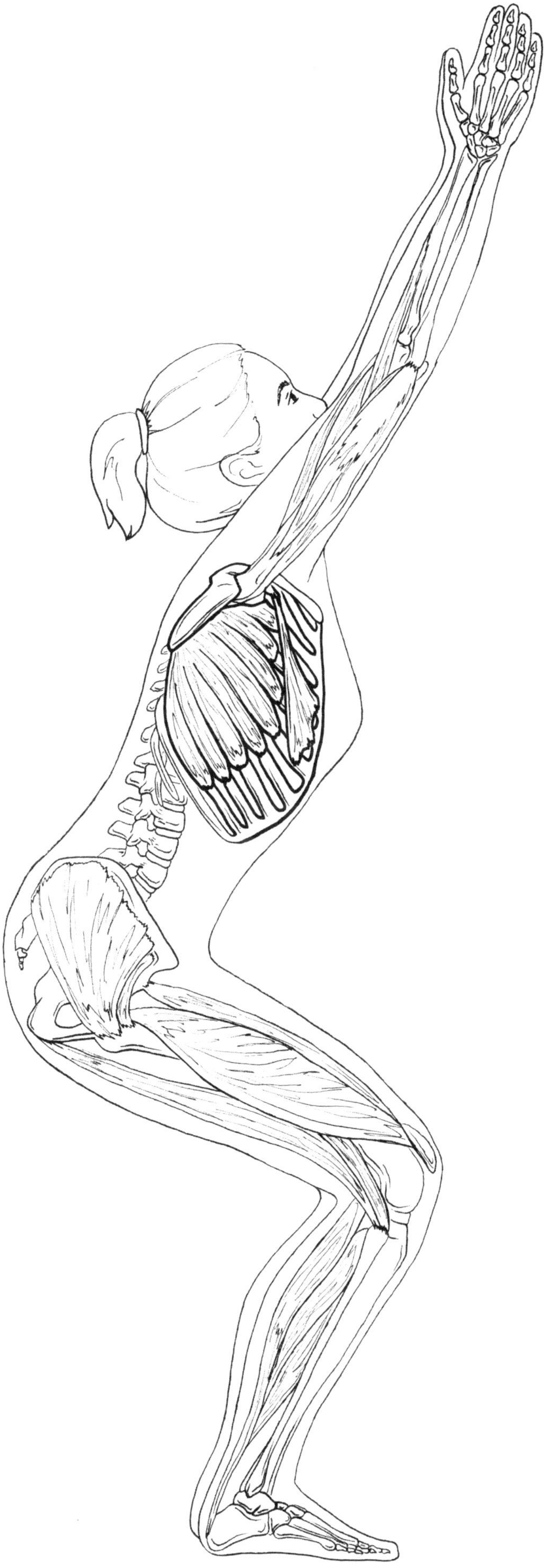

제3부

근육계통

근육계통은 우리가 실제로 아사나 수행을 하게 되는 곳이다. 몸의 자세를 바꾸거나 고정하거나 안정시키기 위해 뼈를 이리저리 움직이고 정렬시키는 일이 결국 근육의 몫이기 때문이다. 요가 아사나 수행에서 우리가 늘이고 강화하고 균형을 잡으려고 노력하는 모든 것들이 결국 근육이다. 뼈대계통은 고정되어 있지만 (다시 말해 뼈의 길이를 바꾸거나 뼈를 '키울' 수 없지만) 근육계통은 가소성이 있어 좋은 쪽으로도 나쁜 쪽으로도 언제나 변화할 수 있다.

근육의 위치와 기능에 관해 실용적 지식을 갖추면 몸에 대한 감각이 늘고, 지식이 늘어가면서 심신상관도 더 좋아지며, 강사로서 요가 아사나 수행과 기술도 늘게 된다. 여기에서 얘기하는 근육이란 뼈대근육을 말한다. 인체에는 민무늬근육과 심장근육도 있지만 우리는 우리가 통제할 수 있는 근육인 뼈대근육에만 신경을 쓰도록 하겠다.

인체에는 약 600개의 뼈대근육이 있으며, 이 책의 나머지 부분에서는 가능한 한 많은 근육을 다룰 것이다. 우선 개별 근육을 살펴보기에 앞서 근육들이 어떻게 작동하는지 전체적인 그림을 보도록 하겠다.

근육계통의 기능

뼈대근육은 인체에 필수적인 여러 임무를 수행한다.

근육은 우선 뼈를 움직임으로써 몸을 움직인다. 가만히 있을 때는 자세를 유지한다. 또한, 근육은 열을 낸다. 워밍업, 즉 몸을 데워야 한다고 하는 말은 비유가 아니라 진짜다. 근육을 움직이면 해당 부위로 피가 몰리면서 열이 난다. 끝으로 빼놓아서는 안 되는 점은 근육이 인체 내부의 구조물을 보호하는 역할도 한다는 것이다. 심장과 폐는 가슴우리가 지켜주지만 배안에 있는 나머지 기관들은 근육과 다른 결합조직이 보호한다. 요가에서는 근육이 보호하고 안정화하는 힘과 움직이는 유연성 사이에서 균형을 잡을 수 있도록 노력한다.

뼈대근육조직의 특성

뼈대근육조직은 심장근육과 같은 다른 종류의 근육과는 다른 몇 가지 독특한 특징이 있다.

수축성
근육은 자극을 받으면 수축하는데 이완된 상태의 길이보다 최대 2/3까지 줄어들 수 있다.

신장성
근육을 늘릴 수 있다. 이미 알고 있었다고? 하지만 근육이 이완 상태 길이보다 최대 1.5배까지 늘어날 수 있다는 것도 알고 있었는가? 근육을 오랜 시간 수축시키지 않거나 쓰지 않으면 위축되면서 수축과 신장 능력을 잃게 된다. 몸은 움직이라고 만들어졌다. 근육은 쓰지 않으면 잃는다.

흥분성
흥분성은 근육이 자극을 받고 자극에 반응하는 능력을 가리킨다. 내부환경이든 외적환경이든 환경의 변화가 충분히 크다면 변화에 반응한다는 것이다. 이처럼 근육의 반응에 필요한 최소한의 자극을 '문턱자극(threshold stimulus)'이라고 한다.

탄성
근육은 원래 모양과 길이로 돌아오는 능력이 있다.

근육의 역할

근육은 서로 협력하고 뼈와도 협력하며 움직임에 따라 서로 다른 역할을 한다.

작용근
작용근은 작동하는 근육 중에 가장 강한 근육이다. 작용을 개시하는 근육인 주작용근(prime mover)과 같다고 볼 수도 있지만, 항상 그런 것은 아니다.

대항근
작용근에 저항하는 작용을 한다. 즉, 작용근이 수축하면 대항근은 신장된다. 한 근육군이 수축하면 반대되는 근육군은 더 많이 신장된다. 넓적다리뒤근육을 신장할 때 넙다리네갈래근을 수축하는 것이 좋은 이유가 바로 이것이다.

협동근
작용근을 보조한다.

고정근
관절을 안정시킴으로써 원치 않는 동작을 막고 움직임의 정확성을 높인다.

파스치모타나아사나 (Paschimottanasana)

파스치모타나아사나는 요가에서 근간이 되는 아사나 중 하나지만 요가에만 있는 자세는 아니다. 이 아사나가 다리 뒷면을 늘이는 아주 좋은 방법이라는 것은 누구나 알고 있으며 이 아사나를 하는 동안은 앉아있게 된다! 이 간단한 아사나를 하면 근육이 수행하는 모든 역할을 느껴 볼 수 있다. 엉덩관절 굽힘근육은 작용근이자 협동근으로서 큰허리근이 주작용근이 된다. 골반을 앞기울임(anterior tilt)하면서 앞으로 끌어당겨 전굴을 개시한다. 넓적다리뒤근육은 골반이 앞기울임을 할 수 있도록 신장되면서 대항근 역할을 한다. 넙다리네갈래근은 고정근으로서 무릎이 굽혀지는 것을 막는다. 물론 이 아사나에서는 그 외에 많은 일이 일어나고 있으며 여기서 설명하는 것은 일부만을 포착한 것이다.

큰허리근(대요근, Psoas major) [주작용근/작용근(Prime mover/Agonist)]

가쪽넓은근(외측광근, Vastus lateralis) [고정근(Fixator)]

넙다리곧은근(대퇴직근, Rectus femoris) [작용근(Agonist)]

넙다리두갈래근(대퇴이두근, Biceps femoris) [대항근(Antagonist)]

반힘줄근(반건상근, Semitendinosus) [대항근(Antagonist)]

반막근(반막상근, Semimembranosus) [대항근(Antagonist)]

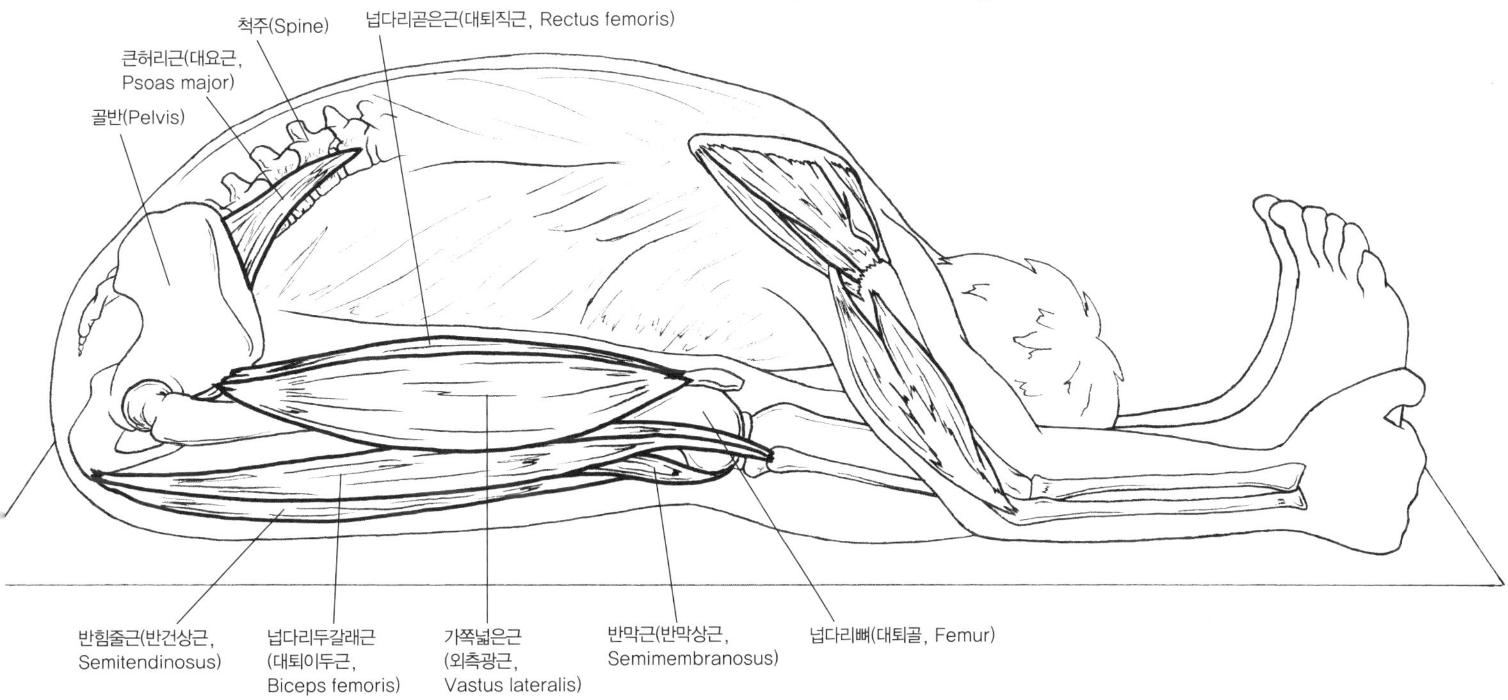

근육수축의 유형

수축(contraction)이라는 단어는 보통 뭔가가 작아지는 모습을 연상시킨다. 근육수축에서는 반드시 그렇지는 않다. 근육수축에는 기본적으로 세 유형이 있다.

동심수축

근육섬유가 짧아진다. 힘이 저항보다 크다. 닿는곳이 이는곳과 가까워진다. '이는곳(origin)'은 근육이 힘줄을 통해 더 무거운 뼈와 붙는곳을 말한다. '닿는곳(insertion)'은 근육이 힘줄을 통해 더 가벼운 뼈와 붙는곳을 말한다.

편심수축

근육섬유가 길어진다. 관절은 중력을 거슬러 움직인다. 저항이 힘보다 크다. 닿는곳이 이는곳에서 멀어지지만, 근육은 여전히 중력에 저항하는 작용을 한다.

등척수축

장력은 커지지만, 근육섬유는 짧아지지도 길어지지도 않는다. 움직임이 없다. 힘과 저항의 크기가 같다.

플랭크(Plank)와 차투랑가 단다아사나 (Chaturanga Dandasana)

플랭크를 유지하고 있다가 몸을 낮춰서 차투랑가 단다아사나를 했다가 다시 플랭크로 돌아온다고 상상해보라. 아니, 상상하지 말고 직접 해 보라! 위팔세갈래근이 플랭크를 유지하기 위해 등척수축을 하다가 차투랑가 단다아사나로 낮아지기 위해 편심수축을 하고, 다시 플랭크를 하기 위해 동심수축을 하는 것을 느낄 수 있을 것이다. 몸의 다른 근육들은 대부분 몸이 가만히 있을 수 있도록 등척수축을 한다. 동심수축보다 편심수축을 할 때 근육에 힘이 더 들어가는 것도 아마 느낄 수 있을 것이다.

색칠하기

플랭크와 차투랑가 단다아사나에 나오는 세 가지 유형의 수축 이름에 색을 칠하면 각각의 의미를 이해하고 기억하는 데에 도움이 된다. 그림에 보이는 위팔세갈래근과 다른 주요 근육들을 색칠하면 자주 쓰이는 이 용어들을 수월하게 배울 수 있다.

요가 수행 도움말

차투랑가 단다아사나에서 손의 위치에 주목하라. 항상 팔꿉이 옆구리를 감싸고 있어야 한다. 플랭크에서 몸을 낮출 때 어깨가 앞으로 나오면서 팔꿉은 가능한 한 90도 각도에 가깝게 만들고 양손은 어깨 바로 밑이 아니라 어깨보다 뒤에 있어야 한다. 상체 근력이 좋아지기 전까지는 팔꿉 각도를 좀 더 크게 할 수도 있다.

동심수축(구심성수축, Concentric contraction)
등척수축(등척성수축, Isometric contraction)

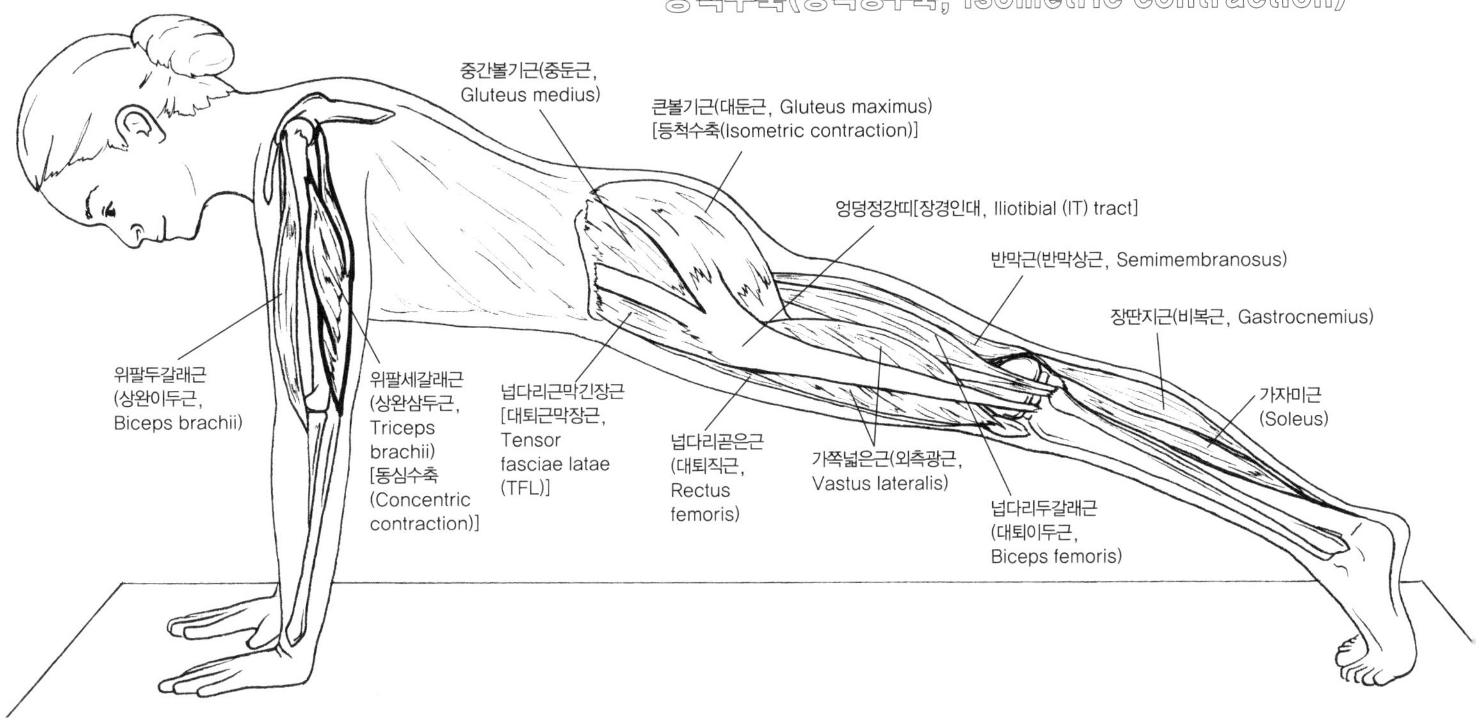

편심수축(원심성수축, Eccentric contraction)
동심수축(구심성수축, Concentric contraction)
등척수축(등척성수축, Isometric contraction)

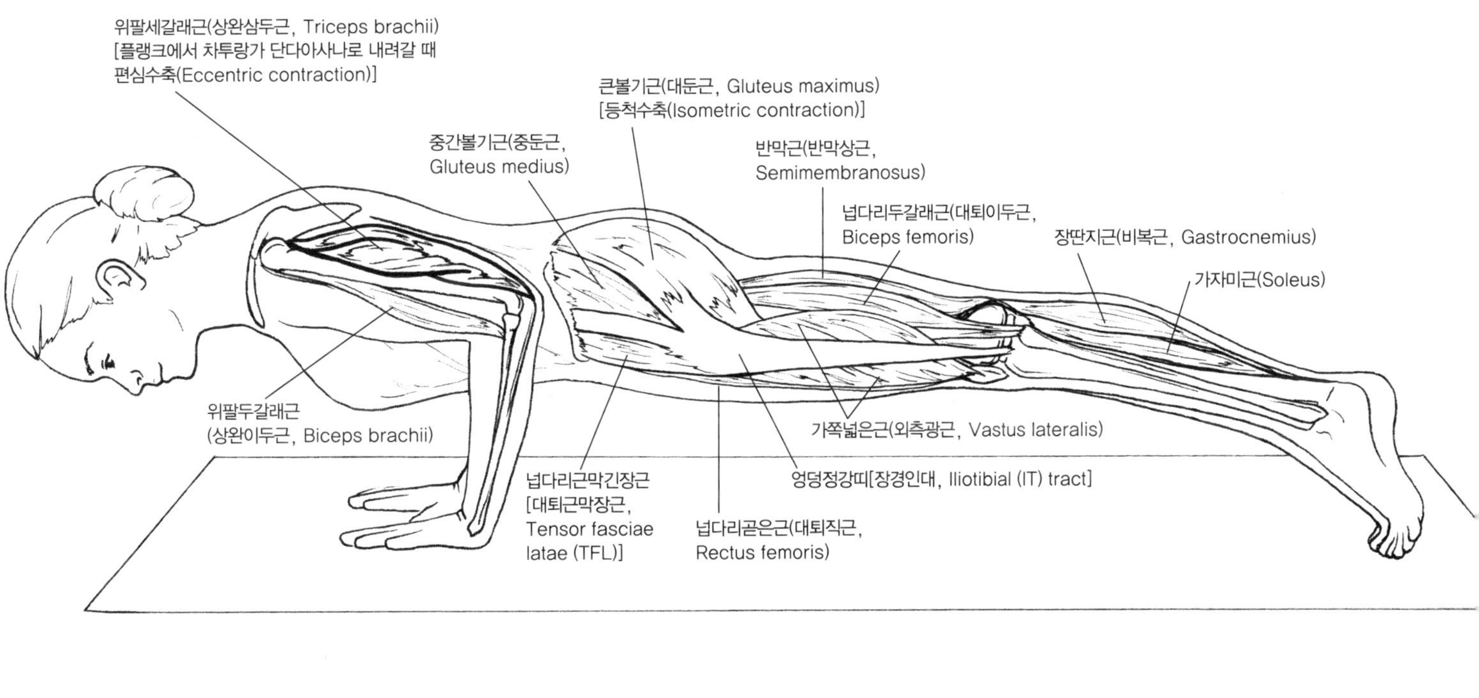

근육에 관해 더 알아둘 것들

우리 몸에서 근육이 어떻게 배치되었는지, 움직일 때 어떤 일이 일어나는지에 관해 몇 가지 간단한 사실만 알아두더라도 아사나 수행에 도움이 되고 당신이 어떤 동작을 왜 하고 있는지 훨씬 더 명확히 감을 잡을 수 있게 된다.

쌍근육

근육은 보통 대항 작용을 하는 근육과 쌍을 이루고 있다. 물론 예외도 있지만, 대부분은 그런 식으로 작동한다. 예를 들면 (넓적다리 앞쪽에 있는) 넙다리네갈래근과 (넓적다리 뒤쪽에 있는) 넓적다리뒤근육은 서로 반대되는 쌍을 이룬다. 넓적다리뒤근육을 늘이려면 넙다리네갈래근이 수축해야 하고 반대도 마찬가지다. 작용근과 대항근이 되는 것이다. 여러 근육이 이런 식으로 작동한다. 서로 보완하면서 보호하는 것이다.

이는곳과 닿는곳

근육이 수축하면서 짧아지면 두 뼈가 가까워진다. 따라서 근육은 최소 하나 이상의 관절을 가로질러야 한다. 생각해보라. 한 뼈에서 시작하고 끝나는 근육이 무슨 소용이겠는가? 아무짝에도 쓸모가 없을 것이다! 근육은 항상 더 무거운 뼈에서 시작되는데 여기를 이는곳이라고 한다. 그리고 더 가벼운 뼈에서 끝나는데 이곳을 닿는곳이라고 한다. 근육이 어디에서 이고 어디에서 닿는지 알고 있다면, 두 지점을 멀리 떼어놓는 것이 곧 그 근육을 신장하는 것이라는 것을 알 것이다. 두 지점을 서로 끌어당기면 근육을 수축시키는 (그리고 강화하는) 것이다. 근육의 시작과 끝을 알아두면 몸이 어떻게 작동하는지 이해하고 아사나를 더 바르게 정렬시키는 데에 큰 도움이 된다.

뼈를 움직이면

근육수축은 양쪽에 있는 뼈를 같은 힘으로 끌어당긴다. 즉, 더 가벼운 뼈가 더 무거운 뼈 쪽으로 끌려오게 되는 것이다. 의식적으로 반대로 하려고 하지 않는 이상, 근육이 짧아지고 수축할 때에는 반드시 닿는곳이 이는곳으로 움직인다. 예를 들어 위팔두갈래근을 수축시키면 아래팔이 위팔 쪽으로 다가온다. 아래팔이 더 가볍기 때문이다. 다른 모든 조건이 동일하다면 닿는곳이 항상 이는곳 쪽으로 움직인다.

또 명심할 점은 근육은 미는 것이 아니라 당긴다는 것이다. '항상 그렇다!' 두 뼈를 서로 밀어서 떼어내는 것이 아니라 당겨서 떼어낸다. 근육은 그렇게 작동한다.

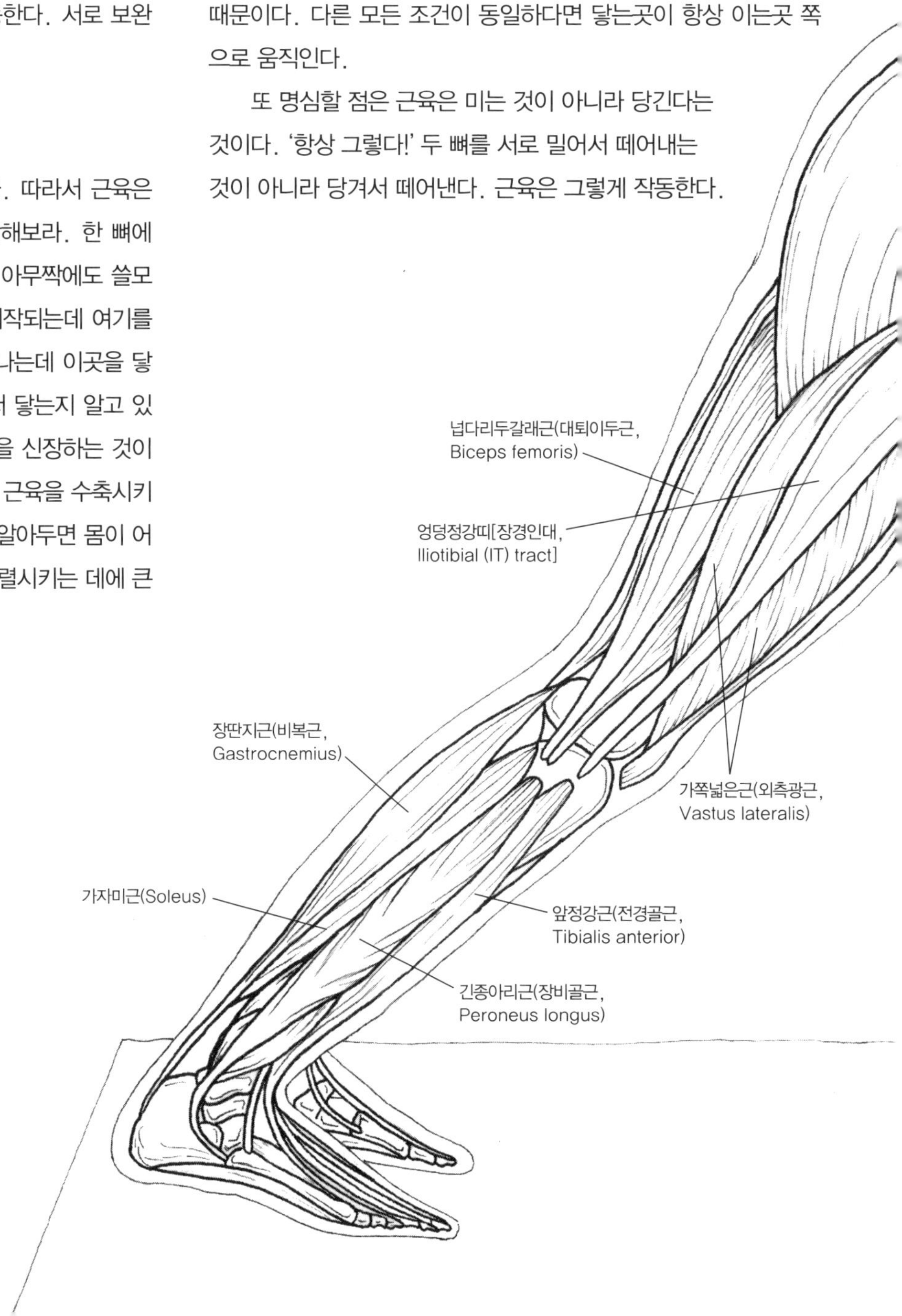

아도 무카 스바나아사나 (Adho Mukha Svanasana)

우리가 이 아사나를 좋아하는 여러 이유 중 하나는 큰 근육들 전부에 작용하면서 주의를 기울일 수 있기 때문이다. 다리 뒤쪽에도 훌륭한 스트레칭이고 어깨를 펴고 운동시킬 수도 있다. 아도 무카 스바나아사나는 필수 불가결하다. 이 아사나에서 우리가 보게 되는 주요 근육 몇 개를 여기서 볼 수 있다. 이 그림에 나오는 근육들을 익혀두도록 하라. 뒷부분에서 이 근육들을 더욱 자세히 살펴볼 것이다.

위팔두갈래근(상완이두근, Biceps brachii)
위팔근(상완근, Brachialis)
어깨세모근(삼각근, Deltoid)
앞톱니근(전거근, Serratus anterior)
넓은등근(광배근, Latissimus dorsi)
배바깥빗근(외복사근, External abdominal oblique)
중간볼기근(중둔근, Gluteus medius)
큰볼기근(대둔근, Gluteus maximus)
넙다리두갈래근(대퇴이두근, Biceps femoris)
엉덩정강띠[장경인대, Iliotibial (IT) tract]
가쪽넓은근(외측광근, Vastus lateralis)
큰가슴근(대흉근, Pectoralis major)
위팔세갈래근(상완삼두근, Triceps brachii)
장딴지근(비복근, Gastrocnemius)
앞정강근(전경골근, Tibialis anterior)
가자미근(Soleus)
긴종아리근(장비골근, Peroneus longus)
자쪽손목굽힘근(척측수근굴근, Flexor carpi ulnaris)
자쪽손목폄근(척측수근신근, Extensor carpi ulnaris)

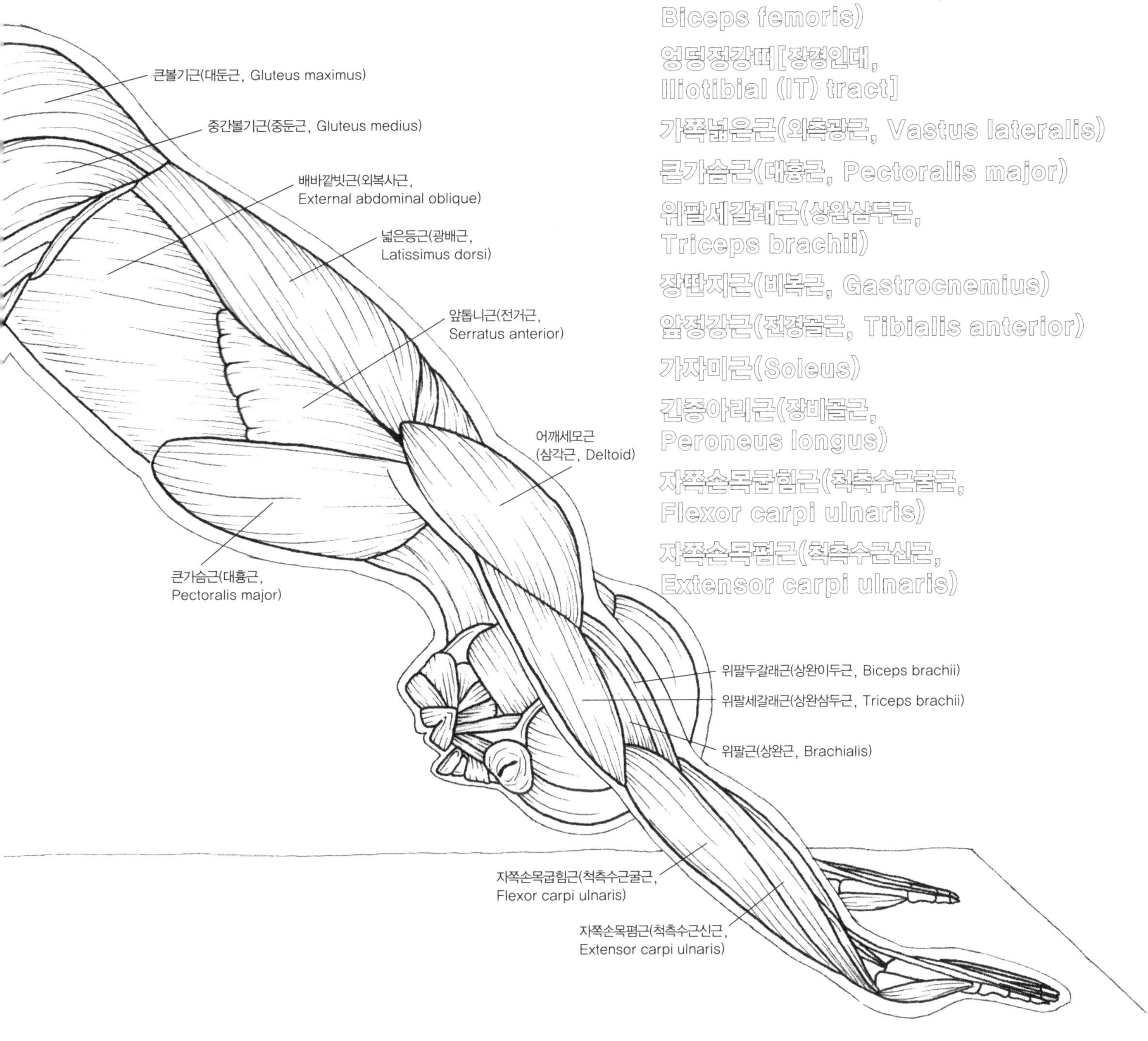

목의 근육

사람의 머리 무게는 약 4.5~5.4㎏ 정도다. 고리뒤통수관절에서 고리뼈(C1)와 연결된다. 이 관절은 "예."라고 할 때 머리를 앞뒤로 끄덕거리는 동작을 가능하게 하는 관절이라는 점을 기억하기 바란다. 당신의 그 크고, 똑똑한 두뇌를 지탱하는 것은 일곱 개의 작은 목뼈다. 머리를 안정시키면서 동시에 이리저리 움직일 수 있도록 도와주는 튼튼한 근육들이 없다면 사각형의 체커놀이 말을 쌓아놓은 탑 위에 볼링공을 올려놓고 균형을 잡으려고 애쓰는 것과 비슷한 일이 벌어질 것이다. 여기에는 여러 근육이 관여한다. 우리는 그중에서 큰 것들 몇 개만 살펴보겠다.

목빗근

영어로 목빗근(sternocleidomastoid) 근육의 이름은 확실히 거창하게 들리는 단어다. 사람들은 대부분 그냥 'SCM' 근육이라고 부른다. 하지만 근육의 '본명'을 알아두는 것도 절대 나쁘지 않다. 이름만 봐도 그 자체로 이 근육이 붙는 뼈들을 알아낼 수 있기 때문이다. 'sterno'는 'sternum(복장뼈)'을, 'cleido'는 'clavicle(빗장뼈)'을, 그리고 'mastoid'는 'mastoid process(꼭지돌기)'를 가리킨다. 뼈에 대한 지식이 조금만 있어도 이 근육의 위치를 알 수 있다. 해부학에서는 흔히 있는 일이다.

위치

목빗근의 이는곳은 두 곳인데, 복장갈래는 복장뼈자루 위모서리에서 일고, 빗장갈래는 빗장뼈 안쪽 1/3에서 인다. 두 개의 갈래는 목의 양옆을 따라 올라가다가 끝에서 합쳐지면서 하나의 힘줄이 되고, 귀 바로 뒤에 있는 관자뼈의 꼭지돌기에서 닿는다.

하는 일

목빗근은 다중작업을 한다. 한쪽 움직임에서는 머리와 목을 가쪽으로 굽히고, 반대쪽으로 돌리는 역할을 한다. 양쪽 움직임에서는 머리와 목을 굽히고, 호흡을 보조하는 역할을 한다.

목갈비근

숨을 깊이 들이쉬어 보면 첫째 · 둘째갈비뼈가 들려 올라가는 움직임을 느낄 수 있을 것이다. 목갈비근(scalene)이 작용하고 있는 것이다. 목갈비근은 앞목갈비근, 중간목갈비근, 뒤목갈비근의 세 근육으로 이루어져 있다.

위치

목갈비근은 얕은 근육이다. 피부에 가깝다는 뜻이다. 이는곳은 C2~C7의 가로돌기이다. 앞목갈비근과 중간목갈비근의 닿는곳은 첫째갈비뼈이고, 뒤목갈비근의 닿는곳은 둘째갈비뼈이다.

하는 일

목갈비근은 목빗근과 거의 같은 역할을 한다. 모든 목갈비근은 한쪽 움직임에서는 머리와 목을 가쪽으로 굽히는 역할을 한다. 양쪽 움직임에서는 앞목갈비근이 머리와 목을 굽히는 역할을 한다. 목갈비근의 더 중요한 역할은 숨을 들이쉴 때 첫째 · 둘째갈비뼈를 들어 올리면서 폐가 공기를 채울 수 있게 해 주는 일이다.

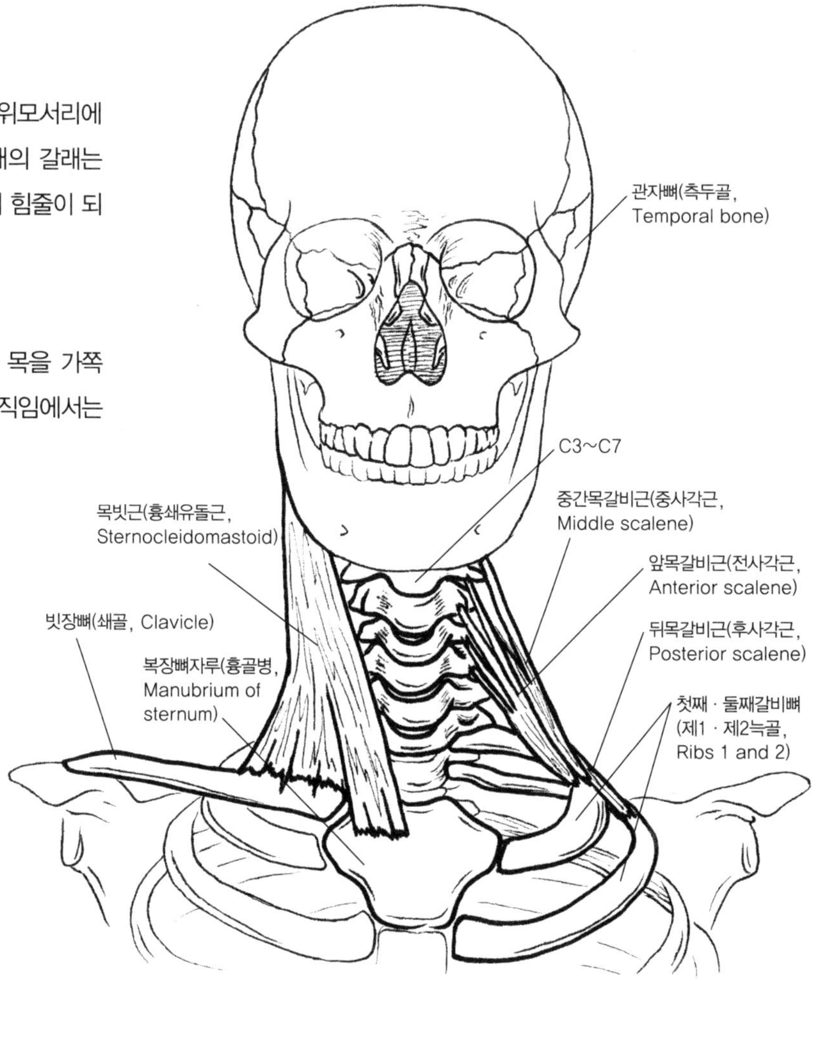

아르다 마첸드라아사나 (Ardha Matsyendrasana)

아르다 마첸드라아사나에서 척주 전체를 완전히 돌릴 때, 목 근육이 머리를 가쪽으로 돌릴 수 있게 도와주는 것을 느껴 보라. 목빗근과 목갈비근이 여기에서 결정적인 역할을 한다. 한쪽 목빗근과 목갈비근이 작용하면 머리와 목을 반대쪽으로 돌리므로 반대쪽에 있는 목빗근과 목갈비근이 아주 잘 늘어난다. 이 아사나에서 숨을 들이쉬면서 이 근육들이 가슴 윗부분의 폐를 위해 공간을 만들어주는 것을 느낄 수 있다.

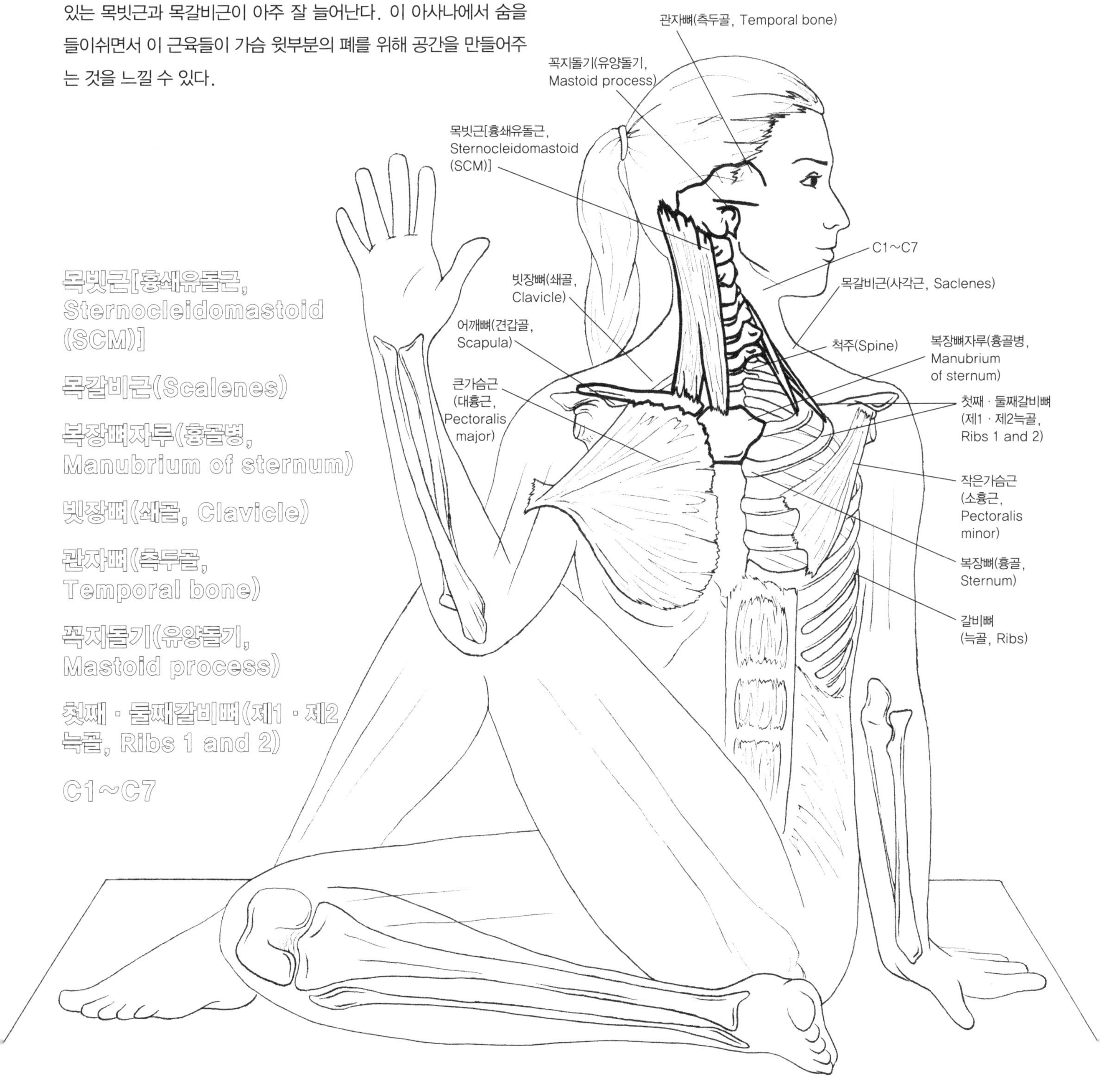

목빗근[흉쇄유돌근, Sternocleidomastoid (SCM)]

목갈비근(Scalenes)

복장뼈자루(흉골병, Manubrium of sternum)

빗장뼈(쇄골, Clavicle)

관자뼈(측두골, Temporal bone)

꼭지돌기(유양돌기, Mastoid process)

첫째 · 둘째갈비뼈(제1 · 제2 늑골, Ribs 1 and 2)

C1~C7

머리널판근과 목널판근

머리널판근(splenius capitis)과 목널판근(splenius cervicis)은 목 지지에 중요한 역할을 하는 깊은 근육이다. 우리 머리가 똑바로 몸에 고정된 상태를 유지할 수 있도록 목뼈 뒤쪽을 튼튼하게 지탱해준다. 특히 시르사아사나와 같이 우리 체중을 조금이라도 이곳에 실을 때가 좋은 예다.

위치

쌍을 이루고 있는 이 근육들은 등 윗부분에서 출발해 목 뒤쪽을 지나 목 윗부분과 머리뼈까지 비스듬하게 올라간다.

머리널판근의 이는곳은 T3~C7의 가시돌기를 따라 있고, 닿는곳은 관자뼈 꼭지돌기와 뒤통수뼈이다. 목널판근의 이는곳은 T6~T3의 가시돌기이고, 닿는곳은 C4 또는 C3부터 C1의 가로돌기를 따라 있다(사람마다 약간 차이가 있다). 목널판근은 머리뼈에 붙지 않으며 머리널판근보다 깊이 있다.

하는 일

이 두 근육은 함께 작동하며 거의 비슷한 역할을 한다. 머리널판근과 목널판근이 양쪽 움직임을 할 때는 목을 편다. 한쪽 움직임을 할 때는 머리와 목을 가쪽으로 굽히고 돌리도록 도와준다.

목의 깊은 근육

이 상세한 그림은 머리널판근과 목널판근의 이는곳과 닿는곳을 보다 분명하게 보여준다. 머리널판근과 목널판근 주변에는 수많은 근육과 결합조직이 있어서 우리가 똑바로 서 있을 때는 머리의 무게만을 지탱하고, 거꾸로 서 있을 때는 그보다 더 큰 무게를 떠받치기도 한다는 점을 기억하라.

머리널판근(두판상근, Splenius capitis)
목널판근(경판상근, Splenius cervicis)
관자뼈(측두골, Temporal bone)
꼭지돌기(유양돌기, Mastoid process)
뒤통수뼈(후두골, Occipital bone)
C1~C7
T1~T6

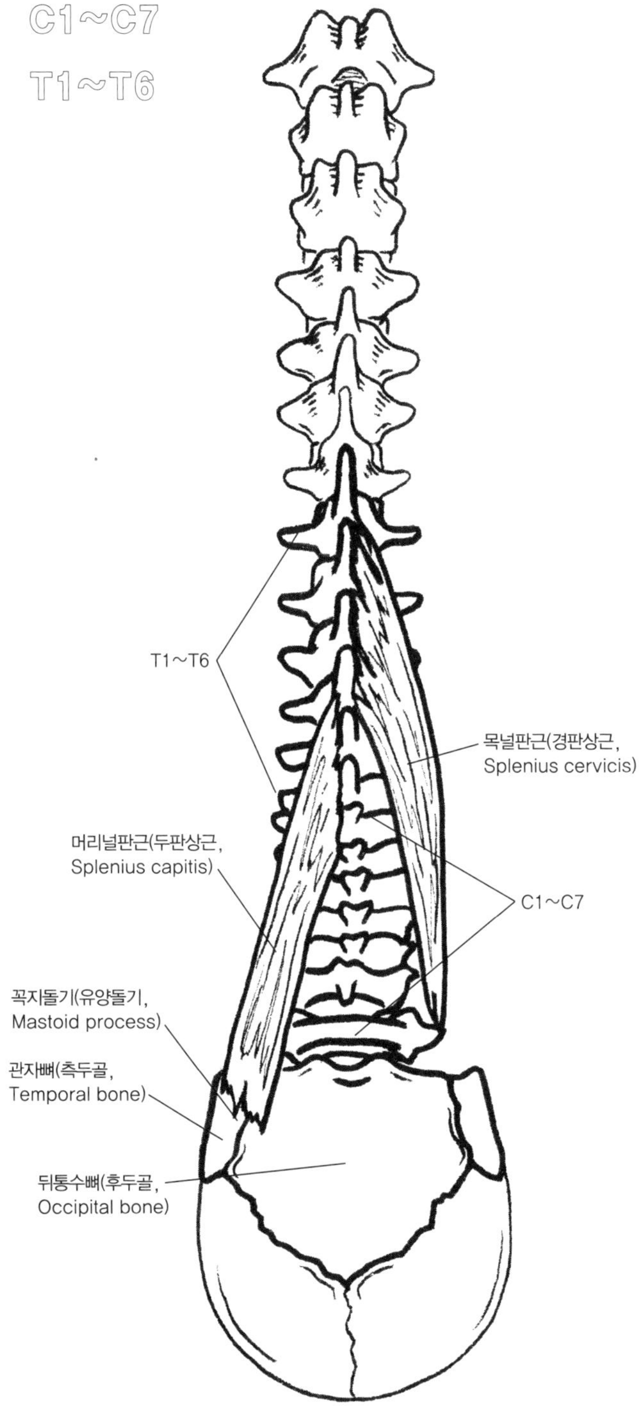

시르사아사나(Sirsasana)

시르사아사나를 할 때는 머리널판근과 목널판근이 목뼈를 보호하기 위해 목을 안정시키는 데에 필수적인 역할을 한다. 목뼈가 몸 전체의 체중을 부담하게 되기 때문이다. 처음 시르사아사나를 할 때는 머리에 가는 무게를 조절하고 몸을 더 넓게 떠받칠 수 있도록 반드시 아래팔을 바닥에 두어야 한다. 우선 이렇게 시르사아사나를 하면 머리널판근과 목널판근뿐만 아니라 주변의 다른 근육들도 단련된다. 코어(core)는 말할 것도 없다. 이 근육들이 더 튼튼해져서 머리로 더 많은 무게를 지탱해도 불편하지 않게 되면 좀 더 고난도의 시르사아사나를 시작할 수 있다. 시르사아사나를 하고 나서는 항상 목의 긴장을 풀어주고 목뼈의 압력을 풀어주도록 하라.

머리널판근(두판상근, Splenius capitis)
목널판근(경판상근, Splenius cervicis)
뒤통수뼈(후두골, Occipital bone)
척주(Spine)

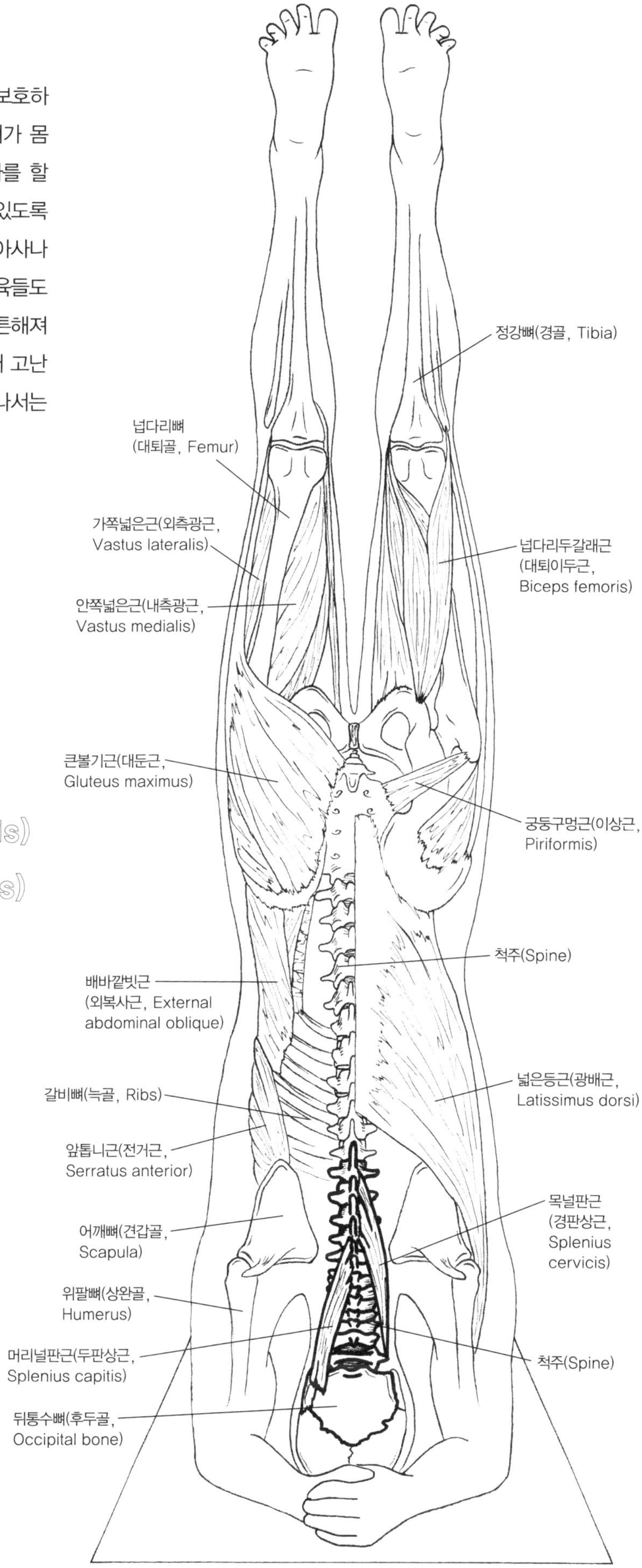

요가 수행 도움말

점점 더 어려운 아사나를 시도하면서
머리에 실리는 무게가 커지기 시작하면
그 무게를 지탱하고 부상을 피할 정도의
힘을 갖추는 것이 정말 중요하다.
내 경험으로는 아이였을 때 시르사아사나를
연습해 본 사람들이 그렇지 않은 사람들보다
더 빨리 진도가 나간다.
근육은 기억하는 것이다!

어깨의 근육

우리는 접시위팔관절과 어깨뼈를 둘러싸고 있는 주요 근육들에 집중하려고 한다. 어깨 부상은 매우 흔하게 일어나기 때문에 어깨 근육에 대해 좀 더 잘 알게 되면 부상을 예방하는 데에도 도움이 될 수 있으며, 필요한 경우 부상에서 낫는 데에도 도움이 된다.

어깨세모근

어깨세모근(deltoid)은 크고 강한 근육이다. 앞쪽의 빗장뼈에서부터 등쪽의 어깨뼈가시(spine of scapula)까지 어깨 위쪽 전체를 감싸고 있다. 앞에서 뒤로 이어지기 때문에 이 근육은 많은 일을 한다. 어깨세모근은 문자 그대로 자기와 싸운다. 한 부분이 작용근 역할을 하는 동시에 다른 부분은 대항근 역할을 한다는 뜻이다. 어깨세모근이 무슨 일을 하느냐고 물어보면 나는 보통 '모든 일'을 한다고 답한다. 물론 정말로 모든 일을 다 하는 것은 아니다. 그렇지만 많은 일을 한다는 것은 사실이다.

어깨세모근은 아주 커서 앞어깨세모근, 중간어깨세모근, 뒤어깨세모근[4]의 세 부분으로 나뉜다.

위치

앞어깨세모근의 이는곳은 빗장뼈 가쪽 1/3, 중간어깨세모근의 이는곳은 봉우리, 뒤어깨세모근의 이는곳은 어깨뼈가시이다. 어깨세모근의 세 부분은 위팔을 따라 내려가면서 하나의 힘줄을 형성하고 위팔 가운데 가쪽에 있는 세모근거친면(deltoid tuberosity)에 닿는다. 어깨에서부터 어깨세모근을 따라 내려오면 세모근거친면에서 닿는 것을 느낄 수 있다.

토막상식

'deltoid(어깨세모근)'는 그 모양에서 이름을 따왔다. 삼각형으로 생긴 그리스 문자 델타(Δ)와 비슷한 모양이라서 'deltoid'라고 한다.

하는 일

어깨세모근의 모든 근육이 동시에 작동하면 위팔을 벌린다. 앞어깨세모근만 작용하면 접시위팔관절에서 안쪽돌림, 굽힘, 수평모음 작용을 한다. 뒤어깨세모근이 작용하면 정확히 반대 작용을 한다. 즉, 접시위팔관절에서 가쪽돌림, 폄, 수평벌림 작용을 한다. 앞어깨세모근과 뒤어깨세모근은 자체로 '쌍을 이루는' 근육이지만, 중간어깨세모근은 주로 위팔을 벌리는 역할을 한다.

4) 어깨세모근 빗장부분 · 봉우리부분 · 가시부분을 흔히 앞 · 중간 · 뒤어깨세모근이라고 한다. — 옮긴이 주

돌림근띠 근육

돌림근띠 근육(rotator cuff muscles)은 네 개의 근육으로 되어 있다. 각각의 이름은 외우지 못하더라도 네 개가 있다는 것 정도는 기억하기 바란다. 그리고 돌림근띠 근육이 하는 가장 중요한 일은 (위팔뼈머리가 어깨뼈에 붙는) 접시위팔관절에서 어깨를 안정시키는 것이라는 점도 알아두기 바란다. 돌림근띠 근육은 접시위팔관절을 둘러싸고 있다. 일상 활동에서 정상적인 어깨의 생물역학에는 안정적인 기반이 필수적일 뿐만 아니라 강한 요가 수행과 같은 고강도 활동에서는 불가결하다. 돌림근띠 근육이 바로 여기에 필요한 지지대가 되어준다. 하지만 이 근육은 안정시키는 역할만 하는 것이 아니다. 돌림근띠 근육은 어깨가 거의 모든 방향으로 움직일 때 협동근이 된다. 어깨의 주작용근은 나중에 보게 될 훨씬 더 큰 근육들이다.

네 개의 돌림근띠 근육은 다음과 같다.

- **가시위근**(Supraspinatus): 가시위근이 실제로 접시위팔관절을 얼마나 움직이는지에 대해서는 논란이 있지만 도움을 준다는 점은 누구나 동의한다.
- **가시아래근**(Infraspinatus): 이 근육은 돌림근띠 근육에서 유일하게 보조 근육이 있어서 역할에 도움을 받는다.
- **작은원근**(Teres minor): 이 근육이 가시아래근을 보조하는 근육이다. 돌림근띠 근육 중 가장 작다.
- **어깨밑근**(Subscapularis): 어깨밑근은 돌림근띠 근육 중 가장 강력하며 가장 큰 안정성을 제공한다.

위치

가시위근의 이는곳은 어깨뼈가시 위에 있는 가시위오목(supraspinous fossa)으로 매우 강하게 붙어 있다. 가시위근힘줄은 어깨뼈의 봉우리 아래를 지나 위팔뼈머리 꼭대기에 있는 큰결절(greater tubercle)에 닿는다. 가시아래근의 이는곳은 어깨뼈가시 바로 아래에 있는 가시아래오목(infraspinous fossa)이다. 이곳도 매우 강한 붙는곳이다. 가시아래근은 위팔뼈머리 꼭대기에 있는 큰결절에서 가시위근 바로 아래에 닿는다. 작은원근의 이는곳은

어깨뼈의 가쪽모서리 중간이고, 닿는곳은 위팔뼈의 큰결절에 있는 가시아래근 바로 아래이다. 어깨밑근은 어깨뼈의 앞면에 있다. 이는곳은 어깨뼈밑오목(subscapular fossa)이고, 닿는곳은 위팔뼈의 작은결절(lesser tubercle)에서 가시위근 앞쪽이다.

하는 일

가시위근은 접시위팔관절에서 어깨를 벌린다. 하지만 그보다도 접시위팔관절을 안정시키는 일을 한다. 가시위근이 벌림을 시작하는 첫 15도에서 주작용근이고 그 후로는 더 큰 근육들이 이어받는다고 말하는 사람들도 있으나 모두 동의하는 것은 아니다. 가시아래근은 주로 접시위팔관절에서 어깨를 가쪽으로 돌리는 역할을 한다. 그보다는 작지만, 접시위팔관절에서 수평벌림, 폄에도 도움을 준다. 하지만 그에 앞서 접시위팔관절을 안정시키는 역할을 한다. 작은원근은 가시아래근이 하는 모든 기능을 하지만 힘은 그보다 못하다. 이 근육은 가시아래근의 동생이라고 생각하면 된다. (작은원근을 큰원근과 헷갈리지 않도록 하라. 큰원근은 돌림근띠 근육이 아니다.) 어깨밑근은 접시위팔관절에서 어깨를 안쪽으로 돌린다. 하지만 무엇보다도 접시위팔관절에서 어깨를 안정시키는 역할을 담당한다.

돌림근띠 근육

이 확대도는 돌림근띠 근육들이 어떤 식으로 붙어서 위팔뼈가 어깨뼈에 단단히 붙어 있을 수 있게 해 주는지 잘 보여준다.

가시위근(극상근, Supraspinatus)
가시아래근(극하근, Infraspinatus)
작은원근(소원근, Teres minor)
어깨밑근(견갑하근, Subscapularis)

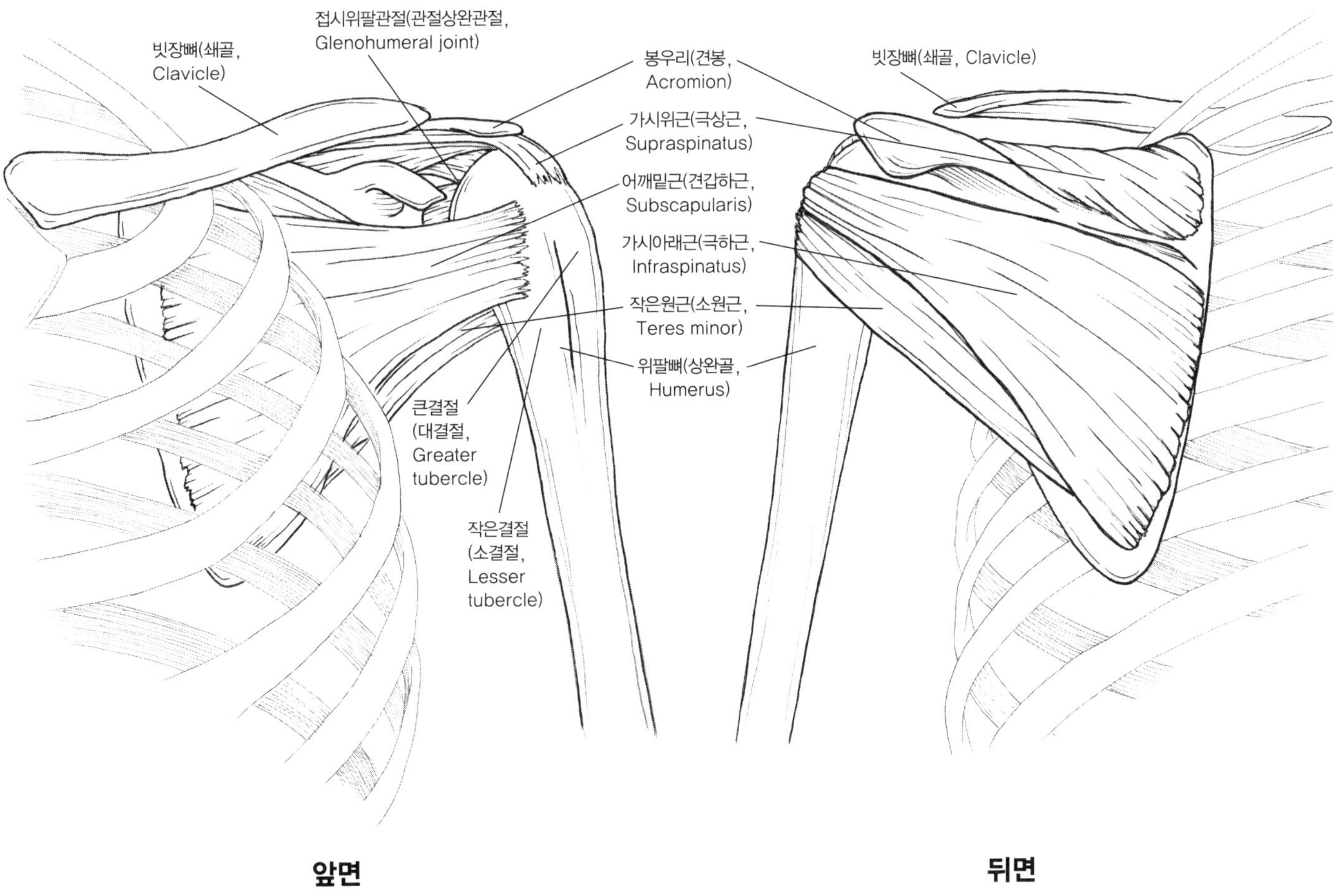

다누라아사나(Dhanurasana)

다누라아사나를 할 때는 어깨세모근이 할 일이 생긴다. 두 발목의 가쪽을 잡을 때, 뒤어깨세모근이 반드시 동심수축을 해야 접시위팔관절에서 안쪽돌림과 폄을 유지하면서 어깨가 안정된다. 반대로 앞어깨세모근은 반드시 편심수축(편심수축이란 근육이 길어지지만, 여전히 작용한다는 의미임을 기억하라)을 해야 자세를 유지할 수 있다. 요기 중에는 방향을 바꿔서 두 발목의 안쪽을 잡는 편을 선호하는 사람들도 있다. 이때에도 어깨세모근이 작용하지만, 방향은 반대가 된다.

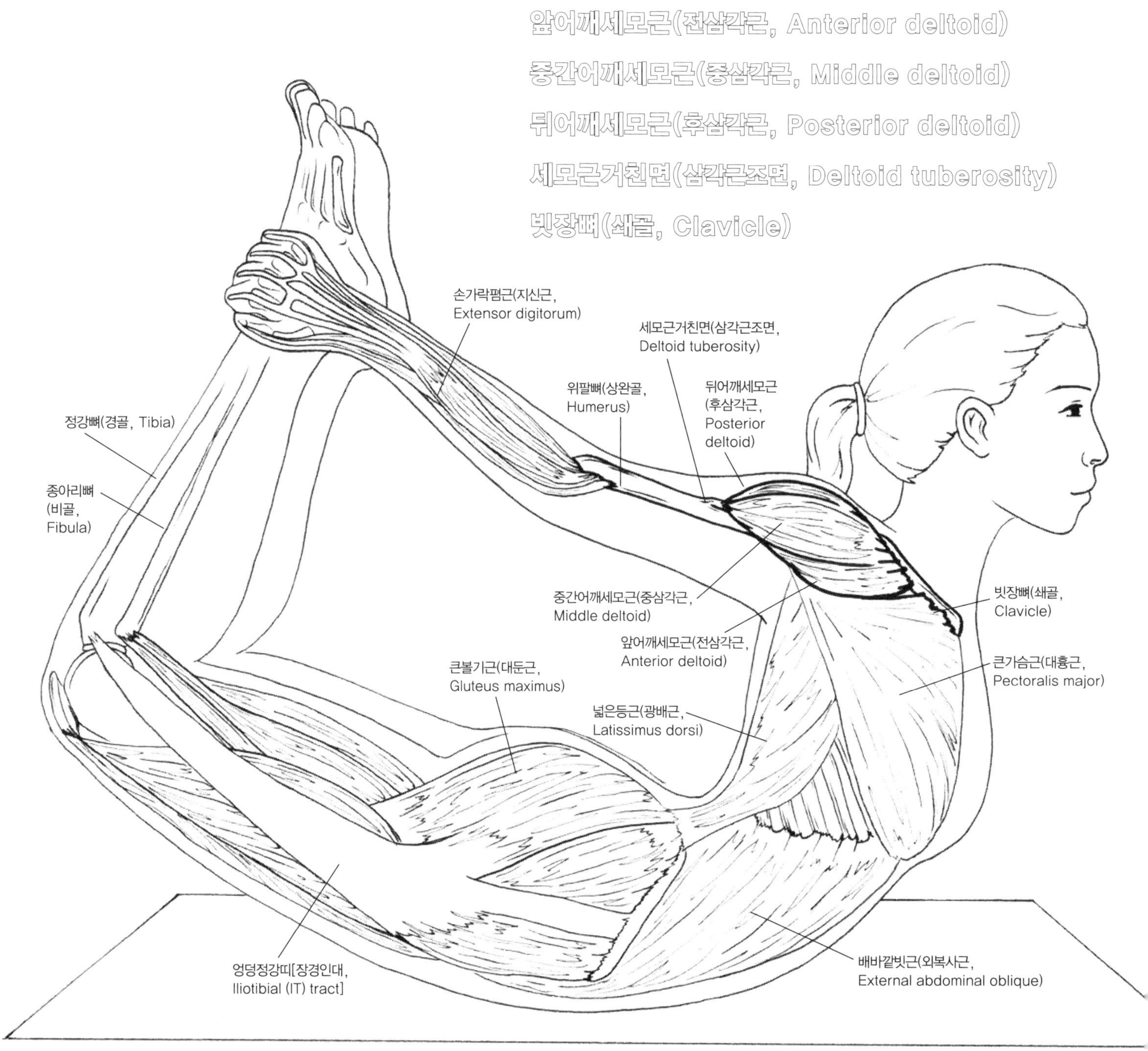

고무카아사나(Gomukhasana)

고무카아사나에서는 돌림근띠 근육 모두가 작용하는 것을 경험할 수 있다. 이 아사나에서는 위쪽에 있는 위팔은 접시위팔관절에서 벌림과 가쪽돌림을 하고 아래쪽에 있는 위팔은 접시위팔관절에서 모음과 안쪽돌림을 하게 되기 때문에, 가시위근, 가시아래근, 작은원근, 어깨밑근이 모두 작용하게 된다. 처음에는 대부분 이 아사나에서 양손이 닿게 하기 힘들어한다. 억지로 하지 마라! 힘줄이 지나치게 늘어나 버릴 수 있다. 참을성 있게 하라.

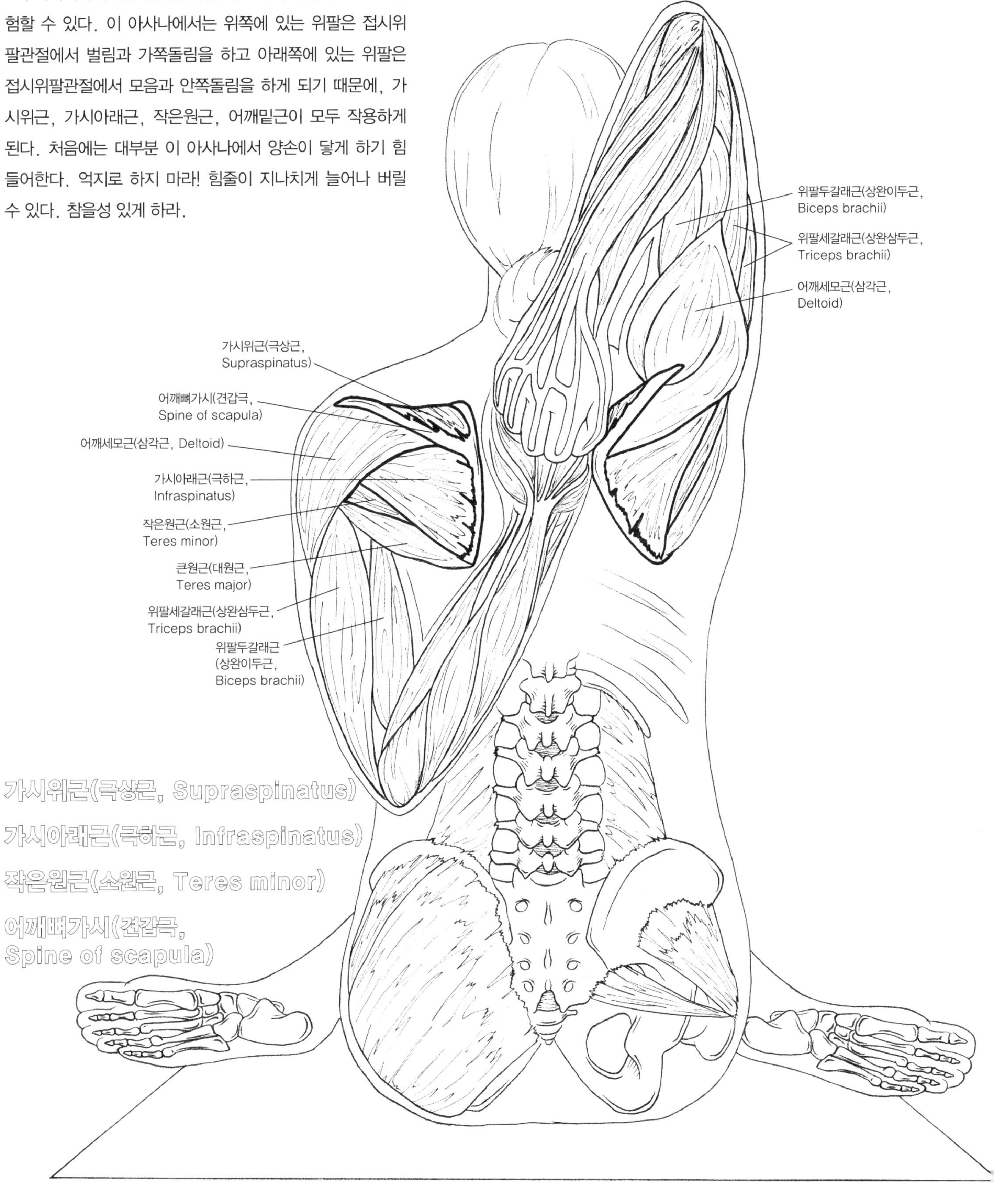

마름근

마름근(rhomboids)은 양 어깨뼈 사이에 있으면서 어깨뼈를 움직이는 근육이다. 큰마름근과 작은마름근이 있다.

위치

마름근은 두 어깨뼈 사이에 다소 수평에 가깝게 걸쳐 있다. 작은마름근은 큰마름근보다 위에 있다. 작은마름근의 이는곳은 C7~T1의 가시돌기이고, 닿는곳은 어깨뼈가시 뿌리이다. 큰마름근의 이는곳은 T2~T5의 가시돌기이고, 닿는곳은 어깨뼈 안쪽모서리 아래부분이다. 두 근육의 닿는곳은 어깨뼈가시의 뿌리에서 만난다.

하는 일

두 마름근은 힘을 합쳐 어깨뼈를 들이고, 올리고, 아래쪽으로 돌린다.

어깨올림근

양 어깨뼈를 귀 쪽으로 끌어올리면 어깨올림근(levator scapula) 근육이 작용하는 것을 느낄 수 있다. 하지만 대체로는 이 근육에 긴장을 풀고 어깨를 내린 상태로 유지하는 것이 좋다!

위치

어깨올림근의 이는곳은 C1~C4의 가시돌기이고, 닿는곳은 어깨뼈 위각이다.

하는 일

어깨올림근은 이름에서 연상되는 정확히 그 일을 담당한다. 어깨뼈를 올리는 것이다. 또 다른 동작들, 예를 들면 양쪽 움직임을 할 때는 머리와 목의 폄에서는 협동근으로 작용하기도 한다. 한쪽 움직임을 할 때는 머리와 목의 가쪽 굽힘과 돌림을 보조한다.

토막상식

어깨세모근처럼 마름근의 이름도 마름모처럼 생긴 근육 모양에서 이름을 따왔다.

자누 시르사아사나 (Janu Sirsasana)

자누 시르사아사나를 할 때는 우리가 움직이는 방향을 보느라 어깨올림근이 작동하게 되는 경우가 흔하다. 깊이 늘이면서 목을 이완하라. 마름근을 사용하여 어깨뼈를 원래 자리에 붙잡아두라. 여기에서 마름근을 너무 과하게 신장하지 않도록, 그리고 어깨가 가슴보다 먼저 움직이지 않도록 주의하라. 대부분이 그러하듯 가슴이 먼저 움직이고 나머지가 따라야 한다.

큰마름근(대능형근, Rhomboid major)

작은마름근(소능형근, Rhomboid minor)

어깨뼈 안쪽모서리(견갑골 내측연, Medial border of scapula)

목뼈(경추, Cervical spine)

어깨뼈가시(견갑극, Spine of scapula)

어깨올림근(견갑거근, Levator scapula)

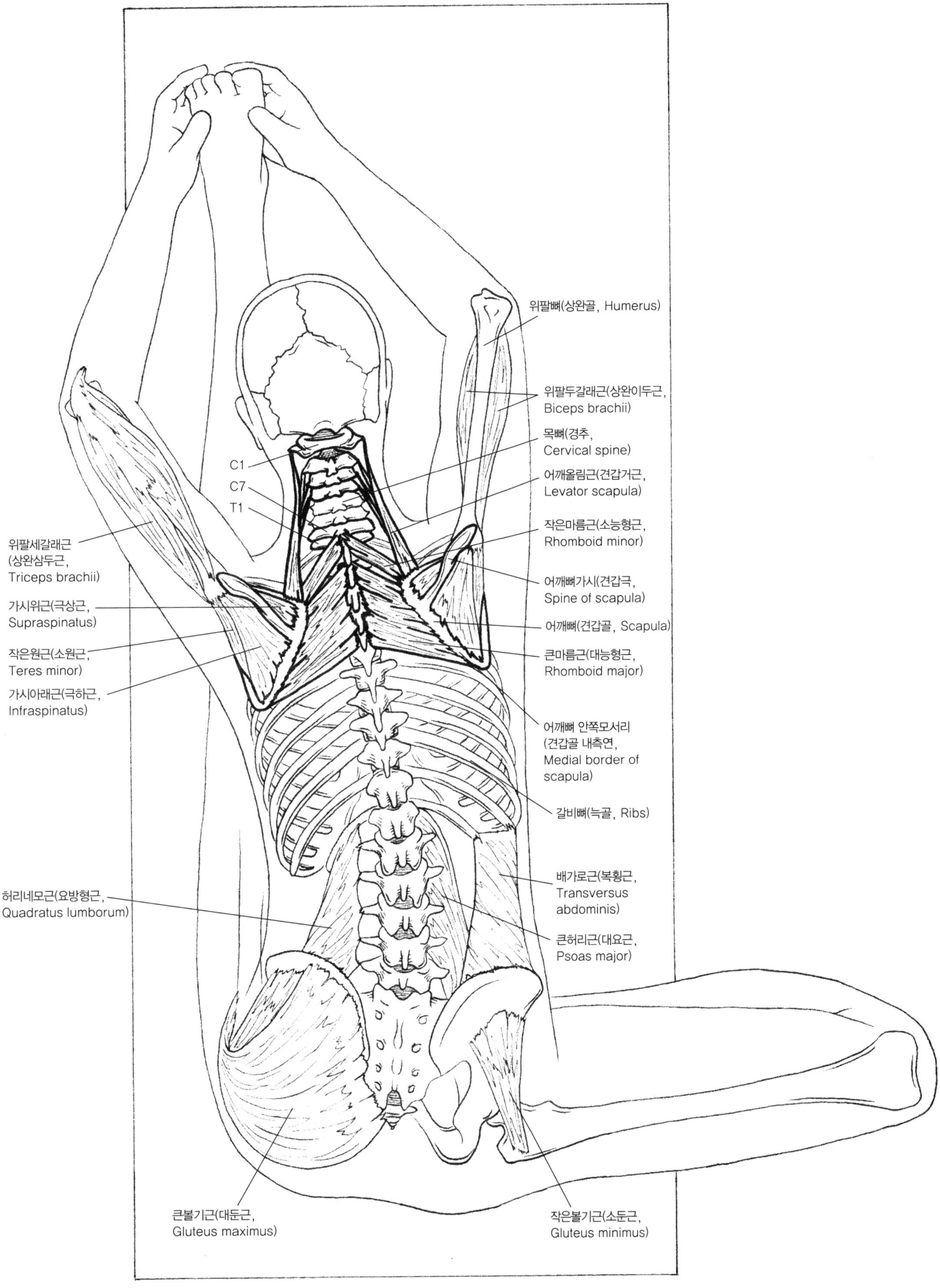
위팔뼈(상완골, Humerus)
위팔두갈래근(상완이두근, Biceps brachii)
목뼈(경추, Cervical spine)
어깨올림근(견갑거근, Levator scapula)
작은마름근(소능형근, Rhomboid minor)
어깨뼈가시(견갑극, Spine of scapula)
어깨뼈(견갑골, Scapula)
큰마름근(대능형근, Rhomboid major)
어깨뼈 안쪽모서리 (견갑골 내측연, Medial border of scapula)
갈비뼈(늑골, Ribs)
배가로근(복횡근, Transversus abdominis)
큰허리근(대요근, Psoas major)
작은볼기근(소둔근, Gluteus minimus)
C1
C7
T1
위팔세갈래근 (상완삼두근, Triceps brachii)
가시위근(극상근, Supraspinatus)
작은원근(소원근, Teres minor)
가시아래근(극하근, Infraspinatus)
허리네모근(요방형근, Quadratus lumborum)
큰볼기근(대둔근, Gluteus maximus)

위팔의 근육

우리는 모두 요가 수행을 할 때 팔을 튼튼하게 만들기 위해 노력한다. 내 학생들이 흔히 내게 부탁하는 것 중 하나는 상체 근력을 키워달라는 것이다. 팔을 튼튼하게 만들려면 주로 집중해야 하는 근육이 이 부위다. 아사나 중에는 양손에 무게가 실리는 것들이 많지만 그 무게를 지탱할 만큼 튼튼한 팔이 없다면 몹시 어려워진다. 양팔에 힘을 키우면 이런 아사나들이 쉬워진다.

위팔두갈래근

많은 사람이 위팔두갈래근(biceps brachii)을 알고 있다. 이 근육은 팔꿉을 굽혀서 근육을 자랑하고 싶을 때 튀어나온다. 'biceps'는 '두 개의 머리(갈래)'라는 뜻의 라틴어에서 나왔다. 'brachii'도 '팔'을 뜻하는 라틴어에서 나왔다.

위치

위팔두갈래근 긴갈래는 긴 힘줄이 있고, 이는곳은 어깨뼈의 접시위결절(supraglenoid tubercle. 어깨뼈의 가쪽에 있는 접시오목 위의 살짝 돌출된 곳)이며, 위팔뼈 꼭대기에 있는 고랑을 따라간다. 위팔두갈래근 짧은갈래의 이는곳은 어깨뼈의 부리돌기이다. 두 갈래가 만나서 두드러진 근육을 만든다. 온힘줄은 팔오금을 지나면서 노뼈 몸쪽의 노뼈거친면(radial tuberosity)에 닿는다.

하는 일

아마도 위팔두갈래근이 강력한 팔꿉 굽힘근육이라는 것은 이미 알고 있을 것이다. 위팔두갈래근은 또한 접시위팔관절에서 어깨의 굽힘과 아래팔의 뒤침도 돕는다.

위팔근

위팔근(brachialis)은 강한 근육이지만 하는 일에 비해 보통 제대로 인정을 받지 못한다. 이 근육은 위팔두갈래근보다 깊은 곳에 있으며 팔꿉 굽힘에서는 힘이 더 세다. 위팔근은 팔꿉을 굽혔을 때 위팔두갈래근이 더욱 두드러지게 튀어나올 수 있도록 위팔두갈래근을 떠받쳐주는 역할을 한다.

위치

위팔근의 이는곳은 위팔뼈 앞면의 먼쪽 1/2이다. 팔꿉을 지나 자뼈의 몸쪽 앞면에 닿는다.

하는 일

위팔근은 가장 강한 팔꿉 굽힘근육이다.

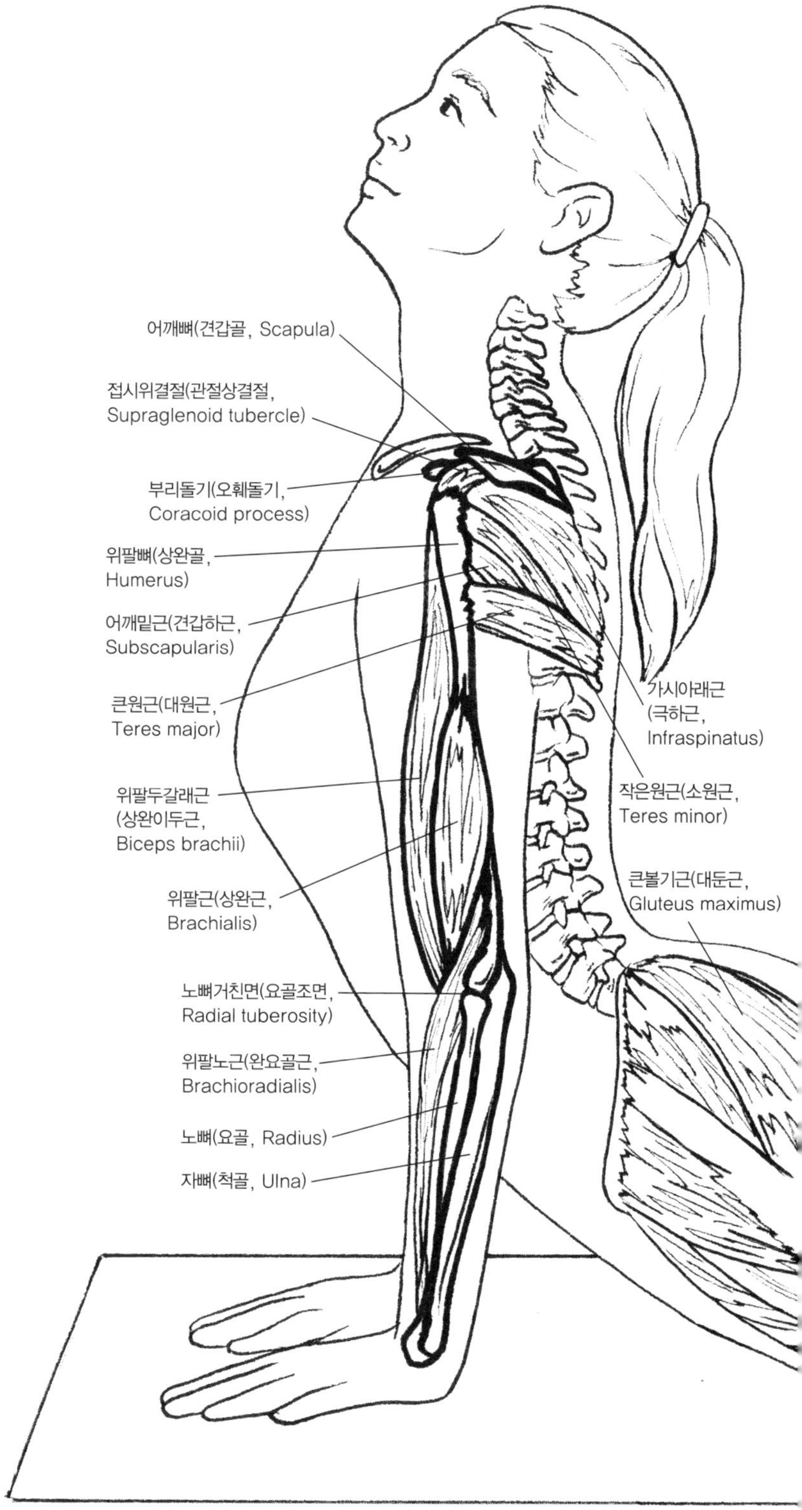

우르드바 무카 스바나아사나 (Urdhva Mukha Svanasana)

우르드바 무카 스바나아사나는 강한 팔꿉 굽힘근육 전체를 시원하게 신장해 주고 여유 공간을 마련해주는 아주 좋은 방법이다. 이 아사나에서는 팔이 완전히 펴지고 양손에도 상당한 무게가 실리기 때문에 상체를 단단히 지탱하기 위해 양 팔을 바르게 정렬하고 바닥과 수직인 상태를 유지하는 것이 중요하다. 양 손바닥으로 매트를 고르게 짚고, 가슴을 들어 올리는 데에 집중하면서 팔꿉관절에 힘이 들어간 느낌을 유지해야 한다.

요가 수행 도움말

엉덩부위는 골반의 뒤기울임 상태로 매트에서 떨어진 상태를 유지하라. 근육에 힘이 충분히 생겨 무릎을 들고 완전히 펴게 될 수 있기 전까지는 무릎을 내려 매트에 붙이면 아사나를 쉽게 할 수 있다.

위팔두갈래근(상완이두근, Biceps brachii)
어깨뼈(견갑골, Scapula)
접시위결절(관절상결절, Supraglenoid tubercle)
부리돌기(오훼돌기, Coracoid process)
위팔뼈(상완골, Humerus)
노뼈거친면(요골조면, Radial tuberosity)
위팔근(상완근, Brachialis)
노뼈(요골, Radius)
자뼈(척골, Ulna)

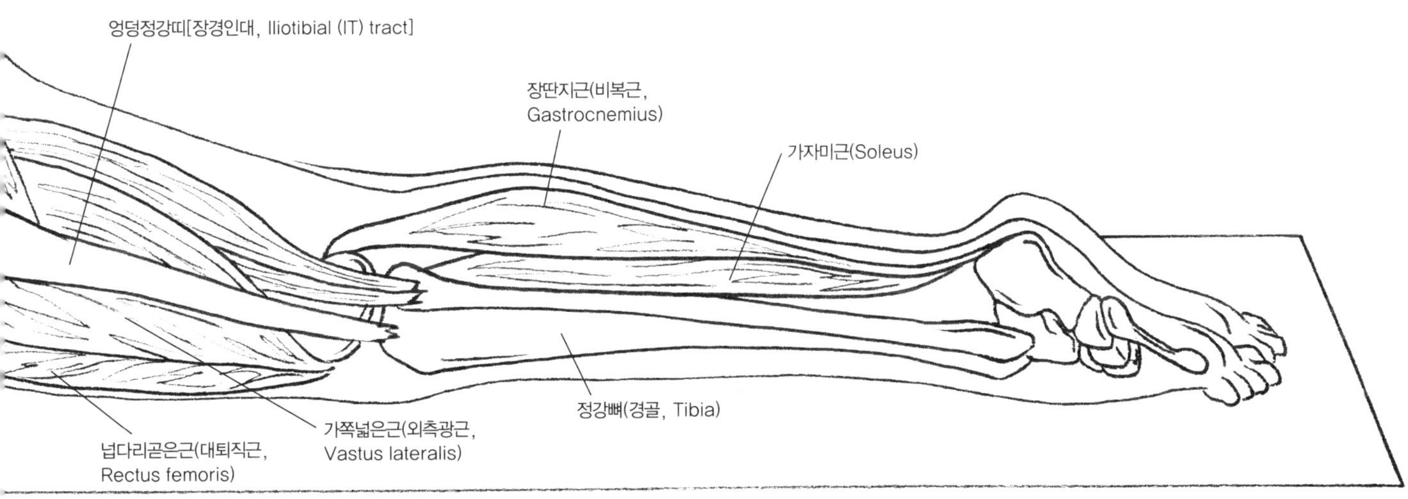

위팔노근

위팔노근(brachioradialis)은 팔꿉을 지나는 또 다른 근육이다. 매우 얇은 근육이고 아래팔의 거의 전체를 따라서 있다. 찾기도 쉽다. 이름만으로도 어디에 있는지 추측할 수 있을 것이다. 주먹을 쥐고 책상 모서리 밑에 중립위로 놓은 다음 책상을 들어 올리려고 하면 위팔노근이 튀어나오는 것을 쉽게 볼 수 있고, 만질 수도 있다.

위치

위팔노근의 이는곳은 위팔뼈의 먼쪽 가쪽이고, 닿는곳은 노뼈의 붓돌기(styloid process)이다. 노뼈의 붓돌기는 노뼈의 먼쪽 가쪽에 있는 살짝 튀어나온 곳이다.

하는 일

위팔노근이 주로 하는 일은 팔꿉 굽힘을 보조하는 것이다. 아래팔의 뒤침과 엎침도 돕는다.

위팔세갈래근

위팔세갈래근(triceps brachii)은 지금쯤이면 설명이 굳이 필요 없을 것이다. 이제 용어에 익숙해졌을 테니까 말이다. 위팔에 있는 세 갈래의 근육이다. 위팔세갈래근과 위팔두갈래근은 대항근이다. 한 근육이 신장된다는 것은 다른 근육이 수축한다는 것이다.

위치

위팔세갈래근 긴갈래의 이는곳은 어깨뼈의 가쪽에 있는 접시오목 아래의 접시아래결절(infraglenoid tubercle)이다. 가쪽갈래와 안쪽갈래의 이는곳은 위팔뼈 뒷면이다. 세 갈래가 만나서 하나의 온힘줄을 이루고, 이 힘줄은 자뼈의 팔꿈치머리에 닿는다.

하는 일

위팔세갈래근은 팔꿉을 펴서 팔을 쭉 뻗을 수 있게 한다. 위팔세갈래근 긴갈래가 어깨뼈에 붙기 때문에 접시위팔관절에서 어깨의 폄과 모음도 돕는다.

바카아사나(Bakasana)

바카아사나는 상당한 상체 근력이 있어야 한다. 위팔세갈래근은 중력을 거스르고 양 팔꿉이 너무 많이 굽혀지지 않도록 편심수축을 해야 한다. 이 아사나를 처음 연습할 때에는 팔꿉을 거의 90도에 가깝게 굽힌 상태를 유지해서 무릎이 기댈 수 있는 '받침대'를 만들어주도록 하라. 위팔세갈래근이 더 강해지면 팔을 더 곧게 펼 수 있게 되고 마침내 양팔을 완전히 펼 수 있을 정도로 위팔세갈래근이 강해지는 수준까지 갈 수도 있을 것이다. 바카아사나에서는 힘도 한 가지 요소지만 상체에서 균형을 유지할 수 없다면 아무리 힘이 세더라도 소용이 없다. 결국에는 팔로 균형을 잡는 것이 관건이다.

위팔노근(완요골근, Brachioradialis)

위팔뼈(상완골, Humerus)

노뼈(요골, Radius)

어깨뼈(견갑골, Scapula)

자뼈(척골, Ulna)

어깨뼈 가쪽모서리(견갑골 외측연, Lateral border of scapula)

접시아래결절(관절하결절, Infraglenoid tubercle)

팔꿈치머리(주두, Olecranon)

접시위팔관절(관절상완관절, Glenohumeral joint)

요가 수행 도움말

많은 학생은 이 아사나를 할 때 앞으로 고꾸라져서 얼굴을 바닥에 찧을까 봐 망설인다. 물론 그럴 가능성도 충분히 있다. 무게가 앞쪽으로 너무 쏠릴 때를 대비해 볼스터나 그와 비슷한 것을 손 앞쪽에 두면 겁내지 않고 바카아사나를 할 수 있다.

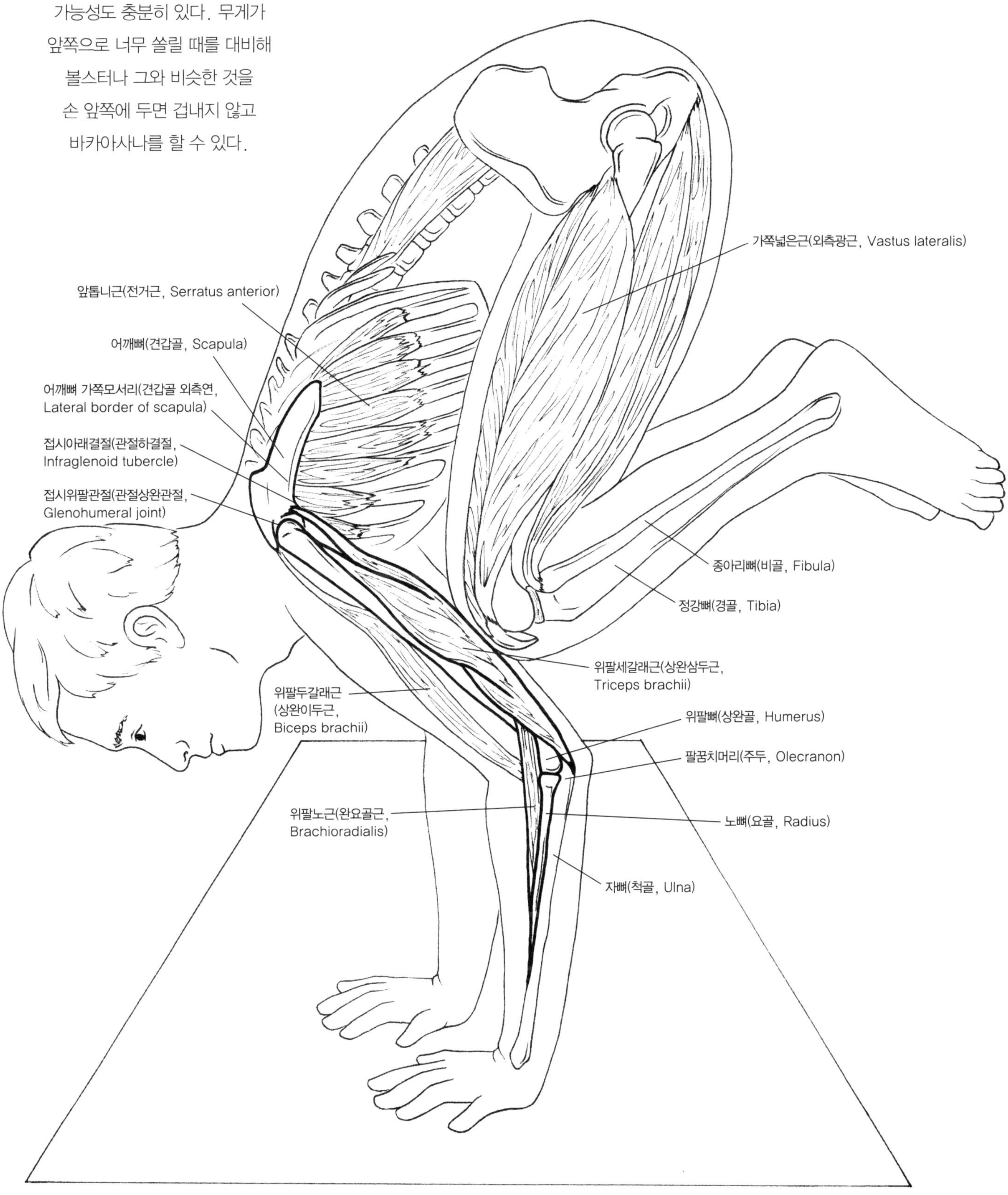

부리위팔근

부리위팔근(coracobrachialis)은 위팔을 움직이는 근육 중에 가장 강한 근육은 아니지만 큰 도움을 준다. 이 근육 또한 위치에서 이름을 따왔다. 이 근육은 위팔과 어깨의 다른 더 강한 근육들에 가려서 흔히 무시당한다. 한쪽 팔을 들어서 손가락을 겨드랑이 정중앙에 대면 이 근육의 힘살을 느낄 수 있다. 주작용근이 될 만큼 튼튼하지는 않지만 강력한 협동근이다. 이 근육을 의식적으로 작동시키면 어깨의 안정성도 강화된다. 안정성은 곧 힘이다.

토막상식

부리위팔근은 흔히 영어로는 'armpit muscle (겨드랑이근육)'이라고도 한다.

위치

이름이 암시하듯 부리위팔근의 이는곳은 어깨뼈의 부리돌기이고, 닿는곳은 위팔뼈 안쪽에서 절반쯤 아래로 내려간 곳이다.

하는 일

부리위팔근은 접시위팔관절에서 어깨 굽힘을 보조하고 위팔의 모음을 돕는다. 또한, 돌림근띠 근육이 접시위팔관절을 안정화하는 데에도 도움을 준다.

어깨 굽힘

이 그림은 나타라자아사나와 시르사아사나 같은 아사나에서 어깨의 움직임을 보여준다. 부리위팔근의 이는곳과 닿는곳을 분명하게 보여준다. 어깨가 위팔을 이런 위치로 들어 올려야 하는 다른 아사나가 떠오르는가?

부리위팔근(오훼완근, Coracobrachialis)

어깨뼈(견갑골, Scapula)

위팔뼈(상완골, Humerus)

접시위팔관절(관절상완관절, Glenohumeral joint)

부리돌기(오훼돌기, Coracoid process)

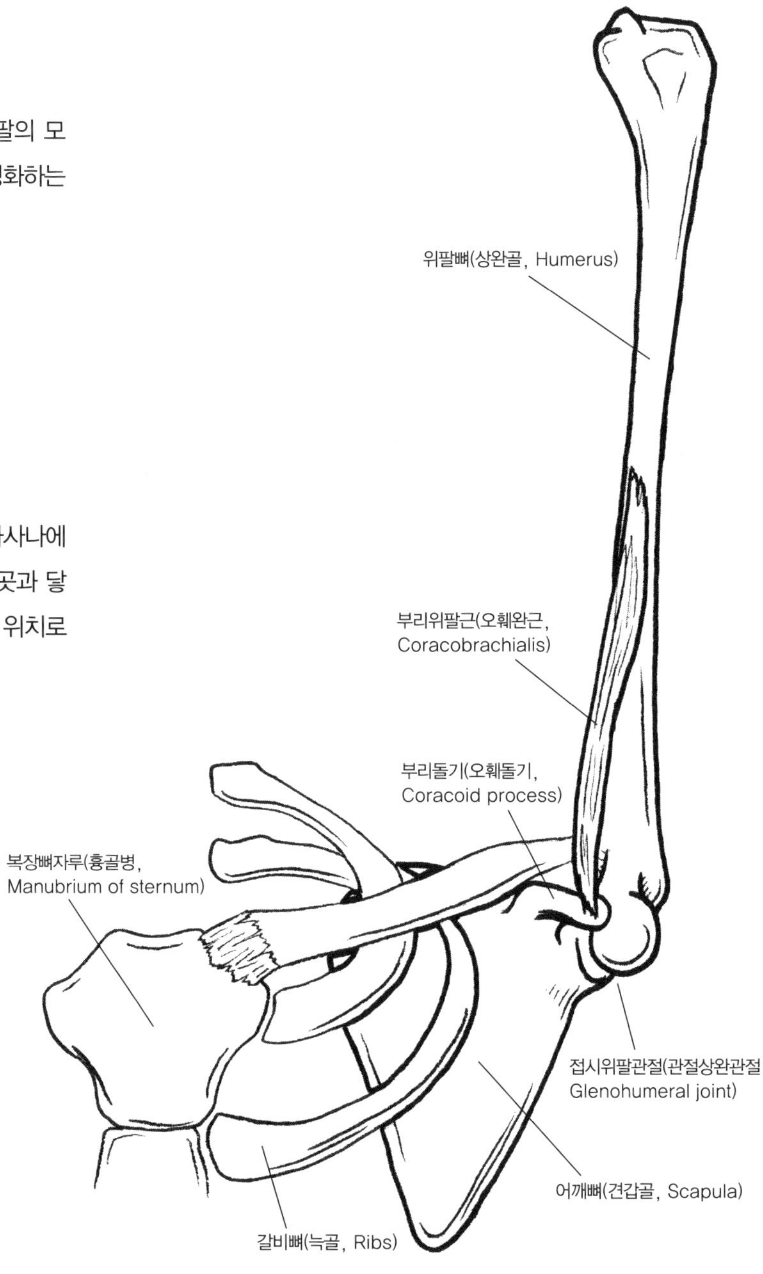

나타라자아사나(Natarajasana)

나타라자아사나는 세상이 흔들릴 정도로 열정적으로 춤을 추었던 시바 신의 아름다운 형상이다. 하지만 균형을 잡으려고 애를 쓰는 당신의 모습은 그렇게 아름답지만은 않을 것이다. 아마도 영원히 멈추지 않는 세상에서 우리가 일정한 자세를 유지할 수 있어야 한다는 뜻에서 나온 아사나인 것 같다. 부리위팔근은 깊은 어깨 굽힘에서 팔꿉이 양옆으로 벌어지지 않고 양 위팔을 머리 위로 올릴 수 있도록 작용한다.

부리위팔근(오훼완근, Coracobrachialis)

어깨뼈(견갑골, Scapula)

위팔뼈(상완골, Humerus)

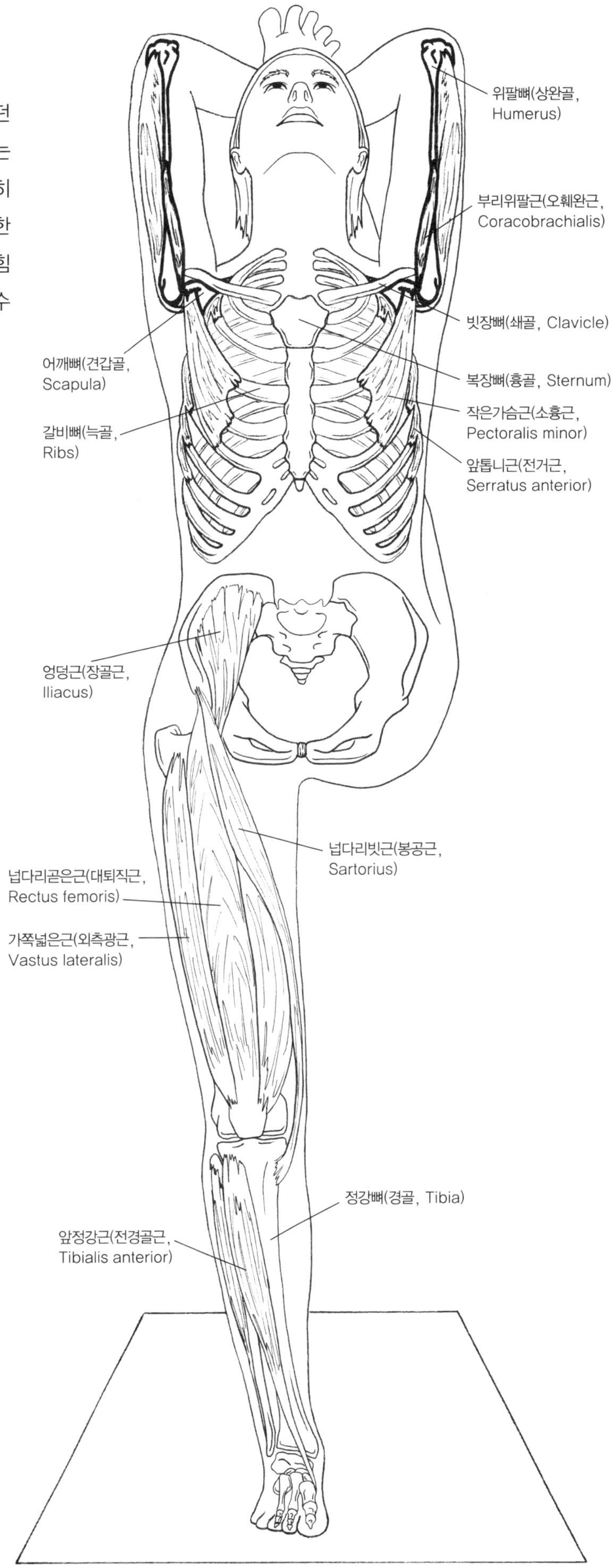

요가 수행 도움말

부리위팔근은 주변 근육에 비하면 작아서 부상을 당하기도 쉽다. 어깨 안정화가 필요한 모든 아사나, 특히 나타라자아사나처럼 어깨 굽힘이 일어나는 아사나에서는, 이 근육이 엄청나게 힘을 들여 작동하게 된다. 너무 힘을 많이 주면 째질 수도 있다.

아래팔의 근육

아래팔을 이루는 근육은 여러 개가 있다. 이 근육들은 두 종류로 묶을 수 있다. 굽힘근과 폄근이다. 이 근육들은 주로 손목, 손, 손가락을 움직인다. 아래팔을 이루는 굽힘근과 폄근은 서로 대항근이 된다. 굽힘과 폄 이외에도 이 근육들은 다른 운동범위에서는 협동근으로 기능하기도 한다. 여기에만 너무 시간을 뺏기지 않도록 각 근육에 관해 세부설명은 하지 않겠지만 좀 더 배워보고 싶은 사람들을 위해 그림에는 각 근육과 그 이름이 나온다.

굽힘근

아래팔의 앞면에 손을 대고 손가락과 손목을 굽히기만 해도 굽힘근(flexors)이 작용하는 것을 느껴 볼 수 있다. 손가락을 하나씩 굽혀 보면 각각의 근육이 수축하는 것을 느낄 수 있다. 꽤 신기하다.

위치

아래팔 굽힘근들은 아래팔 앞쪽에서 찾을 수 있다. 약 8개가 있다. 이는곳은 팔꿉이고, 닿는곳은 손목과 손을 따라 있다.

하는 일

아래팔 굽힘근들은 팔꿉, 손목, 손가락을 굽히며 아래팔을 엎친다.

얕은손가락굽힘근(천지굴근, Flexor digitorum superficialis)

노쪽손목굽힘근(요측수근굴근, Flexor carpi radialis)

긴엄지굽힘근(장무지굴근, Flexor pollicis longus)

자쪽손목폄근(척측수근신근, Extensor carpi ulnaris)

손가락폄근(지신근, Extensor digitorum)

새끼폄근(소지신근, Extensor digiti minimi)

짧은노쪽손목폄근(단요측수근신근, Extensor carpi radialis brevis)

긴노쪽손목폄근(장요측수근신근, Extensor carpi radialis longus)

손가락뼈(지골, Phalanges)

폄근

폄근(extensors)이 작동하면 어떤 느낌인지 알고 싶다면, 손을 아래팔 뒷면에 대고 손가락을 곧게 펴라. 그러면 폄근이 튀어나오는 것이 느껴질 것이다. 이는곳부터 닿는곳까지 얼마나 길게 따라갈 수 있는지 추적해보는 것도 재미있다.

위치

아래팔 폄근은 아래팔 뒤쪽을 따라 있다. 이 근육군에는 근육이 11개나 된다. 이는곳은 팔꿉이고, 닿는곳은 역시나 손목과 손이다.

하는 일

아래팔 폄근은 기본적으로 팔꿉, 손목, 손가락을 펴고 아래팔을 뒤친다. 아래팔 굽힘근의 대항근이기 때문에 반대 작용을 하는 것이다.

요가 수행 도움말

굽힘근의 힘줄은 손목을 지나 '손목굴(carpal tunnel)'을 통해 손과 손가락까지 이어진다. 이 근육을 지나치게 많이 쓰면 염증이 생기고 붓게 되면서 매우 고통스러운 손목굴증후군(carpal tunnel syndrome)으로 이어질 수 있다.

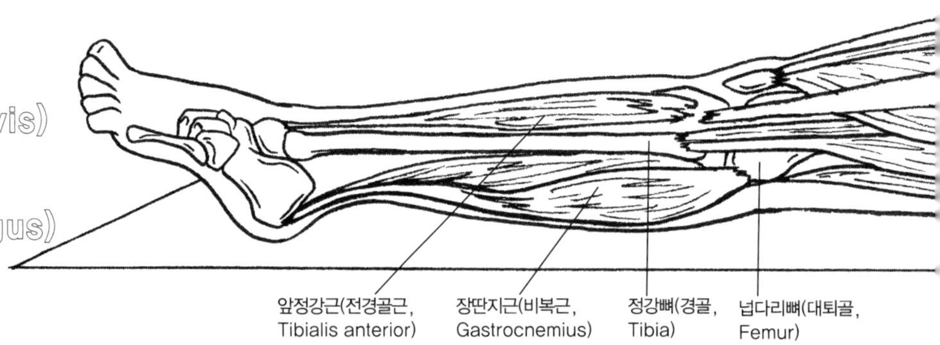

숩타 파당구쉬타아사나 (Supta Padangusthasana)

숩타 파당구쉬타아사나를 할 때는 각 아래팔의 굽힘근과 폄근이 기본적으로 정반대의 작용을 한다. 엄지발가락을 잡고 있는 쪽에서는 집게손가락과 가운데손가락이 엄지발가락을 말아쥐는데 해부학적으로 말하면 손가락뼈가 엄지발가락뼈 주위로 굽히는 것이다. 이렇게 하면 굽힘근이 작동한다. 반대쪽 팔은 손가락을 포함해 완전히 뻗게 되는데 여기에서는 폄근이 작동하게 된다.

요가 수행 도움말

산스크리트어로 엄지발가락을
파당구쉬타라고 한다.
아사나에서 이런 이름의 어근을 보면
엄지발가락과 관계가 있다고 보면 된다.
손이 엄지발가락에 닿을 만큼
근육이 길지 않다면 닿을 때까지
얼마 동안은 스트랩을
엄지발가락 대용으로 써도 좋다.

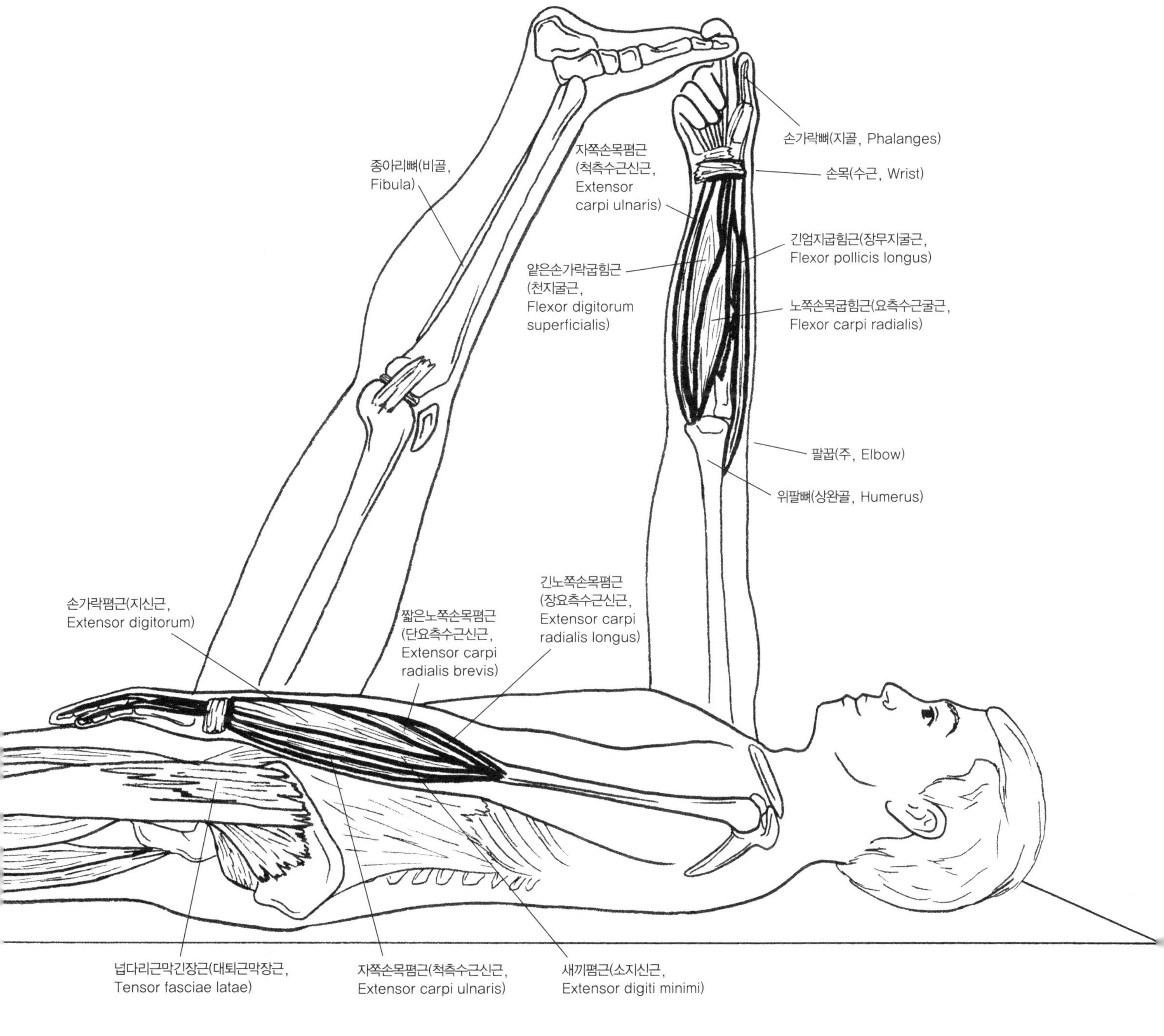

몸통 윗부분의 근육(앞)

이제부터는 가슴을 구성하는 큰 근육과 주요 호흡 근육의 일부를 알아보려고 한다. 가슴근육이라고 하면 가장 먼저 떠오르는 것이 큰가슴근일 것이고 곧바로 작은가슴근을 생각해볼 수 있을 것이다. 큰가슴근과 작은가슴근은 어깨를 작동시키는 강한 근육이다. 접시위팔관절을 안정시키기 위해 돌림근띠 근육이 있는 이유 중 하나도 이것이다. 호흡 근육을 생각하면 가장 먼저 떠오르는 것이 당연히 가로막일 것이다. 하지만 가로막이 모든 일을 다 하는 것은 아니다. 호흡에 큰 도움을 주는 앞톱니근이라는 근육이 있다.

큰가슴근

큰가슴근(pectoralis major)은 가슴 전체에 걸쳐 있는 큰 근육이다. 영어로는 그냥 'pec'이라고 부르기도 한다. 큰가슴근은 워낙 커서 자기 자신의 대항근이 되기도 한다. 어느 근육섬유가 작동하고 있는지에 따라 서로 반대되는 작용을 동시에 수행할 수도 있다는 뜻이다.

위치

큰가슴근의 이는곳은 빗장뼈의 안쪽 절반과 복장뼈와 첫 여섯 개의 갈비연골을 따라 넓게 걸쳐 있다. 엄지손가락을 빗장뼈 중간쯤에 놓고 손을 아래로 쫙 펼쳐 아래쪽에 있는 갈비뼈까지 닿는곳까지가 이 근육이 붙는곳이라고 볼 수 있다. 상당히 크다. 큰가슴근의 닿는곳은 위팔뼈의 가쪽, 위쪽으로 돌림근띠 근육 힘줄 바로 아래에 있다.

하는 일

큰가슴근의 모든 근육섬유가 수축하면 접시위팔관절에서 안쪽돌림과 모음을 한다. 큰가슴근 빗장부분은 접시위팔관절에서 수평모음과 굽힘 작용을 하지만, 복장갈비부분은 접시위팔관절에서 폄 작용을 한다. 같은 근육이지만 반대 작용을 하는 것이다. 큰 근육들에서는 이런 일이 자주 일어난다. 동일한 근육이라도 어느 근육섬유가 활성화되느냐에 따라 서로 반대되는 동작을 수행할 수 있는 것이다.

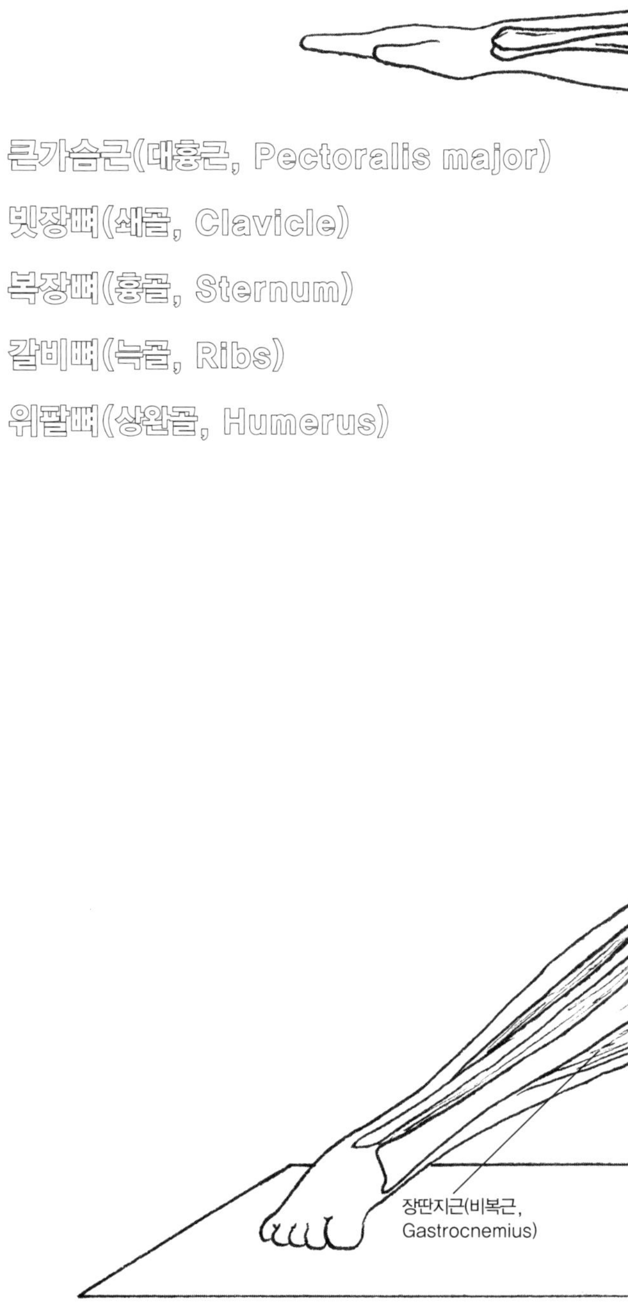

비라바드라아사나 II (Virabhadrasana II)

전사의 힘을 가진 비라바드라아사나 II의 열린 가슴은 큰가슴근을 우아하게 보여준다. 위팔이 벌린 상태에 있으므로 큰가슴근이 살짝 신장된다.

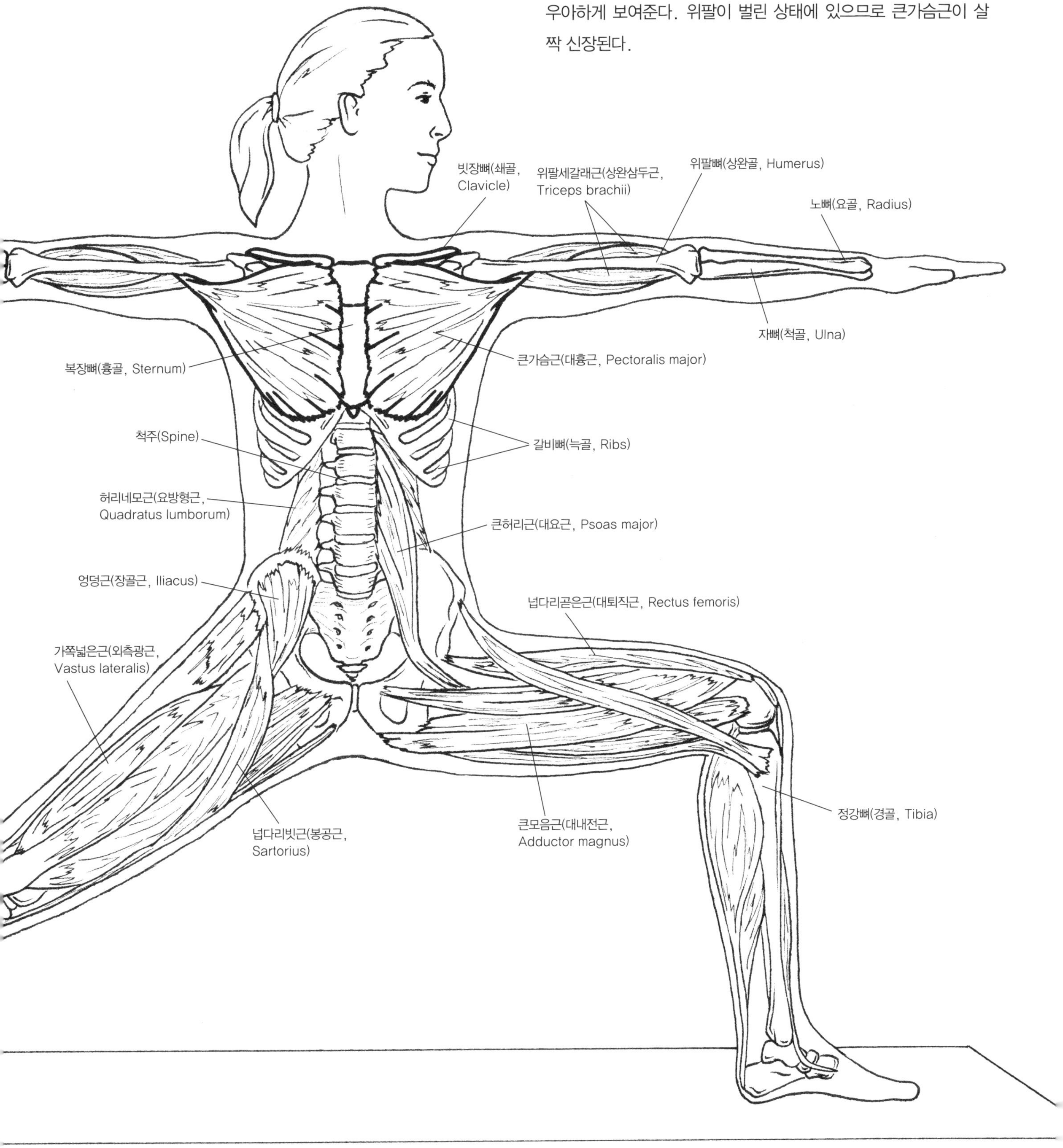

작은가슴근

작은가슴근(pectoralis minor)은 큰가슴근보다 더 깊은 쪽에 숨겨진 작은 보석 같은 근육이다. 지금쯤이면 작은 근육 없이는 큰 근육도 없다는 것을 당신도 알게 되었을 테니 아마 작은가슴근 얘기를 할 것이라고 짐작하고 있었을 것이다.

위치

작은가슴근의 이는곳은 셋째~다섯째갈비뼈이고, 닿는곳은 어깨뼈의 부리돌기이다. 큰가슴근보다 훨씬 작다.

하는 일

작은가슴근은 어깨뼈를 내리고 내밀며 어깨뼈의 안정을 돕는다. 어깨뼈가 (움직이지 않게) 고정되면 작은가슴근이 호흡을 보조한다.

앞톱니근

나는 앞톱니근(serratus anterior)을 슈퍼히어로 혹은 보디빌더 근육이라고 생각한다. 근육이 뚜렷하게 모습을 드러낼 때, 앞톱니근은 가쪽 가슴우리를 따라 튀어나온다. 슈퍼히어로나 보디빌더들이 자기 힘을 제대로 보여주고 싶을 때 나오는 전형적인 '무기'가 바로 이 근육이다. 다만 여자 슈퍼히어로나 보디빌더들에게는 크게 해당사항이 없다. 여성들에게는 앞톱니근이 잘 보이지 않게 해 주는 다른 전형적인 신체 구조가 있기 때문이다.

위치

앞톱니근의 이는곳은 첫째~아홉째갈비뼈의 바깥면을 따라 부채의 가장자리처럼 생긴 부위에 있고, 닿는곳은 어깨뼈의 앞면 안쪽모서리이다. 가쪽 가슴우리를 감싸는 '벽'의 역할을 하는 깊은 근육이다.

하는 일

앞톱니근은 어깨뼈를 내리고 내민다는 점에서 작은가슴근과 같은 역할을 한다. 갈비뼈가 고정되면 가슴우리에 대해 어깨뼈의 안쪽모서리를 안정시킨다. 반면 어깨뼈가 고정되면 앞톱니근은 호흡을 돕는다.

웃카타아사나(Utkatasana)

거의 누구나 웃카타아사나는 할 수 있지만 거의 모든 사람이 이 아사나를 유지하기 힘들어한다. 앞톱니근과 작은가슴근이 작동하면서 어깨를 내밀고 내리며 가슴을 올린다. 이 근육들은 어깨뼈를 내밀고 내리기 위해 열심히 작용하는 것 외에도 호흡 또한 도와야 한다. 이 아사나에서는 평소보다 크게 숨을 들이쉬기가 힘들다고 느낄 수도 있다. 항상 명심하라. 평소와 같이 호흡할 수 없다면 뭔가 잘못된 것이다. 요가 아사나에만 해당하는 사항은 아닐 것이다.

작은가슴근(소흉근, Pectoralis minor)

어깨뼈(견갑골, Scapula)

앞톱니근(전거근, Serratus anterior)

첫째~아홉째갈비뼈(제1~제9늑골, Ribs 1~9)

어깨뼈 안쪽모서리(견갑골 내측연, Medial border of scapula)

부리돌기(오훼돌기, Coracoid process)

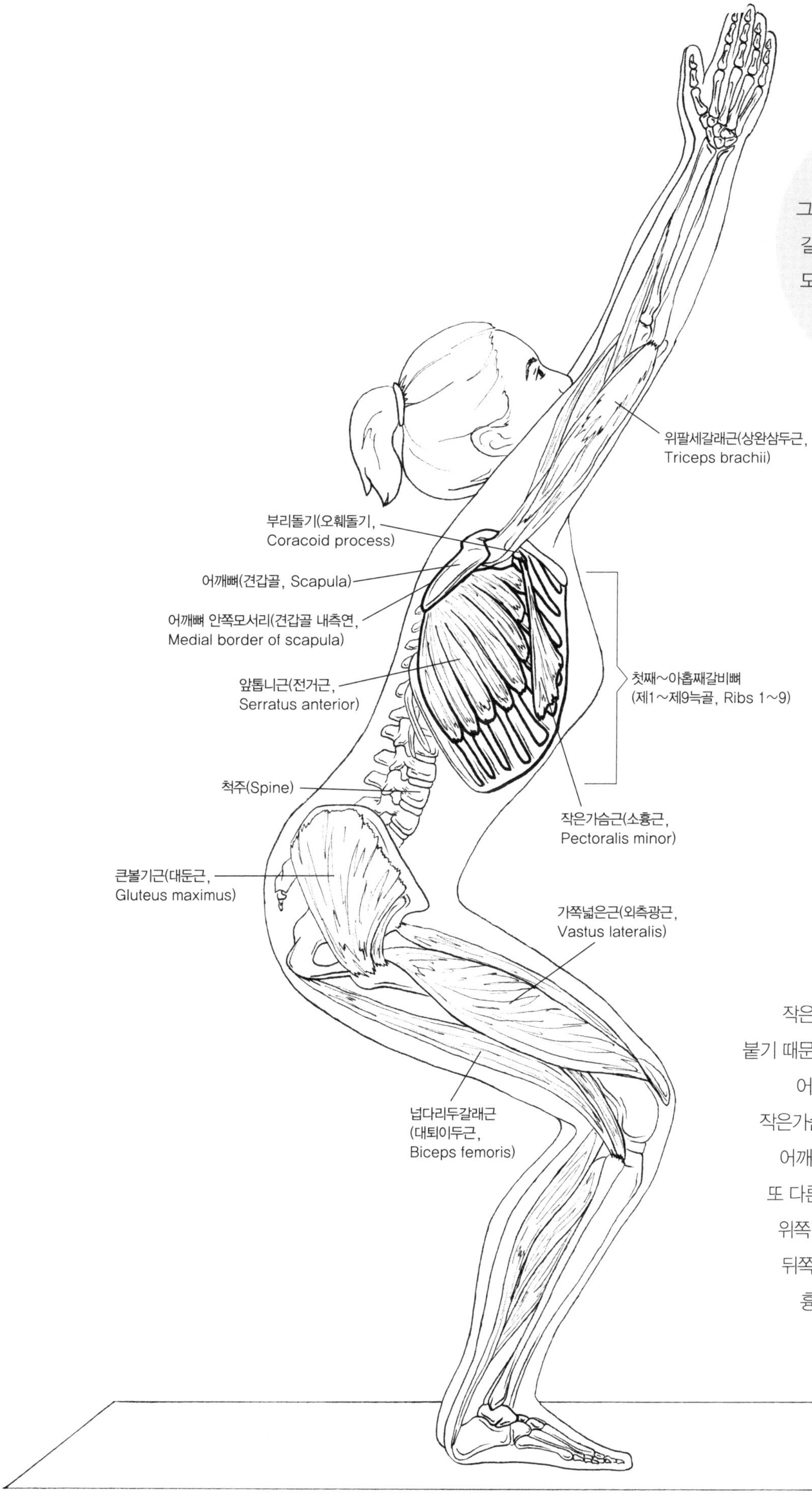

토막상식

앞톱니근은 모양에서 그 이름을 따왔다. 앞톱니근이 갈비뼈의 이는곳에 붙어 있는 모양이 톱니를 닮았다고 해서 이런 이름이 붙은 것이다.

요가 수행 도움말

작은가슴근은 어깨뼈 부리돌기에 붙기 때문에 어깨뼈를 앞으로 잡아당기면서 어깨를 둥글게 만들 수 있다. 작은가슴근을 풀어주는 방법 중 하나는 어깨를 뒤로 빼고 낮추는 것이다. 또 다른 방법은 프라나야마 수행으로 위쪽 갈비뼈들은 올리고 어깨뼈는 뒤쪽 아래로 끌어내리는 것이다. 흉식호흡을 생각하면 된다.

가로막

가로막(diaphragm)을 숨쉬기 근육이라고 생각하라. 가로막은 당신 몸에서 가장 강한 호흡 근육이다. 상식이라고는 하지만 가로막이 어디에 있고 어떻게 작동하는지 아는 사람은 드물다. 돔처럼 생긴 얇은 막 형태의 근육으로 위쪽에 심장과 폐를 담고 있는 가슴안(thoracic cavity)과 다른 기관들이 위치한 아래쪽의 배안(abdominal cavity)을 나눈다. 구체적인 내용은 다음과 같다.

위치

가로막의 이는곳은 몸통의 중심 부근에 아래쪽 여섯 개 갈비뼈 속면, 뒤쪽으로는 위쪽 허리뼈, 그리고 앞으로는 복장뼈 칼돌기의 뒷면을 따라서 원 모양으로 있다. 가로막의 닿는곳은 중심널힘줄(central tendon)이다.

하는 일

가로막이 수축하면 배 쪽으로 내려가면서 폐가 숨을 들이쉴 수 있도록 공간을 만든다. 숨을 내쉴 때는 가로막이 이완되면서 다시 위로 올라가고 폐가 오므라든다. 가로막은 우리가 의식하든 안 하든 숨을 쉴 때마다 작용한다.

요가 수행 도움말

파드마아사나에서 엉덩관절, 무릎, 발목이
편안해질 정도로 충분히 열리려면
상당한 시간이 걸린다. 보조도구를 사용해서
좀 더 쉬운 반가부좌부터 시작하라.
무릎이 엉덩관절보다 낮아지도록
궁둥뼈를 받쳐 올려라. 무릎 아래에는
블록을 대라. 엉덩관절을 이완하라.
곧게 허리를 펴고 앉은 자세를 쉽게 할 수 있고
호흡에 집중할 수 있도록 편히 앉은 자세를
취하라. 몸이 열림에 따라 파드마아사나를 좀 더
쉽게 할 수 있을 것이다.

토막상식

깊은 배호흡(복식호흡)을 할 때,
사실은 배로 숨을 쉬는 것이 아니라
가로막을 아래로 깊이 끌어내려서
배안의 기관들이 앞으로 튀어나와 배가
불어나게 되는 것이다. 아래쪽에
공기가 차는 것이 아니라
위, 소장 등 기관이 있는
것이다.

파드마아사나 (Padmasana)

매번 들숨과 날숨을 의식적으로 통제하는 프라나야마 수련을 하는 동안과 그사이에는 가로막을 더욱 의식하게 된다. 파드마아사나는 프라나야마 수련을 할 때 선택하게 되는 아사나이다. 다리의 위치 때문에 무릎은 엉덩관절보다 높아지지 않는데 이렇게 함으로써 곧은 자세로 앉아있기가 한결 쉬워진다.

가로막(횡격막, Diaphragm)

여섯째~열째갈비뼈 (제6~제10늑골, Ribs 6~10)

중심널힘줄(건중심, Central tendon)

허리뼈(요추, Lumbar spine)

칼돌기(검상돌기, Xiphoid process)

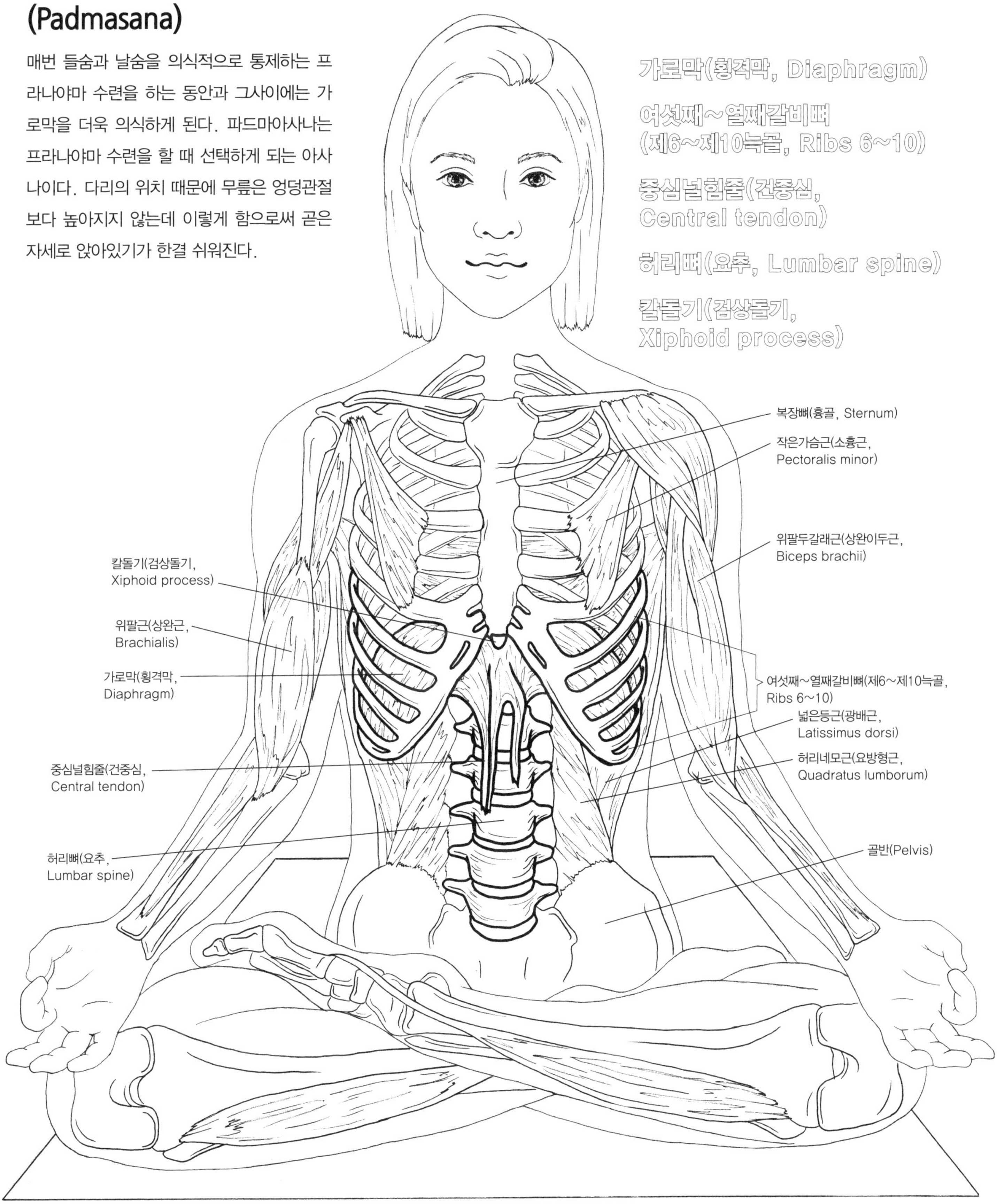

몸통 윗부분의 근육(뒤)

등은 튼튼하고 많은 일을 한다. 등에 몸통 앞쪽 윗부분보다 더 많은 여러 겹의 근육이 있는 이유도 이것이다. 이 근육들은 척주를 보호하는 데에도 도움을 준다. 여기서 착각하지 말아야 할 것이 있다. 이 근육들의 주기능은 우리가 무거운 물건을 들 수 있도록 힘을 내는 데에 있지만, 이것들이 워낙 강한 근육이라 모든 힘을 이쪽에서 받게 하는 일이 너무 잦다. 모든 일을 도맡아 하기를 좋아하는 사람은 아무도 없듯이 이 근육들과 몸통 앞쪽 윗부분 근육 간에 힘의 균형을 잡는 것이 필수적이다.

등세모근

등세모근(trapezius)은 영어로는 흔히 'trap'이라고도 한다. 등세모근은 등 윗부분, 어깨 뒤쪽, 목 뒤쪽 근육 대부분을 덮고 있는 크고 얇은 근육이다. 워낙 커서 위·중간·아래부분으로 나눠서 볼 필요가 있다. 등세모근을 서로 다른 세 개의 근육으로 나눠야 한다는 사람들도 있다. 등세모근은 기본적으로 모든 일에 관여한다. 가장 강한 등 근육이라고는 할 수 없지만, 뒤통수뼈에서부터 가운데 등에 이르는 곳에서 일어나는 모든 움직임에 빠지지 않는다고 보면 된다. 내가 보기에는 이 근육은 연처럼 생겼다. 사실 'trapezius'라는 이름도 사다리꼴을 가리키는 'trapezoid'라는 단어에서 나왔다. 이 근육을 찾을 때는 영영 쓸 일이 없을 것이라고 생각했을 고등학교 시절의 기하학이 유용하게 쓰인다.

위치

등세모근은 넓은 면적을 차지한다. 등세모근의 이는곳은 뒤통수뼈, 목덜미인대(ligamentum nuchae), C7~T12 가시돌기이다. 아주 크다. 등세모근의 닿는곳은 빗장뼈 가쪽 1/3, 봉우리, 어깨뼈가시이다. 마치 등 윗부분의 깊은 근육을 덮는 휘장 같다.

하는 일

아주 많다. 등세모근 위부분은 양쪽 움직임을 하면 머리와 목을 편다. 한쪽 움직임을 하면 머리와 목을 반대쪽으로 돌리고 가쪽으로 굽히도록 돕는다. 또한, 위부분은 어깨뼈를 올리는 작용을 한다. 중간부분은 어깨뼈를 들이고 안정시킨다. 아래부분은 어깨뼈를 내리는 것을 돕는다.

큰가슴근과 마찬가지로 등세모근의 위부분과 아래부분은 서로 대항근이다. 위부분을 수축하면 어깨뼈가 올라가지만 반대로 아래부분을 수축하면 어깨뼈가 내려간다. 이렇게 보니 어떤가? 등세모근은 하나의 큰 근육인가 아니면 세 개로 나눠진 근육인가?

토막상식

시원하게 어깨 마사지를 받을 때는 그 모든 손길을 받는 곳이 등세모근이 될 가능성이 크다. 그렇다고 내 말을 곧이곧대로 듣지는 마라. 할 수 있는 한 이 이론을 가지고 최대한 다양하게 실험해보라.

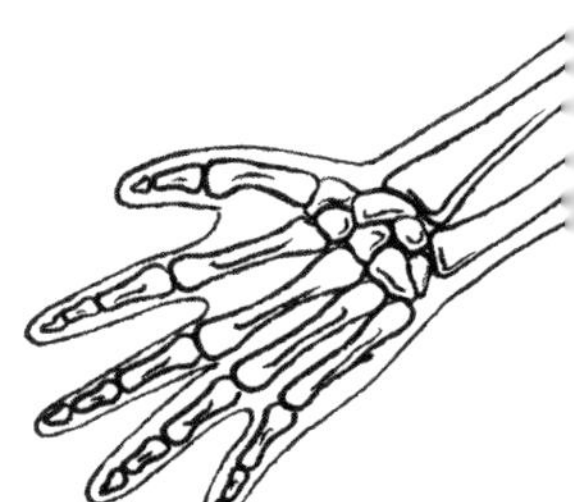

등세모근 위부분(승모근 상부, Superior part of trapezius)[5]

등세모근 중간부분(승모근 중부, Middle part of trapezius)[6]

등세모근 아래부분(승모근 하부, Inferior part of trapezius)[7]

뒤통수뼈(후두골, Occipital bone)

어깨뼈가시(견갑극, Spine of scapula)

봉우리(견봉, Acromion)

---

5) 흔히 '위등세모근(upper trapezius)'이라고 한다. — 옮긴이 주

6) 흔히 '중간등세모근(middle trapezius)'이라고 한다. — 옮긴이 주

7) 흔히 '아래등세모근(lower trapezius)'이라고 한다. — 옮긴이 주

쿠르마아사나(Kurmasana)

이 아사나를 처음 보았을 때, 나는 내 몸이 절대로 이 아사나를 할 수 없을 것이라고 생각했다. 결국, 내가 틀렸다. 처음 쿠르마아사나를 시도할 때는, 팔꿉에 너무 많이 압박을 주지 않고 무릎을 힘겹게 어깨 뒤로 넘기려고 노력하다 보면 척주가 굽혀지면서 등세모근이 잘 신장된다. 그런데 여전히 숨은 쉰다! 매우 참을성 있게 하다 보면 등세모근을 활용해서 척주를 굽힌 상태에서 벗어나 오히려 척주를 늘일 수 있다. 그리고 호흡도 더 편해진다!

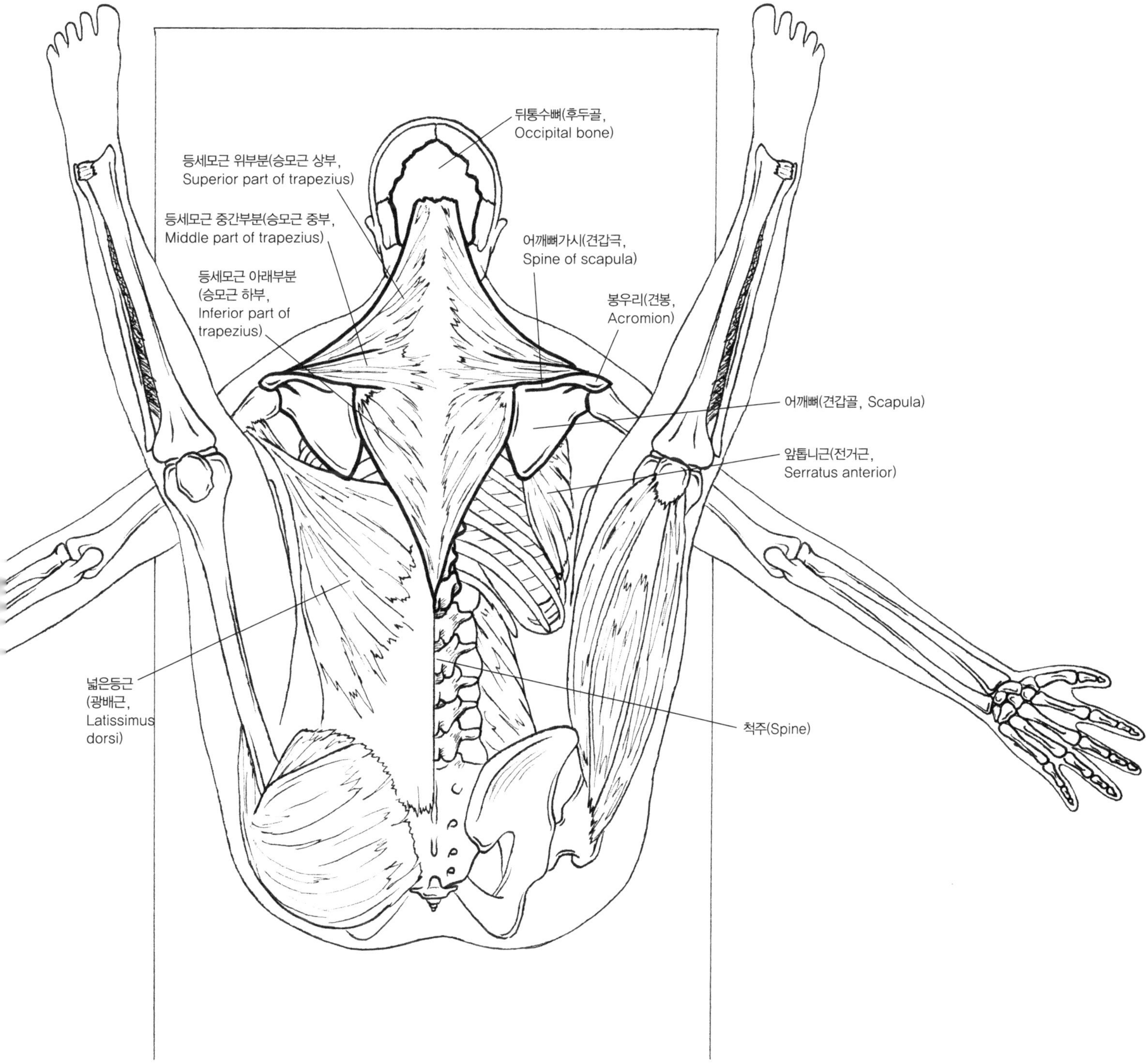

넓은등근과 큰원근

이 근육은 한배에서 난 형제와 같다. 정말 가깝고 거의 같은 일을 한다는 뜻이다. 넓은등근(latissimus dorsi)은 등에서 가장 크고 강한 근육이다. 큰원근(teres major)은 (흔히 별명으로) '넓은등근의 작은 도우미(lat's little helper)'라고도 하며 또 다른 '동생' 근육이다. 큰원근의 훨씬 작은 버전이라고 보면 된다. (큰원근은 작은원근과 가까이 있지만, 돌림근띠 근육은 아니다. 헷갈리지 않도록 꼭 기억하라.)

위치

넓은등근의 이는곳은 아주 크다. 엉덩뼈능선(iliac crest)에서 등허리근막(thoracolumbar aponeurosis)이라고 불리는 강한 결합조직으로 시작해서 T6~12의 가시돌기, 그리고 가장 끝의 갈비뼈들까지 이어진다. 정말 크다. 넓은등근의 닿는곳은 위팔뼈의 결절사이고랑(intertubercular groove)이다. 큰원근의 이는곳은 어깨뼈 아래각이고, 닿는곳은 위팔뼈 작은결절능선(crest of lesser tubercle)이다. 넓은등근과 큰원근은 나란히 닿는다.

하는 일

넓은등근과 큰원근은 접시위팔관절에 큰 힘을 발휘한다. 위팔의 안쪽돌림, 모음, 폄 기능을 한다.

토막상식

등이 넓어지도록
넓은등근을 튼튼하게 단련하면
허리가 날씬해진다. 실제로
날씬해지는 것은 아니고
그렇게 보이는
착시현상이다.

베카아사나(Bhekasana)

베카아사나는 엉덩관절 굽힘근육과 넙다리네갈래근을 시원하고 깊이 신장해 주는 것으로 유명하지만, 이 아사나를 제대로 표현하기 위해서는 상체의 힘과 유연성도 좋아야 한다. 여기에서 당신이 손을 뒤로 뻗어 발을 잡을 수 있도록 역할을 하는 것이 넓은등근과 큰원근이다. 접시위팔관절에서 깊은 안쪽돌림을 일으키면서 손가락이 정면을 향하게 하려고 할 때는 이 근육들이 더 힘을 쓰게 된다. 게다가 팔꿉이 옆으로 벌어지지 않도록 모으는 일까지 한다.

넓은등근(광배근, Latissimus dorsi)

큰원근(대원근, Teres major)

T6~T12

엉덩뼈능선(장골릉, Iliac crest)

위팔뼈 작은결절(상완골 소결절, Lesser tubercle of humerus)

갈비뼈(늑골, Ribs)

어깨뼈 가쪽모서리(견갑골 외측연, Lateral border of scapula)

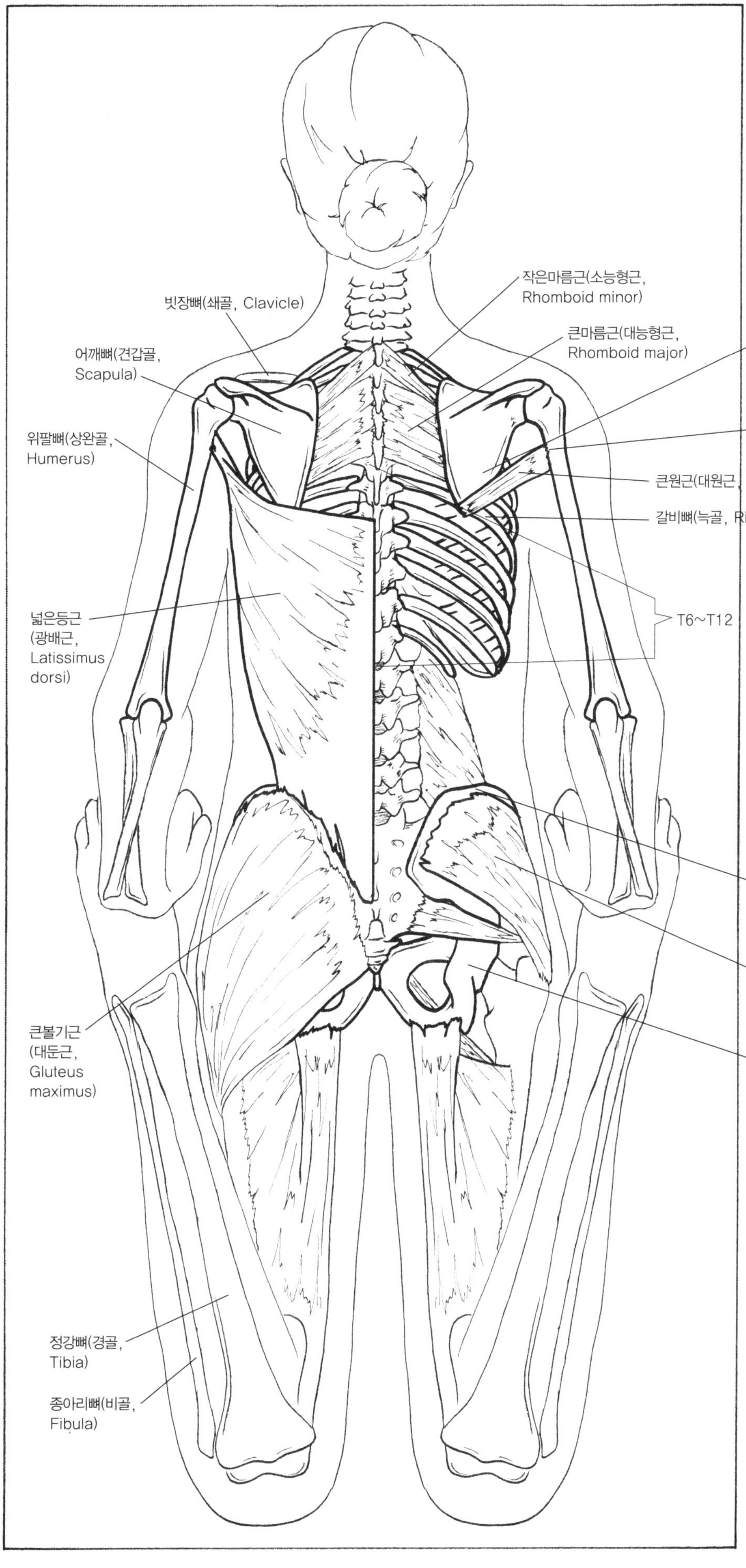

요가 수행 도움말

처음에는 손가락이 무릎을 향하게 하라. 그리고 천천히 손가락이 정면을 향하게 돌리면서 어깨가 어떻게 반응하는지 신경을 써라. 어깨의 가동성이 상당히 필요하기 때문이다. 절대 무리하지 마라!

척주세움근

척주세움근(erector spinae)은 등을 따라 수직으로 나 있는 크고 깊은 근육군이다. 이 근육군을 척추옆근육(paraspinal)[8]이라고도 한다. 두 이름은 모두 이 근육군이 무슨 일을 하고, 어디에 있는지 분명하게 보여주며 두 이름을 번갈아서 쓰는 경우도 들어보았을 것이다. 이 근육은 또한 흔히 자세 근육이라고도 부르는데 '느린연축근육섬유'의 비율이 높기 때문이다. 느린연축근육섬유란 오랜 시간 작동해도 피로하지 않는 근육섬유를 가리킨다. 척주세움근은 당신이 온종일 똑바로 서 있고, 앉아있도록 해 주어야 하는데, 다행히도 쉽게 지치지 않는다. 느린연축근육섬유의 비율이 높으므로 척주세움근은 다른 뼈대근육과 달리 독특하다. 넓은등근에게 온종일 일을 시킨다고 상상해보라. 아마 가구를 옮기는 사람들이라면 실제로 하니까 상상할 필요가 없겠지만, 무슨 말인지는 알 것이다. 척주세움근은 세 개의 작은 근육군으로 나뉜다.

- **가시근(Spinalis)**: 척주에 가장 가까운 근육
- **가장긴근(Longissimus)**: 가시근 가쪽에 있는 근육
- **엉덩갈비근(Iliocostalis)**: 가장긴근 가쪽에 있는 근육

위치

척주세움근의 이는곳 중 가장 아랫부분은 엉덩뼈능선 뒷부분, 엉치뼈 뒷면이다. 이 근육군에는 여러 근육이 있다. 닿는곳은 척추뼈의 가시돌기와 가로돌기 및 갈비뼈를 따라 여러 곳이다. 가장긴근은 관자뼈 꼭지돌기까지 이어진다. (다음 쪽 그림에 척주세움근의 가장 윗부분은 나타내지 않았다.)

하는 일

이 근육군은 모두 협동해서 이름이 가리키는 바로 그 일을 한다. 척주를 세우는, 즉 펴는 것이다. 한쪽 움직임에서는 척주의 강력한 가쪽 굽힘근육이 된다.

부장가아사나(Bhujangasana)

부장가아사나에서 가슴을 들면, 척주세움근이 주도적으로 움직인다. 물론 여기에서 작동하는 근육은 여러 개가 있지만, 척주세움근이 주작용근이며 후굴에서 쓰이는 가장 강한 근육 중 하나가 된다. 어떤 후굴에서든 척주세움근이 척주를 지탱할 만큼 튼튼해지도록 신경 쓰도록 하라. 몸은 안 된다고 하는데 더 깊게 후굴을 하고 싶은 욕심에 등 부상이 일어나는 경우가 다반사다. 항상 몸의 소리에 귀를 기울여라.

요가 수행 도움말

부장가아사나와 같은 후굴을 수련하면
척주세움근을 강화하고 빠른연축근육섬유를
활성화하는 데에도 도움이 된다.
이 근육섬유는 느린연축근육섬유와
반대라고 보면 된다.
후굴을 할 수 있는 최대 시간을 똑바로
서 있을 수 있는 시간과 비교해보라.
나는 빠른연축근육섬유를 단거리달리기 선수라고
생각한다. 굉장한 일을 하지만 오래가지는 못한다.
반대로 느린연축근육섬유는 마라톤 선수와 같다.

8) 척추옆근육(paraspinal)은 척주세움근과 가로돌기가시근육을 함께 이르는 경우가 많다. — 옮긴이 주

가시근(극근, Spinalis)
가장긴근(최장근, Longissimus)
엉덩갈비근(장륵근, Iliocostalis)
엉치뼈(천골, Sacrum)
척주(Spine)
갈비뼈(늑골, Ribs)

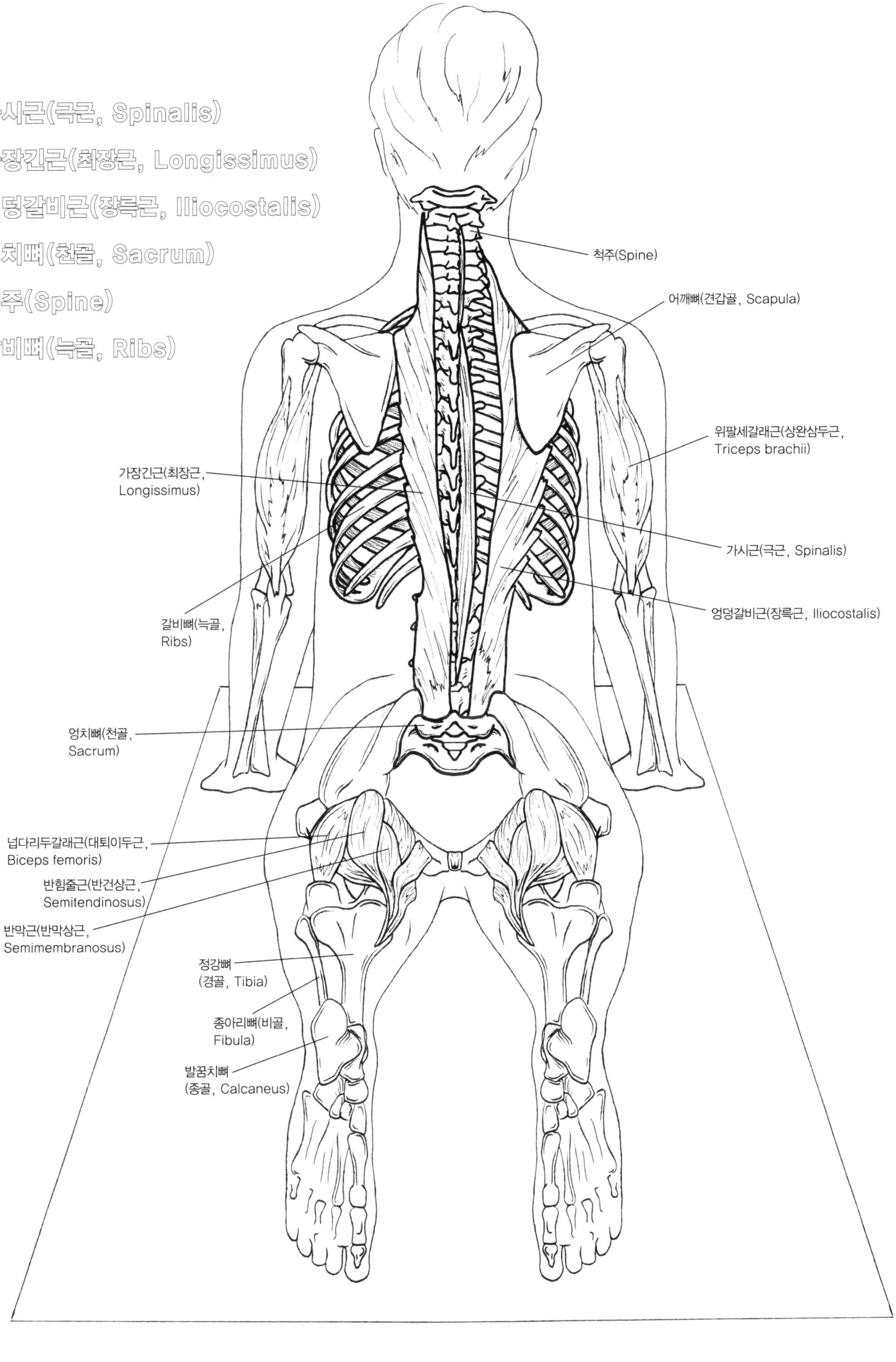

몸통 아랫부분의 근육과 코어

이 부분에서는 코어를 형성하는 근육과 배안을 둘러싸고 있는 근육들을 알아보기 위해 깊이 들어간다. 깊은 근육들은 우리 중심에 힘과 안정성을 준다. 몸통 아랫부분에는 보호해 줄 수 있는 가슴우리가 없으므로 더 얕은 근육들이 배안의 기관 보호에도 일조한다.

큰허리근과 엉덩근

큰허리근(psoas major)을 찬양하라! 큰허리근은 아마도 우리 몸에서 가장 저평가된 근육일 것이다. 코어와 배근육을 생각할 때 사람들이 가장 먼저 떠올릴 근육은 이른바 식스팩이라고 하는 배곧은근이다(90쪽 참고). 배곧은근(rectus abdominis)이 튼튼한 지지 역할을 하기는 하지만 주인공은 큰허리근임을 잊어서는 안 된다. 문자 그대로 넓적다리와 몸통을 연결해주는 깊은 근육이다. 큰허리근은 엉덩근(iliacus)과 힘을 합쳐 하나의 강력한 힘줄을 형성한다. 이 두 근육을 합쳐서 엉덩허리근(iliopsoas)이라고 부르는 것을 들어보았을 것이다. 그만큼 둘은 깊은 관계가 있다.

위치

큰허리근의 이는곳은 T12~L5 척추뼈몸통 · 척추사이원반 · 가로돌기 앞가쪽이다. 엉덩근의 이는곳은 엉덩뼈오목(iliac fossa)이다. 큰허리근과 엉덩근은 하나의 힘줄을 이루면서 넙다리뼈의 작은돌기에 닿는다.

하는 일

엉덩허리근은 가장 강력한 엉덩관절 굽힘근육이다. 또한, 엉덩관절의 가쪽돌림과 모음도 돕지만, 기본적으로는 엉덩관절을 굽히기 위해 있는 근육임을 잊지 마라. 엉덩허리근은 넙다리뼈를 몸통 쪽으로 끌어당기고 몸통을 넙다리 쪽으로 끌어당긴다. 원한다면 두 동작을 동시에 할 수도 있다.

토막상식

전체 인구 중 약 40%에게 작은허리근(psoas minor)이 있어서 많은 사람에게는 그냥 허리근인 근육이 큰허리근이 되었다.

우스트라아사나(Ustrasana)

나는 강한 코어가 모든 동작을 쉽게 만들어주지만, 그 힘은 반드시 유연성과 균형이 맞아야 한다고 확실히 믿는다. 엉덩허리근이 가장 강한 엉덩관절 굽힘근육이라는 것을 알게 되었으니 이 근육을 잘 신장해 주고 싶으면 엉덩관절을 펴야 한다는 것도 이해될 것이다. 우스트라아사나는 골반을 뒤로 기울이고 엉덩관절을 안쪽으로 돌리면서 척추를 깊이 펴주기 때문에 몸에 강한 토대를 만들어준다. 허리에는 반드시 항상 여유 공간을 남겨두어야 한다.

큰허리근(대요근, Psoas major)
작은허리근(소요근, Psoas minor)
엉덩근(장골근, Iliacus)
T12~L5
엉덩뼈능선(장골릉, Iliac crest)
작은돌기(소전자, Lesser trochanter)

요가 수행 도움말

우스트라아사나와 같은 깊은 후굴에서는 넓적다리 사이에 요가 블록을 끼워 넣으면 엉덩관절 정렬을 유지하는 데 도움이 된다.

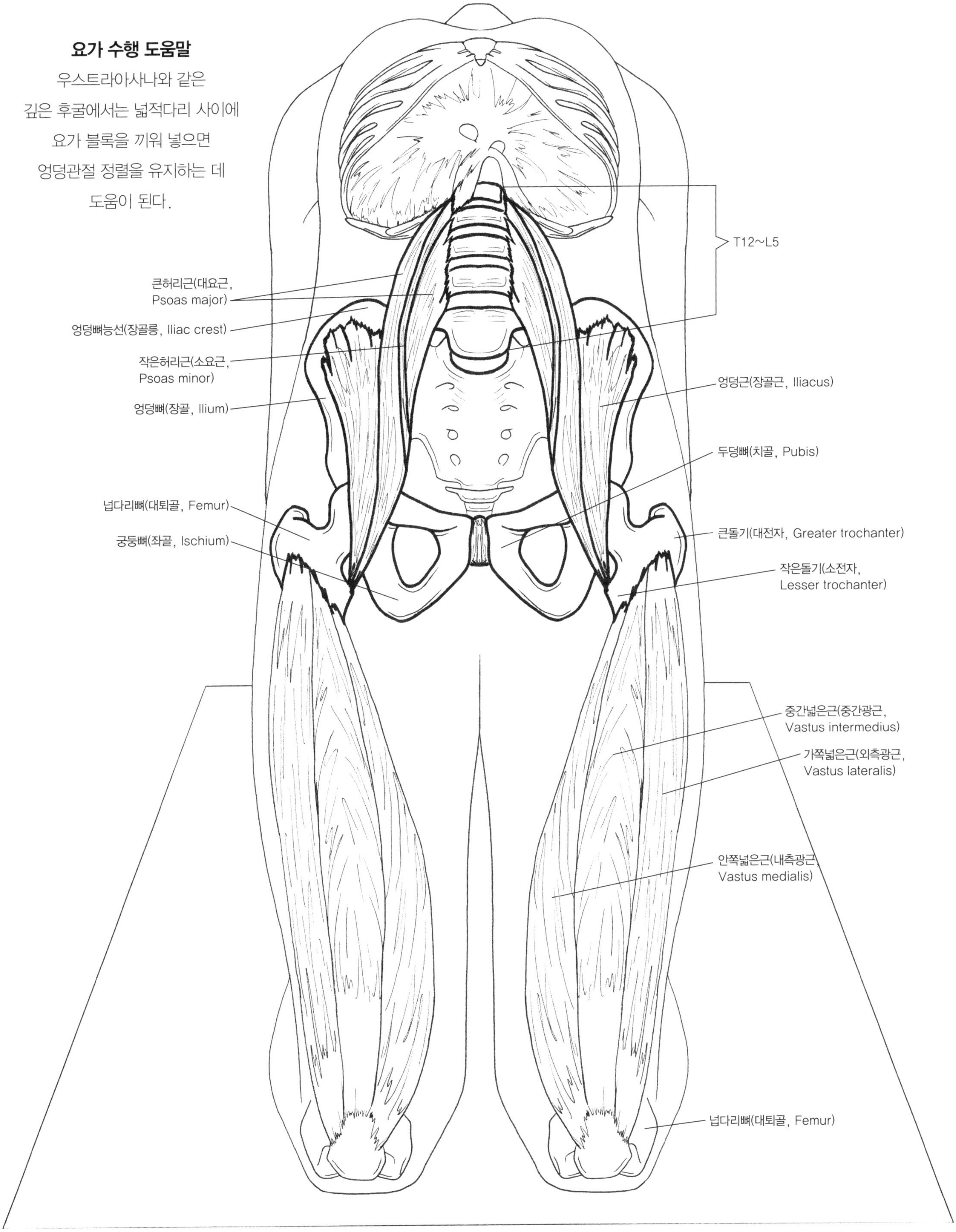

허리네모근

허리 깊은 곳에 있는 이 코어근육은 알아두어야 할 필요가 있다. 이 근육은 허리뼈를 안정시키고 흔히 만성 허리통증의 원인으로 지목되는데 실제로도 맞는 말이다. 허리네모근(quadratus lumborum)만 혼자 무리하면서 주변 근육들이 제 몫을 하지 않으면 무슨 말인지 당신도 알게 될 것이다.

위치

허리네모근의 이는곳은 엉덩뼈능선 뒷부분이고, 닿는곳은 L1~L4의 가로돌기와 열두째갈비뼈이다.

하는 일

허리네모근은 한쪽 움직임을 할 때는 척주를 가쪽으로 굽히면서 한쪽 엉덩뼈를 위쪽으로 올린다. 양쪽 움직임을 할 때는 척주 폄을 돕는다. 열두째갈비뼈에 붙는곳이 고정된 상태에서는 강제 날숨(forced expiration)을 할 때 활성화된다.

토막상식

허리네모근이 지나치게 팽팽하면 한쪽 다리가 반대쪽 다리보다 짧아 보인다는 느낌을 주는데 사실은 한쪽 엉덩뼈가 다른 쪽보다 올라가 있는 것이다. 허리네모근을 '엉덩이 올림기(hip hiker)'라고 많은 사람이 부르는 이유도 이것이다.

발라아사나(Balasana)

허리네모근을 풀어주는 데에는 발라아사나만큼 좋은 방법도 없다. 아무 힘도 들이지 않고 할 수 있으므로 누구나 이 아사나를 사랑한다는 것을 알고 있다. 하지만 이 아사나로 의식적인 호흡 수련을 지속하면 등 근육을 열어주는 데에 큰 도움이 된다. 아주 흡족할 것이다.

허리네모근(요방형근, Quadratus lumborum)

엉덩뼈능선(장골릉, Iliac crest)

열두째갈비뼈(제12늑골, Rib 12)

요가 수행 도움말

발라아사나를 하려면
깊은 무릎 굽힘을 해야 한다.
볼기를 발꿈치에 편안히 얹을 수 없을 때는
볼기가 기댈 수 있도록 무릎 뒤에
부드러운 물건을 두면
허리네모근이 긴장을 풀 수 있다.

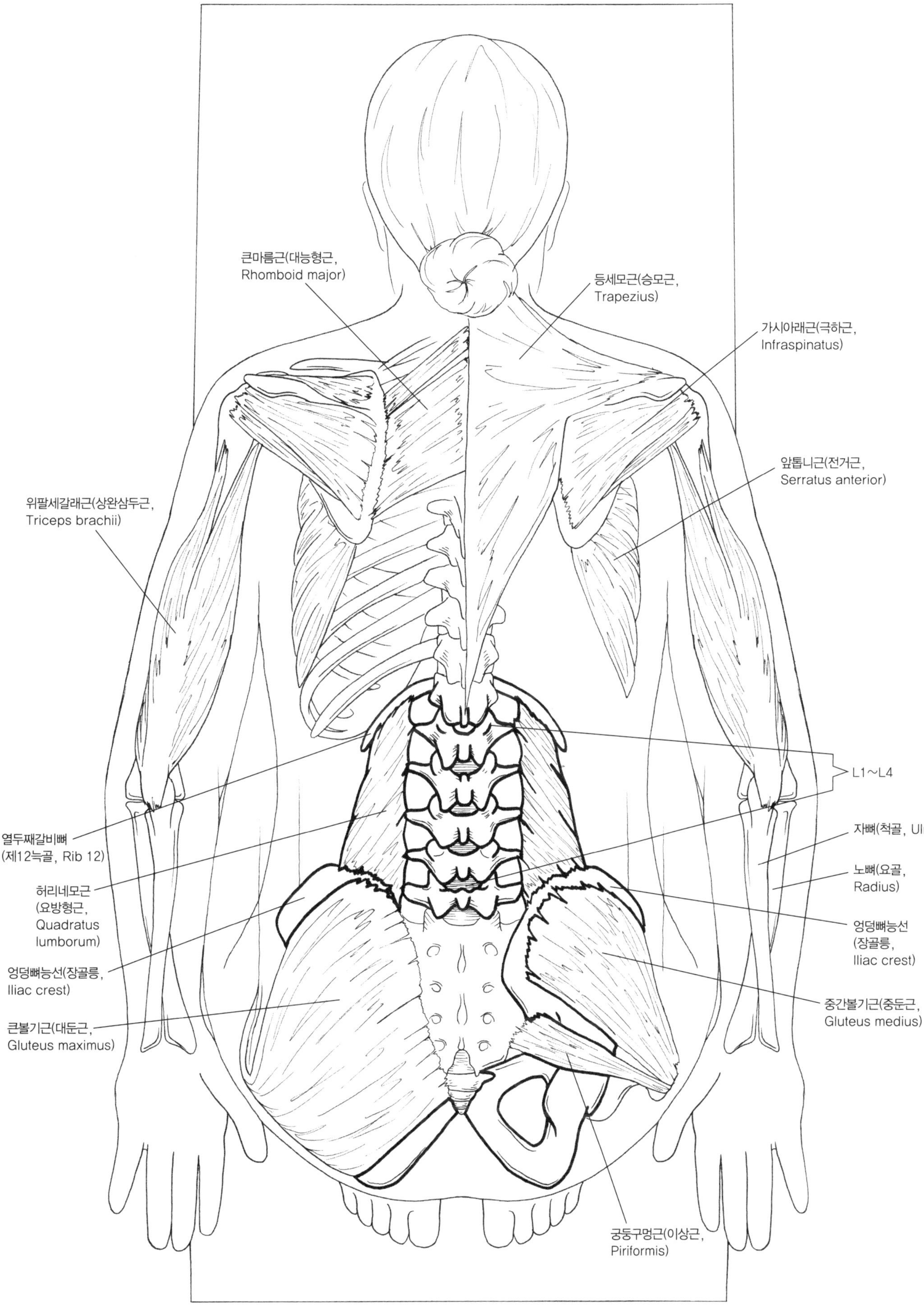
큰마름근(대능형근,
Rhomboid major)
등세모근(승모근,
Trapezius)
가시아래근(극하근,
Infraspinatus)
앞톱니근(전거근,
Serratus anterior)
위팔세갈래근(상완삼두근,
Triceps brachii)
L1~L4
열두째갈비뼈
(제12늑골, Rib 12)
자뼈(척골, Ulna)
노뼈(요골,
Radius)
허리네모근
(요방형근,
Quadratus
lumborum)
엉덩뼈능선
(장골릉,
Iliac crest)
엉덩뼈능선(장골릉,
Iliac crest)
중간볼기근(중둔근,
Gluteus medius)
큰볼기근(대둔근,
Gluteus maximus)
궁둥구멍근(이상근,
Piriformis)

배곧은근

배곧은근(rectus abdominis)은 그 유명한 '식스팩 근육'이다. 배 앞쪽에 세로로 힘살이 양쪽에 쌍을 이루고 있는 크고 얕은 근육이다. 자세히 살펴보면 실제로는 여섯 팩이 넘는다는 것을 알 수 있다. 좀 더 제대로 표현하면 텐팩이라고 해야 맞을 것이다. 배곧은근은 10개의 서로 다른 힘살을 드러내고 있기 때문이다. 이 근육은 모두에게 있다. 다만 이 근육을 좀 더 잘 숨겨놓고 있는 사람들이 있을 뿐이다!

위치

배곧은근의 이는곳은 두덩결합과 두덩뼈능선(pubic crest)이고, 닿는곳은 위로 쭉 올라가서 복장뼈의 칼돌기와 다섯째~일곱째갈비연골이다.

하는 일

배곧은근은 '윗몸 일으키기' 근육이며 척주를 굽힌다. 골반이 고정된 상태에서는 갈비를 골반 쪽으로 끌어당긴다. 반대로 갈비가 고정된 상태에서는 골반을 갈비 쪽으로 끌어당긴다. 혹은 어느 쪽도 고정되지 않은 상태에서는 양쪽을 모두 끌어당기기도 한다. 배곧은근은 또한 강한 자세 근육 중 하나이며 강제 날숨에도 도움을 준다.

토막상식

많은 사람이 코어 운동을 한다고 할 때는 식스팩을 키울 생각을 한다. 하지만 배곧은근은 코어근육이 아니다. 그 정도로 깊지 않다.

숩타 비라아사나(Supta Virasana)

숩타 비라아사나는 배곧은근이 힘을 자랑할 좋은 기회를 준다. 이 아사나에서는 엉덩관절 굽힘근육을 제대로 신장할 수도 있지만, 이 근육들이 너무 팽팽하다면 척주가 젖혀질 위험이 있다. 허리뼈는 가능하면 중립상태에 있어야 한다. 허리뼈의 젖힘을 피하려면 배곧은근이 활성화된 상태를 유지해야 한다. 큰허리근과 같이 이런 깊은 엉덩관절 굽힘근육을 강화하기 위해 크런치를 오래 하면서 스트레칭은 하지 않으면 숩타 비라아사나를 할 때 대가를 치르게 될 수 있다. 몸 앞쪽이 열릴 때까지는 척주를 지탱하기 위해 보조도구를 써야 할 수도 있다.

배곧은근(복직근, Rectus abdominis)

두덩결합(치골결합, Pubic symphysis)

골반(Pelvis)

두덩뼈능선(Pubic crest)

칼돌기(검상돌기, Xiphoid process)

다섯째~일곱째갈비뼈(제5~제7늑골, Ribs 5~7)

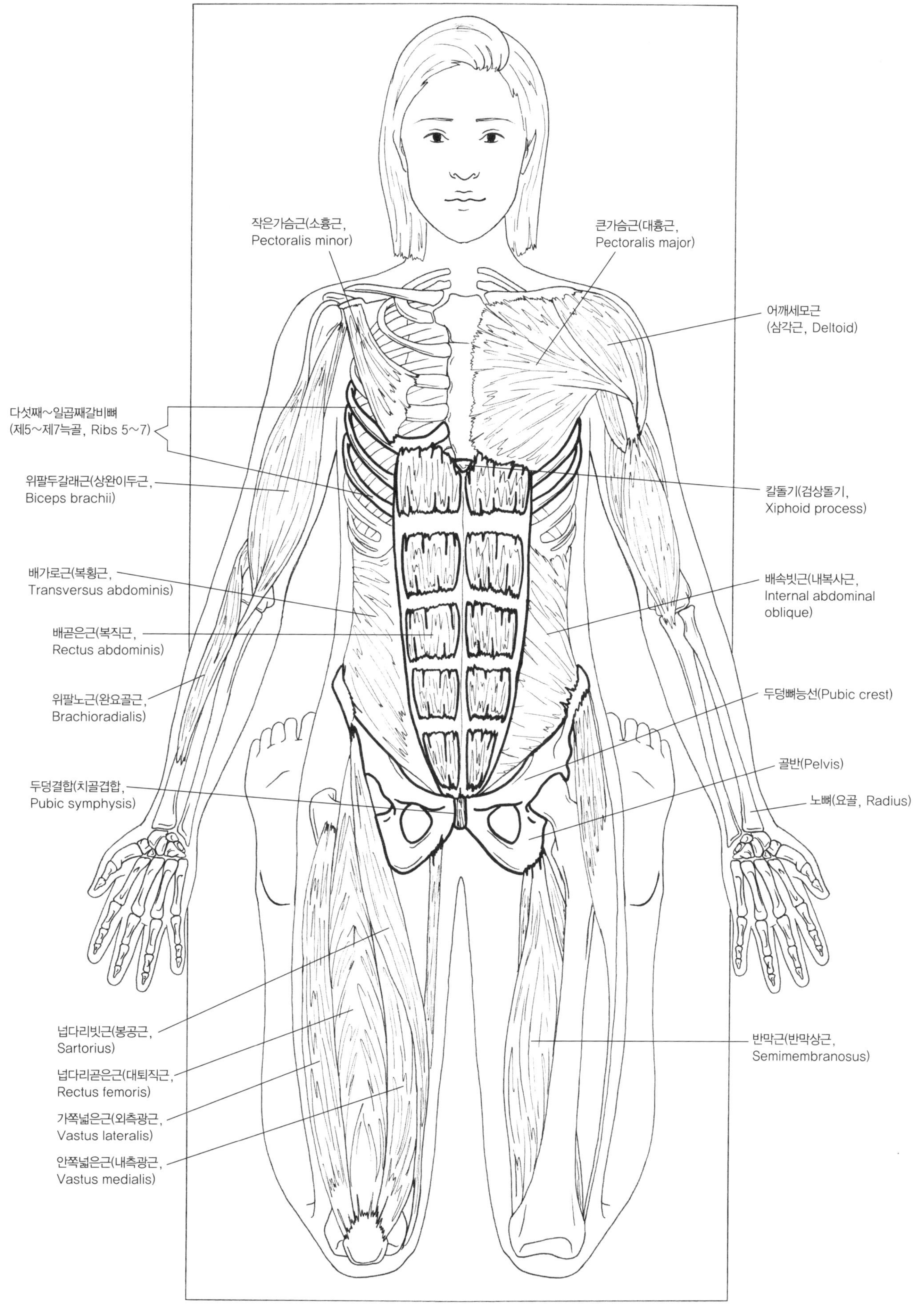
작은가슴근(소흉근,
Pectoralis minor)
큰가슴근(대흉근,
Pectoralis major)
어깨세모근
(삼각근, Deltoid)
다섯째~일곱째갈비뼈
(제5~제7늑골, Ribs 5~7)
위팔두갈래근(상완이두근,
Biceps brachii)
칼돌기(검상돌기,
Xiphoid process)
배가로근(복횡근,
Transversus abdominis)
배속빗근(내복사근,
Internal abdominal
oblique)
배곧은근(복직근,
Rectus abdominis)
위팔노근(완요골근,
Brachioradialis)
두덩뼈능선(Pubic crest)
골반(Pelvis)
두덩결합(치골결합,
Pubic symphysis)
노뼈(요골, Radius)
넙다리빗근(봉공근,
Sartorius)
반막근(반막상근,
Semimembranosus)
넙다리곧은근(대퇴직근,
Rectus femoris)
가쪽넓은근(외측광근,
Vastus lateralis)
안쪽넓은근(내측광근,
Vastus medialis)

배가로근

많이 언급되고 있지는 않지만, 배가로근(transversus abdominis)은 코어근육이다. 허리를 안정시키는 중요한 근육이며 가장 깊이 있는 배근육이다. 팔을 돌릴 때 돌림근띠 근육이 접시위팔관절을 안정시키는 것과 마찬가지로 배가로근은 허리를 안정시킨다.

위치

배가로근은 배곧은근보다 깊은 곳에 있다. 배가로근의 이는곳은 아래로는 엉덩뼈능선, 고샅인대(inguinal ligament. 두덩뼈를 위앞엉덩뼈가시와 연결하는 치밀한 결합조직 띠), 등허리근막, 일곱째~열두째 갈비연골이다. 닿는곳은 백색선(linea alba)이다. (백색선은 배의 중앙을 따라 아래로 난 결합조직이다. 배근육이 잘 발달한 사람에게서 쉽게 볼 수 있다.) 기본적으로 배가로근은 허리를 감싸고 있다.

하는 일

배가로근은 깊은 코어 안정자(stabilizer)이다. 또한, 몸통과 갈비를 압박하면서 배의 기관이 제자리에 있도록 도와준다. 또한, 프라나야마 수련과 같은 깊은 호흡도 보조한다.

토막상식

배가로근은 '코르셋' 근육이라는 별명이 있는데 다른 모든 것들을 안에 가둬두기 때문이다. 이는 또한 코어 조절의 일부분이다. 써 보라!

비라바드라아사나 I (Virabhadrasana I)

비라바드라아사나 I에서 가장 어려운 부분 중 하나는 최대한 골반을 정면을 향해 똑바로 둔 상태를 유지하는 것이다. 앞쪽 다리의 엉덩관절은 굽히고 뒤쪽 다리의 엉덩관절은 펴고 안쪽돌림을 한 상태라는 점을 고려하면 힘든 것이 당연하다. 배가로근이 여기에서 큰 도움을 줄 수 있다. 배꼽을 척주를 향해 안으로, 뒤로 집어넣고 꼬리뼈를 바닥을 향해 내려보라. 배가로근이 작동하는 것을 느낄 수 있을 것이다.

배가로근(복횡근, Transversus abdominis)

엉덩뼈능선(장골릉, Iliac crest)

고샅인대(서혜인대, Inguinal ligament)

일곱째~열두째갈비뼈(제7~제12늑골, Ribs 7~12)

위앞엉덩뼈가시[상전장골극, Anterior superior iliac spine (ASIS)]

백색선(백선, Linea alba)

두덩뼈(치골, Pubis)

요가 수행 도움말

어떤 사람들에게는 부가적인 효과일 수 있겠지만 바위처럼 단단하고 두드러진 배근육은 요가의 목표가 아니며 수련이나 코어 힘의 지표도 아니다. 남녀노소 누구나 코어 강화 아사나를 수련해야 몸의 힘과 균형을 유지할 수 있다. 수업 중에 학생들이 '코어 운동'을 하자고 부탁할 때 나는 항상 미소를 짓는다.

색칠하기

그림에는 보이지만
이름은 없는 근육과 뼈에
색을 칠하고 이름을 붙이면
지금까지 배운 것을 시험하는
좋은 방법이 된다.
이전 그림으로 돌아가서
같은 식으로 연습을 해도 좋다.

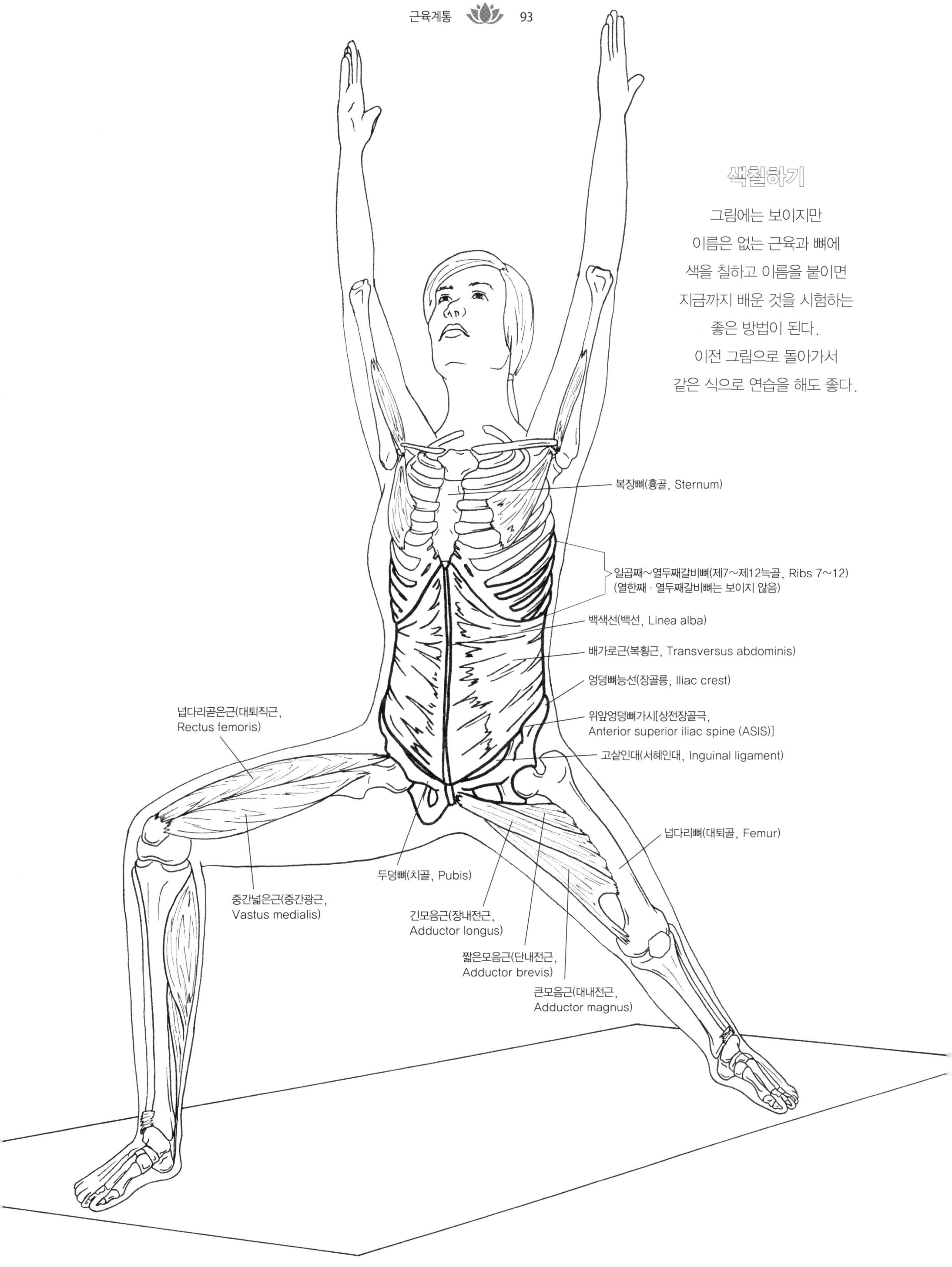

배속빗근과 배바깥빗근

이 근육들은 층을 이루고 있으며 몸의 가쪽을 따라 배 앞쪽을 향해 나 있다. 이 근육은 서로 반대 방향으로 비스듬히 나 있다. 나는 이 근육을 바구니 근육이라고 생각한다. 실제로 바구니처럼 서로 엇갈려있지는 않지만, 근육섬유의 방향을 이해하는 데에는 도움이 된다.

위치

배바깥빗근(external abdominal oblique)은 얕은 근육으로 이는곳은 다섯째~열두째갈비뼈이다. 닿는곳은 엉덩뼈능선 앞부분과 백색선이다.

배속빗근(internal abdominal oblique)은 배바깥빗근보다 더 깊은 곳에 있다. 배속빗근의 이는곳은 엉덩뼈능선, 고샅인대, 등허리근막이다. 닿는곳은 열째~열두째갈비연골과 백색선이다.

하는 일

양쪽 움직임을 할 때 이것들은 모두 척주 굽힘을 돕는다. 한쪽 움직임에서는 두 근육 모두 척주의 가쪽굽힘과 (같은쪽 또는 반대쪽) 돌림을 돕는다. 척주를 돌릴 때 이 근육에서 재미있는 일이 일어난다. 척주를 오른쪽으로 돌리면 오른쪽 배속빗근과 왼쪽 배바깥빗근이 수축하면서 척주를 오른쪽으로 돌린다. 그러니까 배속빗근을 수축시키면 같은 방향으로 몸을 비틀 때 도움이 된다는 말이다. 배바깥빗근의 경우 수축시키면 반대 방향으로 몸이 돌아간다. 신기하지 않은가?

요가 수행 도움말

체지방이 아주 적고
몸매 자랑을 하려는 사람들에게서
흔히 볼 수 있는 아랫배의
뚜렷한 V 모양은 배바깥빗근이
잘 단련된 것이다.

비스바미트라아사나 (Visvamitrasana)

요가의 현자인 비스바미트라의 이름을 딴 비스바미트라아사나는 코어와 직접 관련되는 고급 아사나이다. 이 아사나를 처음 시도하는 대부분의 수련자는 이를 금세 깨닫는다. 이 아사나에서는 배바깥빗근과 배속빗근이 엄청나게 힘을 써서 엉덩부위와 몸통을 중력을 거슬러 끌어올리게 된다. 물론 반대 작용도 일어나고 있다. 배바깥빗근과 배속빗근이 열려서 잘 신장되어야 이 아사나를 완전히 제대로 표현할 수 있게 된다.

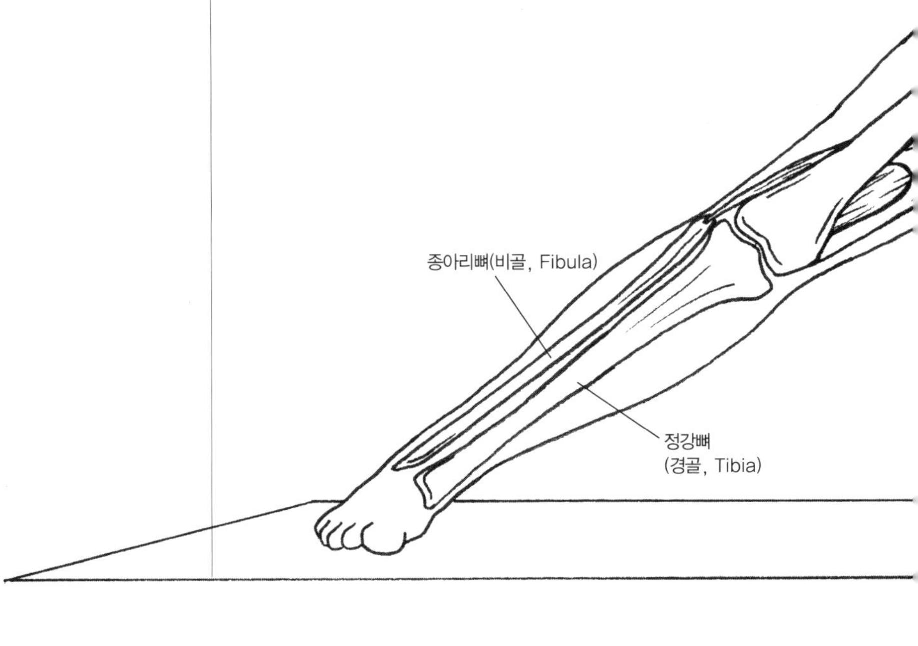

배속빗근(내복사근, Internal abdominal oblique)
배바깥빗근(외복사근, External abdominal oblique)
다섯째~열두째갈비뼈(제5~제12늑골, Ribs 5~12)
백색선(백선, Linea alba)
엉덩뼈능선(장골릉, Iliac crest)

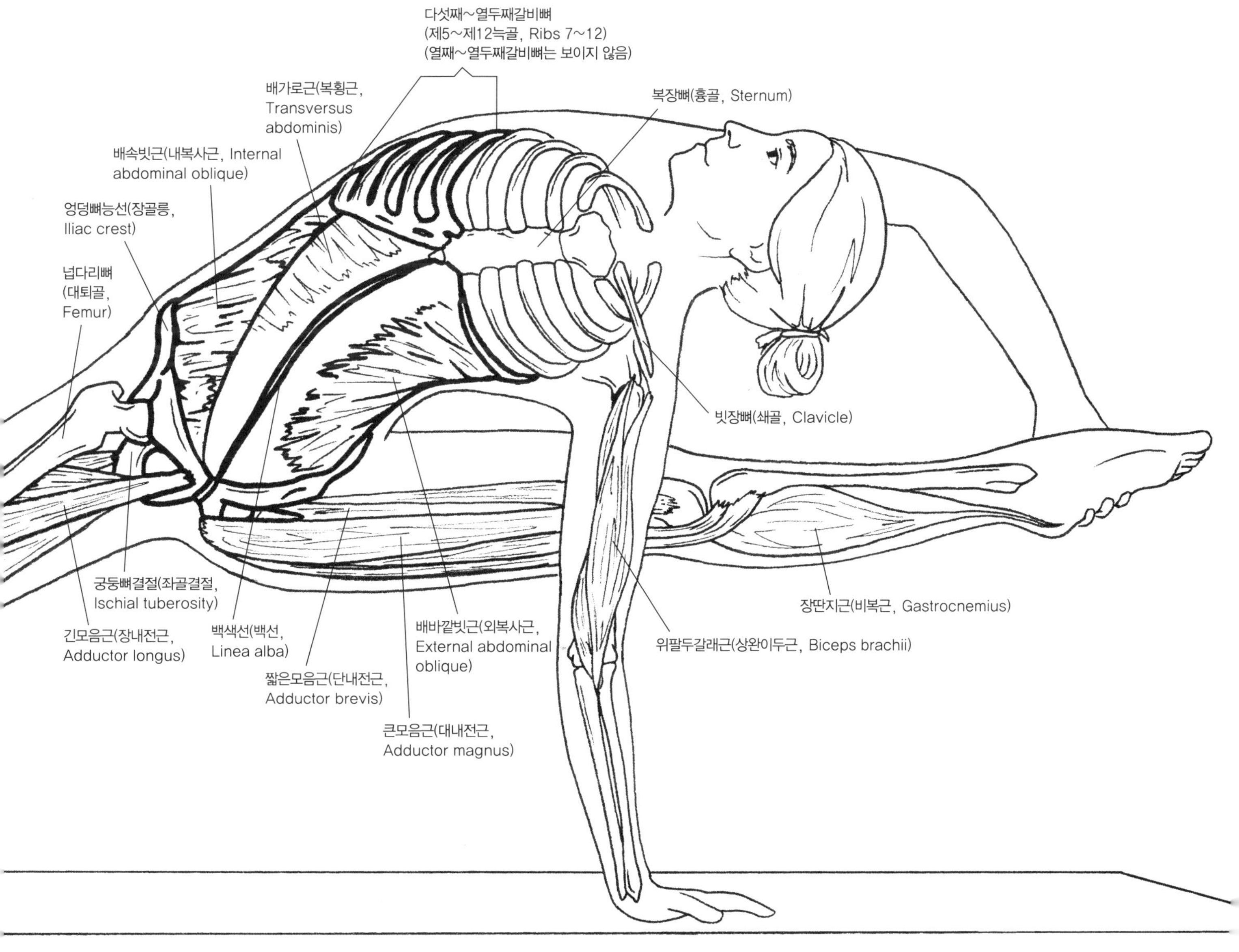

골반의 근육

앉을 자리에 온 것을 환영한다. 여기에서는 몸에서 가장 강한 근육 중 일부이자 골반과 다리를 움직이는 데에 큰 도움을 주는 근육들을 만나게 된다.

볼기근

이 근육들은 볼기를 이룬다. 세 개가 있다. '큰'이라는 이름만 봐도 '작은' 것과 '중간' 것도 있다는 것을 짐작할 수 있다. 이것들은 볼기에 넓게 펼쳐져 있으면서 모양을 잡아준다. 이곳은 우리가 긴장을 축적하는 장소가 될 수도 있다. 영어로 'pain in the ass(볼기의 통증 → 골칫거리)'라는 표현이 생긴 이유가 있는 것이다. 세 개의 볼기근(gluteus)을 좀 더 자세히 소개하겠다.

- **큰볼기근(Gluteus maximus)**: 큰볼기근은 얕은 근육이다. 얕다는 말은 하찮다는 뜻이 아님을 명심하라. 여기에서 다루고 있는 근육 중에서는 가장 강력한 근육이다. 다만 피부에 가까울 뿐이다.
- **중간볼기근(Gluteus medius)**: 중간볼기근은 부채꼴 모양으로 뒷부분은 큰볼기근에 덮여 있다. 이웃한 큰볼기근만큼 강하지는 않지만, 여전히 힘깨나 쓰는 근육이다.
- **작은볼기근(Gluteus minimus)**: '작은'에 속지 말기 바란다. 이 근육은 그렇게 사소하지 않다. 깊고 강한 근육이다.

위치

큰볼기근의 이는곳은 저 아래 꼬리뼈에서 출발해 엉치뼈 뒤가쪽면을 따라 위쪽으로 엉덩뼈능선 뒷부분까지 이어진다. 상당히 크다. 큰볼기근의 닿는곳은 넙다리뼈몸통(body of femur)의 볼기근거친면(gluteal tuberosity)과 엉덩정강띠이다. 중간볼기근의 이는곳은 엉덩뼈의 바깥면이다. 중간볼기근의 닿는곳은 넙다리뼈의 큰돌기의 가쪽면이다. 큰볼기근에 덮인 부분을 제외하면 대체로 얕은 근육이다. 작은볼기근은 중간볼기근보다 깊이 있으며, 이는곳은 중간볼기근의 이는곳 바로 아래의 엉덩뼈 바깥면이다. 작은볼기근의 닿는곳은 넙다리뼈 큰돌기의 앞면이다.

하는 일

큰볼기근은 흔히 '걷기' 근육으로 불린다. 가장 강한 엉덩관절 폄근육이며 걸을 때마다 사용한다. 또한, 엉덩관절을 가쪽으로 돌린다. 워낙 크기 때문에 아래섬유는 엉덩관절의 모음을 돕고 위섬유는 엉덩관절의 벌림을 돕는다. 대체로 이 근육이 가장 강한 엉덩관절 폄근육이라고 알아두면 된다. 중간볼기근은 모든 섬유가 한꺼번에 작동할 때에는 강력한 엉덩관절 벌림근육이다. 중간볼기근의 뒤섬유가 더 많이 작동하면 엉덩관절의 폄과 가쪽돌림을 돕는다. 앞섬유가 더 많이 작동하면 반대 동작, 즉 엉덩관절의 굽힘과 안쪽돌림을 돕는다. 작은볼기근은 엉덩관절의 벌림, 굽힘, 안쪽돌림에 강력한 협동근이다.

할라아사나(Halasana)

할라아사나는 큰볼기근을 신장하기에 아주 좋은 (그래서 '딱딱한 볼기'가 되지 않게 해주는) 아사나이다. 두 발을 머리 위로 들어 깊은 엉덩관절 굽힘을 하면 늘 바닥에 깔려 있는 큰볼기근이 신선한 위쪽 공기를 접할 수 있게 된다. 중간볼기근의 앞섬유와 작은볼기근은 엉덩관절의 굽힘이 유지되도록 도와준다. 할라아사나는 기본적으로 웃타나아사나이지만 중력과의 관계에 차이가 있다. 머리와 목에 더 많은 무게가 실리게 되기 때문이다. 이 아사나에서 반드시 편안해야 한다. 할라아사나 때문에 목덜미에 큰 고통이 일어나면 안 된다.

큰볼기근(대둔근, Gluteus maximus)

작은볼기근(소둔근, Gluteus minimus)

중간볼기근(중둔근, Gluteus medius)

엉치뼈(천골, Sacrum)

꼬리뼈(미골, Coccyx)

큰돌기(대전자, Greater trochanter)

엉덩정강띠[장경인대, Iliotibial (IT) tract]

골반(Pelvis)

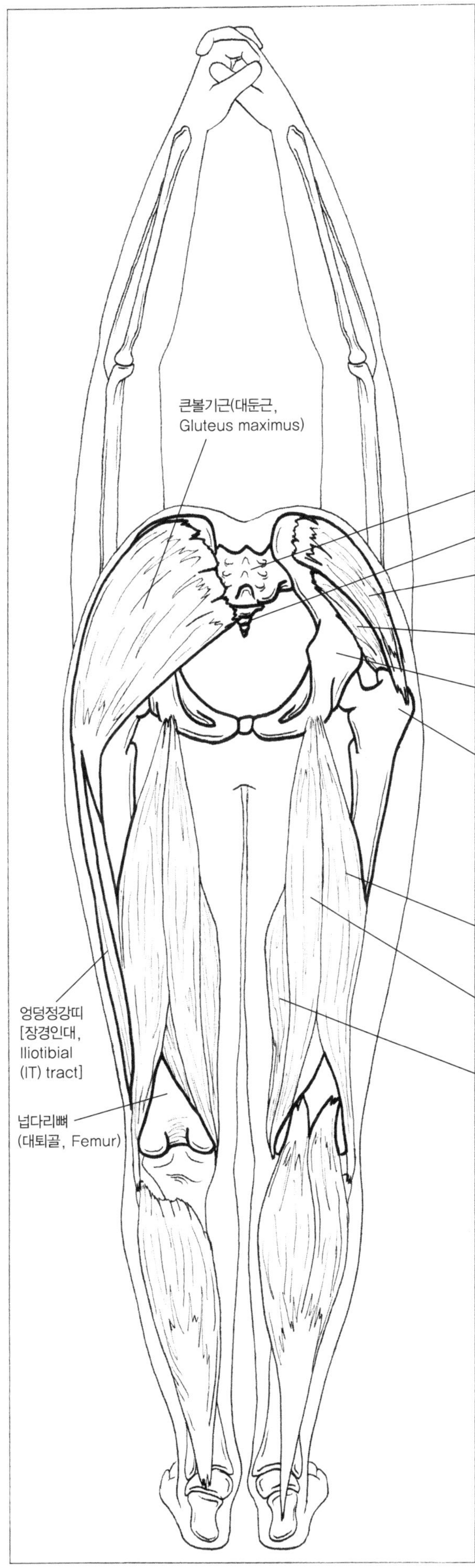

궁둥구멍근과 '깊은 여섯'

궁둥구멍근(piriformis)은 모든 요기가 '반드시 알아야 할' 근육이다. 궁둥구멍근은 엉덩부위의 가장 강한 가쪽돌림근육이지만 혼자서 작동하지는 않는다. 궁둥구멍근을 포함해 근육 여섯 개가 모인 근육군은 엉덩관절 가쪽돌림 작용을 한다. 이 근육군은 보통 '깊은 여섯(deep 6)'이라고 한다. 나머지 다섯 근육도 언급할 가치가 있지만, 궁둥구멍근이야말로 대부분의 동작을 하는 주인공이라고 할 수 있다. 나머지 다섯 근육은 위쌍동근, 속폐쇄근, 아래쌍동근, 바깥폐쇄근, 넙다리네모근이다.

위치

궁둥구멍근의 이는곳은 엉치뼈의 앞면 가쪽이고, 닿는곳은 넙다리뼈 큰돌기 위면이다.

하는 일

한 번 더 말하겠다. 이 근육은 가장 강력한 엉덩관절 가쪽돌림근육이다. 엉덩관절이 약간 굽혀진 상태에서는 엉덩관절 벌림도 돕는다. 어디 있는지, 무엇을 하는지 알았으니 이 근육을 신장하려면 엉덩관절을 모으고 큰돌기를 엉치뼈에서 멀리 떼어놓는 자세를 선택해야 한다는 것도 알 수 있을 것이다.

요가 수행 도움말

궁둥구멍근은 궁둥신경과 재미있는, 하지만 때로는 고통스러운 관계를 맺고 있다. 사람들 대부분은 궁둥신경이 궁둥구멍근보다 깊이 지난다. 하지만 궁둥구멍근이 팽팽해지면 이 신경을 압박하면서 아플 수 있다. 요가가 여기에서 도움이 될 수 있다. 그것도 아주 많이 될 수 있다. 궁둥구멍근을 신장시키는 아사나에 집중하면 이 근육을 이완시킬 수 있고 궁둥신경에 가해지는 압박을 줄일 수 있으며 통증도 완화된다. 명심할 것은 통증이 허리를 따라 시작된다면 이것은 신경뿌리 압박의 징후일 수 있으며 팽팽한 근육보다 더 심각한 문제다.

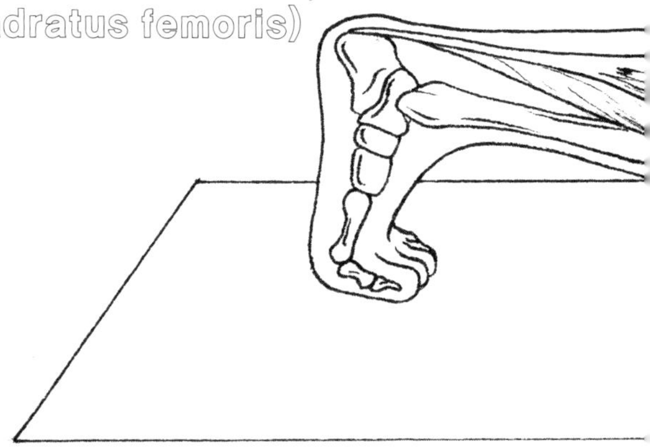

에카 파다 라자카포타아사나 (Eka Pada Rajakapotasana)

많은 요기는 에카 파다 라자카포타아사나가 궁둥구멍근을 신장하기에 안성맞춤인 아사나라고 생각한다. 맞는 말이지만 올바른 변형 아사나를 할 때만 그렇다. 대부분 이 아사나를 처음 취할 때에는 앞쪽 무릎을 매트 중간을 향해 완전히 굽힌 상태를 유지한다. 다시 말해, 앞쪽 다리의 엉덩관절을 모으고 안쪽으로 돌린다. 이렇게 하면 궁둥구멍근이 신장된다. 요기들이 대부분 깨닫지 못하는 사실은 이 아사나로 더 깊이 들어가면서 앞쪽 무릎의 위치가 바뀐다는 것이다. 무릎이 매트의 가장자리 쪽으로 가면서 엉덩관절이 벌어지고 가쪽으로 돌아간다. 이렇게 하면 궁둥구멍근에 힘이 걸린다.

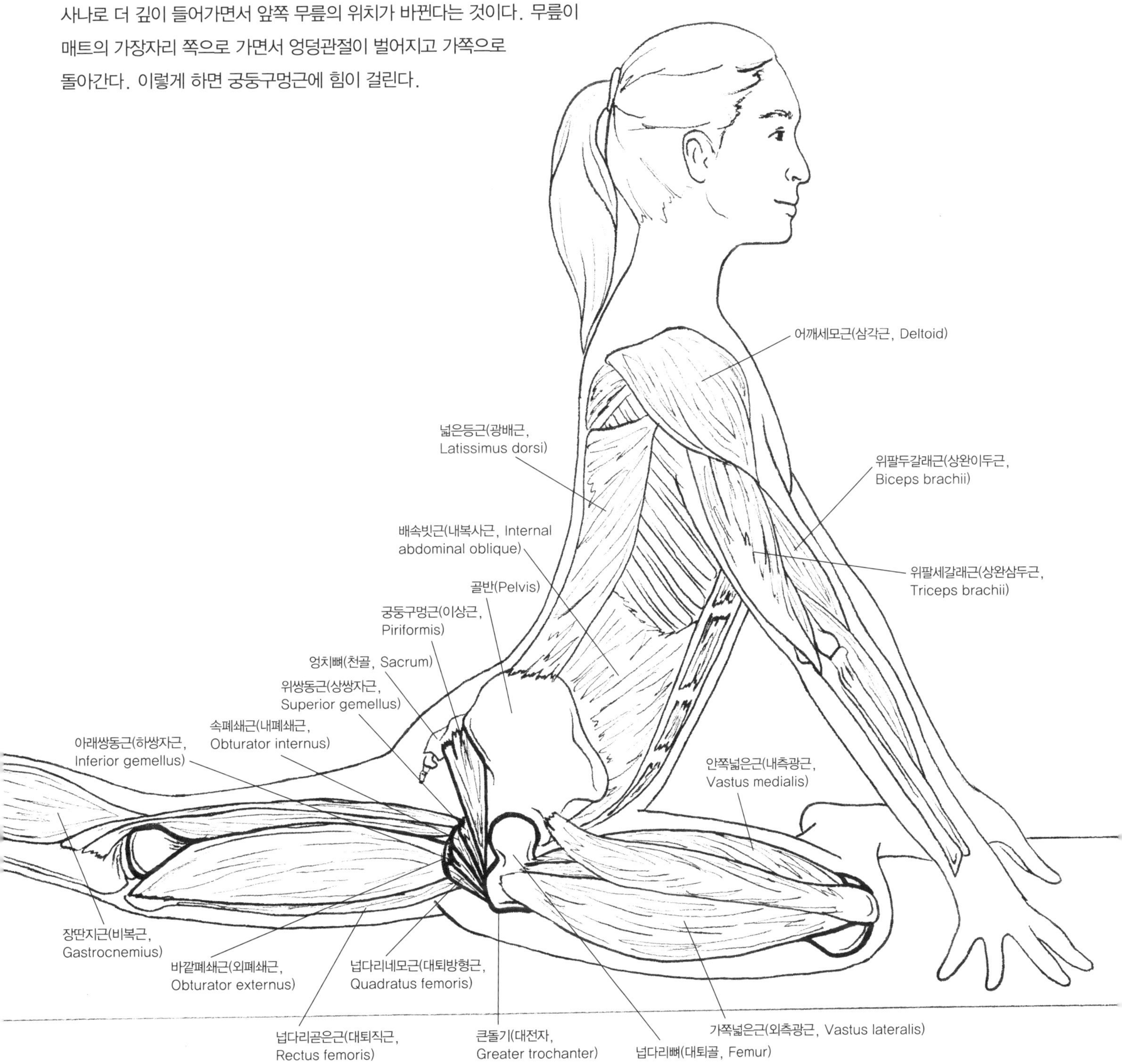

넙다리근막긴장근

넙다리근막긴장근(tensor fasciae latae)은 튼튼한 근막 붙는곳이 있는 얇은 근육이다. 뭔가 말이 길고 복잡해서 대부분의 사람은 이 근육을 그냥 'TFL'이라고 부른다. 이웃한 볼기근이나 넙다리곧은근에 비하면 작지만, 다리를 움직이는 데에는 큰 도움을 준다. 내가 이 근육 이름을 처음 들었을 때는 'latae' 때문에 스타벅스에서 파는 신기한 음료 이름 같다고 생각했다. 사실 나는 여전히 이 근육을 '커피' 근육이라고 부른다. 실제로 이 근육의 이름은 다른 대부분의 근육과 마찬가지로 라틴어에서 왔다. 'tensor'는 '긴장'을 뜻하고 'fascia'는 '띠'라는 의미이며 'latae'는 '넓다'라는 뜻이다. 해부학과 요가 지식이 늘어나면서 좋은 점 중 또 하나는 새 언어를 배우게 된다는 것이다.

위치

이름에도 '근막'이 들어있으므로 뭔가 강한 결합조직이라는 것을 알 수 있다. 넙다리근막긴장근은 엉덩뼈능선에서 중간볼기근이 떠난 자리를 채우는 느낌으로 있는 얇은 근육이다. 이는곳은 위앞엉덩뼈가시의 바로 뒤쪽까지 뻗어있다. 닿는곳은 이웃 근육인 큰볼기근과 마찬가지로 엉덩정강띠다.

하는 일

넙다리근막긴장근은 엉덩관절에서 세 가지 일을 한다. 엉덩관절의 벌림, 굽힘, 안쪽돌림을 돕는다.

웃티타 트리코나아사나 (Utthita Trikonasana)

다른 요가 아사나에서도 마찬가지지만 웃티타 트리코나아사나에서는 여러 근육이 관여한다. 어떤 근육은 힘을 받고 다른 근육은 신장되며, 또 다른 근육들은 안정을 유지해주고, 그 외에 다른 근육들은 그냥 이완된 상태에 있다. 앞쪽 엉덩관절은 벌리고, 가쪽으로 돌리고, 굽히면서 세 면 모두를 따라 동시에 움직이게 되기 때문에 넙다리근막긴장근이 할 일이 많다. 앞쪽 다리에서는 엉덩관절 굽힘과 벌림의 협동근이 되지만 가쪽돌림에도 조금 힘을 써야 한다. 앞쪽 다리 무릎을 안쪽으로 당기는 역할을 하는 근육 중 하나이기도 하다. 어쨌든 넙다리근막긴장근은 이 아사나에서 작동하고 있는 것이다. 앞쪽 다리 무릎을 발가락 방향과 일치시키면서 엉덩부위에 무슨 일이 일어나는지 느껴보라.

요가 수행 도움말

넙다리근막긴장근을 무리하게 쓰는
사람들이 너무 많다.
웃티타 트리코나아사나처럼
강한 선 아사나에서는 이 근육이
할 일이 많다. 다리를 모으고,
펴고, 안쪽으로 돌리는 아사나를
수행하면서 이 근육을
잘 스트레칭하고 관리하라.

넙다리근막긴장근[대퇴근막장근, Tensor fasciae latae (TFL)]

엉덩정강띠[장경인대, Iliotibial (IT) tract]

엉덩뼈능선(장골릉, Iliac crest)

위앞엉덩뼈가시[상전장골극, Anterior superior iliac spine (ASIS)]

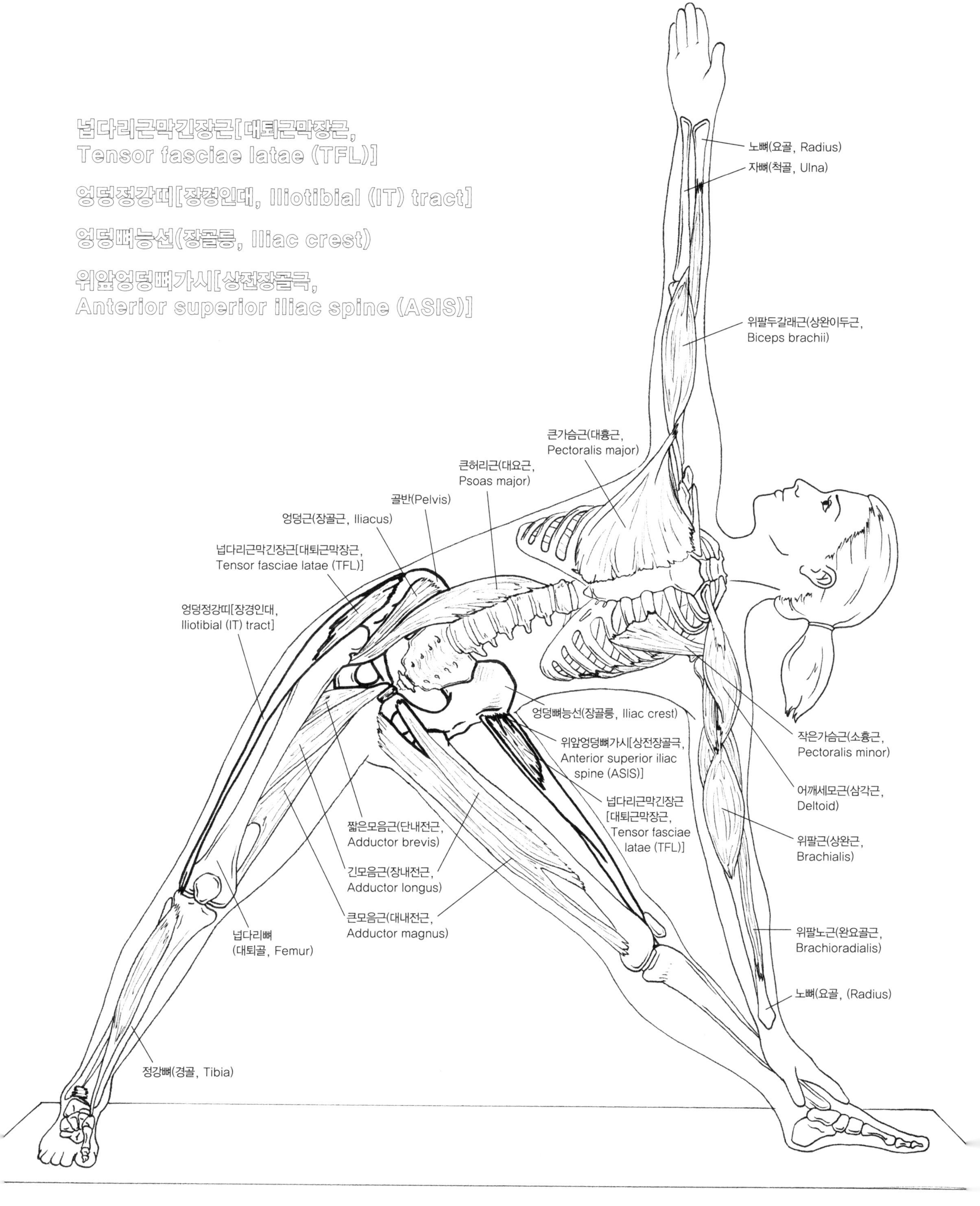

다리 앞면의 근육

다리 앞면에 있는 근육들은 몸에서 가장 길고 강한 근육들이다. 이것들이 하는 일은 오로지 다리와 엉덩관절을 움직이는 것이다. 보호, 호흡, 그 밖의 것들을 돕기도 하는 다른 근육군들과 달리, 다리근육은 오로지 신체의 보행을 위해 존재한다.

넙다리네갈래근

이름에서 드러나듯이 넙다리네갈래근(quadriceps femoris)은 네 개의 근육으로 되어 있다.

넙다리네갈래근의 네 근육은 다음과 같다.

- **넙다리곧은근**(Rectus femoris): 이 근육군에서 가장 강하고 힘이 세다.
- **가쪽넓은근**(Vastus lateralis): 이름에서 드러나듯, 이 근육은 '넓고' 넓적다리의 가쪽에 있다.
- **안쪽넓은근**(Vastus medialis): 이 근육 또한 '넓고' 넓적다리의 안쪽에 있다.
- **중간넓은근**(Vastus intermedius): 이 근육군에서 가장 깊고 거의 중간에 있으며 당연히 '넓다.'

위치

넙다리곧은근의 이는곳은 아래앞엉덩뼈가시이다. 아래앞엉덩뼈가시는 허리 바로 아래에 몸 앞면에 튀어나온 위앞엉덩뼈가시 바로 아래에 조금 작게 튀어나온 부분이다. 나머지 세 개의 넓은근의 이는곳은 넙다리뼈를 따라 길게 걸쳐 있다. 네 개의 서로 다른 근육으로 시작하지만, 넙다리뼈를 따라 내려오면서 하나의 힘줄로 합쳐지는데 그 힘줄의 이름은 적절하게도 넙다리네갈래근힘줄이다. 무릎뼈에서부터는 이 힘줄이 무릎힘줄로 불린다.[무릎인대(patellar ligament)라고도 한다.] 무릎힘줄은 정강뼈거친면(정강뼈 꼭대기에 있는 작게 튀어나온 부분)에 붙는다.

하는 일

넙다리네갈래근이 하나의 근육군으로 수축하면 엉덩관절을 굽히고 무릎을 편다. 넙다리네갈래근을 신장하려면 그 반대로 하면 된다. 엉덩관절을 펴고 무릎을 굽히는 것이다. 넙다리곧은근은 이 근육군에서 유일하게 골반에 붙는 근육이고 그래서 이 근육군에서 '유일한' 엉덩관절 굽힘근육이다.

넙다리빗근

나는 넙다리빗근(sartorius)을 '영원히 신부가 되지 못하는 들러리'라고 생각한다. 어떤 동작에서도 주작용근이 되지 못하고 항상 협동근 역할만 하기 때문이다. 절대 주도하지는 않지만, 항상 도움을 준다. 하지만 넙다리빗근에도 명예로운 칭호가 있다. '우리 몸에서 가장 긴 근육'이라는 것이다.

위치

넙다리빗근은 엉덩관절과 무릎관절을 가로지른다. 넙다리빗근의 이는곳은 위앞엉덩뼈가시이다. 위앞엉덩뼈가시는 우리에게 아주 친숙한 엉덩뼈의 일부이다. 몸 앞쪽 허리 바로 아래에 튀어나온 곳이다. 아래앞엉덩뼈가시 바로 위에 있다. 닿는곳은 몸쪽 정강뼈 안쪽이다.

하는 일

넙다리빗근은 엉덩관절의 굽힘, 가쪽돌림, 벌림을 돕는다. 또한, 무릎의 굽힘과 굽힌 무릎의 안쪽돌림을 돕는다.

토막상식

넙다리빗근의 영어용어 'sartorius'는 라틴어로 '재봉사'를 뜻하는 'sartor'에서 왔다. 바닥에 앉거나 책상다리를 할 때 한쪽 발목이 반대쪽 무릎에 올라갈 수 있도록 엉덩관절을 굽히고 가쪽으로 돌리며 무릎을 굽히는 근육이 바로 넙다리빗근이다. 재봉사들이 예전에는 분명히 그런 자세를 취했을 것이다. 지금 재봉사들은 재봉틀 앞에 웅크리고 앉아있는데, 이들에게도 요가가 정말 필요하다!

프라사리타 파도타 나아사나(Prasarita Padottanasana)

프라사리타 파도타나아사나는 강력한 넙다리네갈래근이 작동하면서 무릎을 곧게 편 상태를 유지하는 동안 넓적다리 안쪽과 다리 뒤쪽은 시원하게 신장되는 모습을 아름답게 보여주는 아사나이다. 넙다리곧은근과 넙다리빗근이 골반을 당기면서 앞기울임을 도와 더 깊은 전굴을 가능하게 한다.

넙다리곧은근(대퇴직근, Rectus femoris)

안쪽넓은근(내측광근, Vastus medialis)

중간넓은근(중간광근, Vastus intermedius)

가쪽넓은근(외측광근, Vastus lateralis)

넙다리빗근(봉공근, Sartorius)

넙다리네갈래근힘줄(대퇴사두근건, Quadriceps tendon)

위앞엉덩뼈가시[상전장골극, Anterior superior iliac spine (ASIS)]

아래앞엉덩뼈가시[하전장골극, Anterior inferior iliac spine (AIIS)]

무릎힘줄(슬개건, Patellar tendon)

정강뼈거친면(경골조면, Tibial tuberosity)

넙다리뼈(대퇴골, Femur)

정강뼈(경골, Tibia)

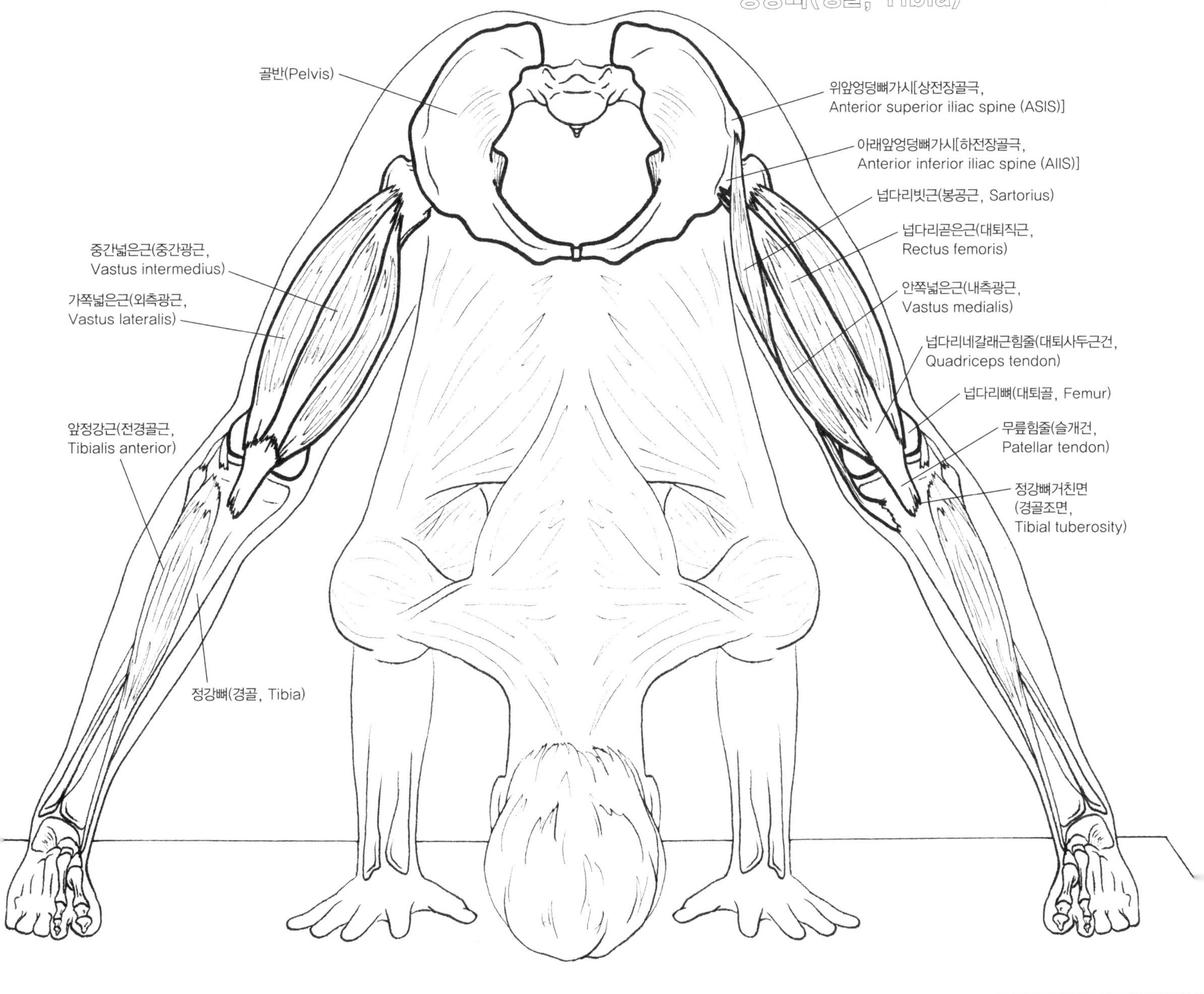

앞정강근

앞정강근(tibialis anterior)을 들어본 사람은 거의 없을 것이다. 하지만 나는 모든 사람이 이 근육을 알아야 한다고 생각한다. 앞정강근은 종아리 앞쪽에 있는 강한 근육으로 걸음마다 큰 역할을 한다. 이 근육이 너무 약하면 제 발에 걸려 넘어지게 된다. 실제로 노인들의 낙상 원인이 약한 앞정강근에 있다고 지적하는 사람들도 많다. 이 근육이 지나치게 팽팽하면 정강이덧대(shin splint)의 발병 원인 중 하나가 될 수 있다. 정강이덧대는 정강뼈를 둘러싼 근육에 염증이 나타나는 증상이다. 다른 근육들과 마찬가지로 여기에서도 힘과 유연성의 균형이 필요하다.

위치

앞정강근의 이는곳은 정강뼈의 몸쪽 가쪽면이다. 닿는곳은 안쪽쐐기뼈의 안쪽과 첫째발허리뼈바닥이다. 안쪽쐐기뼈는 첫째발허리뼈로 이어지는 발의 작은 뼈다. 앞정강근이 정강뼈 가쪽에서 발의 안쪽까지 이어지려면 힘줄이 정강뼈 위를 가로질러야 한다. 앞정강근의 힘살은 정강뼈의 가쪽에 있다.

하는 일

앞정강근이 수축하면 발과 발목에서 발등굽힘과 안쪽들림이 일어난다.

토막상식

발등굽힘을 하면 굽히면 앞정강근을 느낄 수 있다. 정강뼈 가쪽에 손을 대고 있으면 이 근육이 '툭 튀어나오는' 것을 느낄 수 있다. 앞정강근의 힘살에서 힘줄까지 따라가 보라. 정강뼈를 가로지르는 지점이 어디인지도 만져볼 수 있을 것이다. 앞정강근은 세로발바닥활(longitudinal arch of foot)의 안쪽부분까지 곧장 이어진다.

말라아사나(Malasana)

말라아사나는 앞정강근을 튼튼하게 만드는 아주 좋은 방법이다. 스쿼트를 깊이 하려면 발목이 깊은 발등굽힘을 할 수 있어야 한다. 그러나 대개는 앞정강근이 약하기 일쑤다. 앞정강근을 튼튼하게 하려면 스쿼트를 연습하라! 앞정강근을 좀 더 또렷이 보고 발목에서 더 깊은 발등굽힘을 하는 모습을 볼 수 있도록 발이 정면을 향한 상태로 두 무릎을 모으는 자세를 선택했다.

앞정강근(전경골근, Tibialis anterior)

정강뼈(경골, Tibia)

안쪽쐐기뼈(내측설상골, Medial cuneiform)

요가 수행 도움말

벽에 기대고 말라아사나를 수련해보라. 척주를 벽에 댄 상태에서 두 발을 점점 멀리 내딛는 것이다. 발이 벽에서 멀어질수록 자세가 쉬워질 것이다. 발가락이 정면을 향한 상태에서 두 발은 엉덩관절 넓이만큼 벌리고 무릎을 굽히기 시작하라. 무릎을 굽힐 때, 무릎의 방향은 발가락 방향과 일치해야 한다. 척주가 벽을 따라 미끄러져 내려올 때, 발꿈치가 들리기 전까지, 즉 발꿈치를 땅에 붙인 상태로 얼마나 척주를 낮출 수 있는지 시험해보라. 앞정강근을 튼튼하게 만들고 넘어지지 않고도 깊은 스쿼트를 할 수 있는 아주 훌륭한 방법이다.

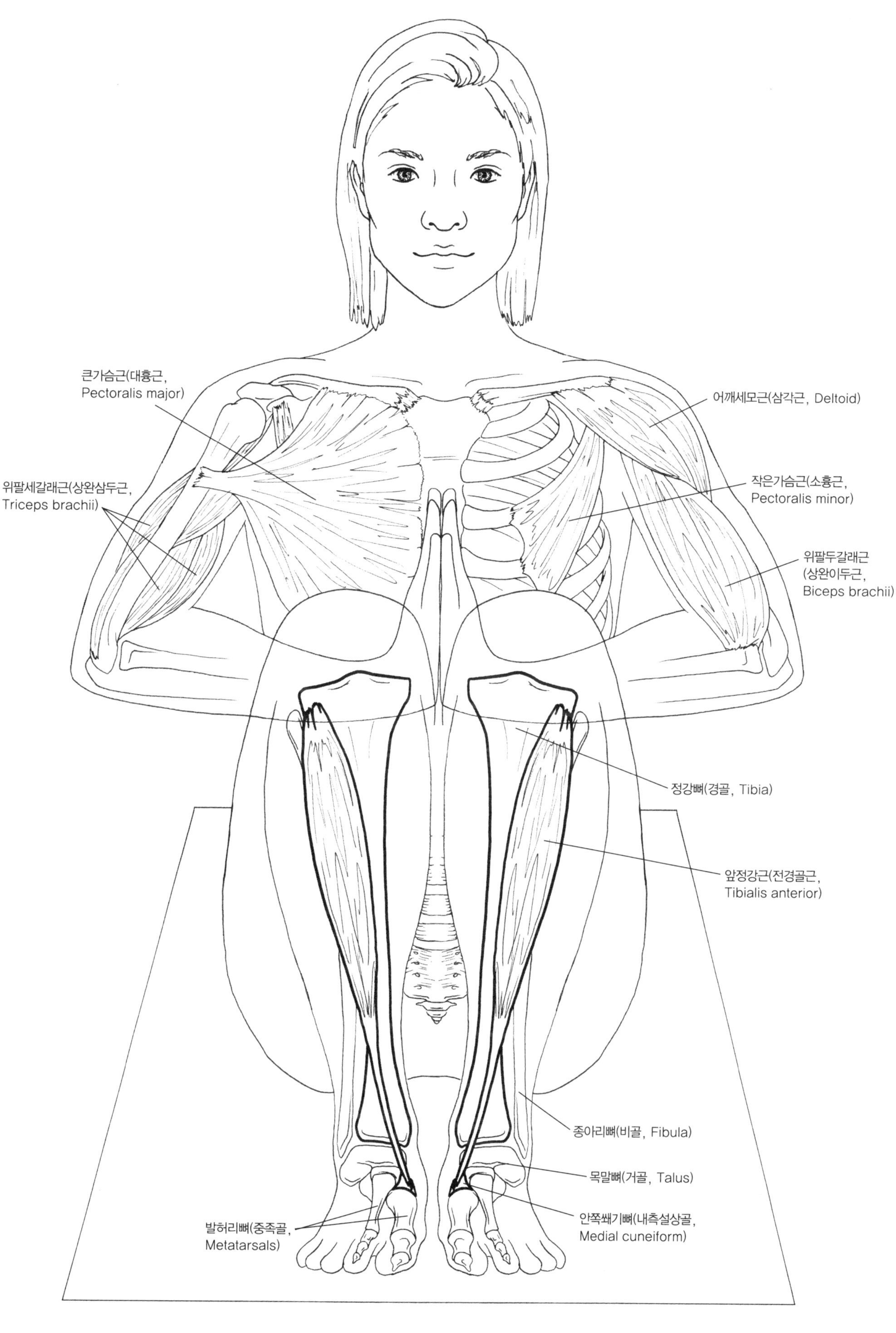

큰가슴근(대흉근,
Pectoralis major)
어깨세모근(삼각근, Deltoid)
위팔세갈래근(상완삼두근,
Triceps brachii)
작은가슴근(소흉근,
Pectoralis minor)
위팔두갈래근
(상완이두근,
Biceps brachii)
정강뼈(경골, Tibia)
앞정강근(전경골근,
Tibialis anterior)
종아리뼈(비골, Fibula)
목말뼈(거골, Talus)
안쪽쐐기뼈(내측설상골,
Medial cuneiform)
발허리뼈(중족골,
Metatarsals)

다리 뒷면의 근육

이제 우리는 다리 뒷면에 있는 가장 얕은 근육들을 살펴볼 것이다. 그 유명한 넓적다리뒤근육과 장딴지근, 그리고 그렇게 유명하지는 않은 가자미근이다. 어떤 아사나 수련에서도 이 근육들을 피해갈 수는 없으며 대부분의 사람은 이 근육을 신장할 필요가 있음을 금세 깨닫게 된다.

넓적다리뒤근육

요가 아사나 수련을 하기 전까지 넓적다리뒤근육(hamstrings)이 어디 있는지 몰랐다면 아마 지금은 알 것이라고 확신한다. 이 근육을 잘 관리하라! 넓적다리뒤근육은 세 개의 긴 근육으로 되어 있다.

- **넙다리두갈래근**(Biceps femoris): 이 근육은 두 갈래로 되어 있으며 넙다리뼈 뒤쪽을 따라 있다. 이 근육군에서 가장 강한 근육이다.
- **반힘줄근**(Semitendinosus): 이름을 보면 이 근육의 절반은 사실 힘줄이라고 짐작할 수 있을 것이다. 맞다.
- **반막근**(Semimembranosus): 이 근육은 반힘줄근과 이웃하고 있으며 이 근육군에서 가장 안쪽에 있다. 반힘줄근과 마찬가지로 반막근 또한 긴 힘줄이 있지만, 반힘줄근 때문에 이름을 다르게 지었다고 추측한다.

위치

세 근육의 이는곳은 모두 궁둥뼈결절이다. 넙다리두갈래근의 닿는곳은 종아리뼈머리(head of fibula)이다. 넓적다리뒤근육의 나머지 두 근육인 반힘줄근과 반막근의 닿는곳은 정강뼈 안쪽 윗부분이다.

하는 일

모든 넓적다리뒤근육은 엉덩관절과 무릎관절을 지나간다. 넓적다리뒤근육은 무릎을 굽히고 엉덩관절을 편다. 엉덩관절과 무릎의 다른 동작도 돕지만 주로 하는 일은 이것이다.

토막상식

넓적다리뒤근육의 영어용어인 'hamstring'이라는 단어는 라틴어나 복잡한 의학용어에서 온 것이 아니다. 누군가가 넓적다리 뒷부분의 이 근육을 보고 푸줏간 앞에 걸린 고기처럼 생겼다고 생각해서 이런 이름이 붙은 것이다.

장딴지근

장딴지근(gastrocnemius)은 종아리 뒤쪽의 얕은 근육이다.

위치

장딴지근은 무릎과 발목관절을 지난다. 장딴지근의 이는곳은 넙다리뼈의 먼쪽에 있는 가쪽관절융기와 안쪽관절융기이다. 좀 더 쉽게 말하면 장딴지근은 넙다리뼈 가장 아래의 안쪽과 가쪽에서 시작한다. 두 갈래의 힘살은 결국 하나의 힘줄, 즉 발꿈치힘줄(Achilles tendon)이 되어 발꿈치뼈에 닿는다.

하는 일

장딴지근은 무릎과 발목관절에 작용한다. 무릎에서는 무릎 굽힘의 협동근이며 발목에서는 강력한 발바닥굽힘근육이 된다.

가자미근

가자미근(soleus)의 이름은 가자미와 닮은 이 근육의 모양에서 왔다. 맞다. 생선 이름에서 따온 것이다.

위치

가자미근은 장딴지근보다 깊이 있다. 가자미근의 이는곳은 정강뼈와 종아리뼈의 몸쪽 뒷면이다. 발꿈치힘줄이 되어 발꿈치뼈에 닿는다.

하는 일

발목에서 장딴지근과 하는 일이 거의 비슷하다. 수축하면 발바닥굽힘을 한다. 가자미근을 신장하려면 발등굽힘을 하면 된다.

웃타나아사나 (Uttanasana)

웃타나아사나는 지금 나온 모든 근육을 신장시켜 준다. 무릎을 편 상태에서 궁둥뼈결절을 무릎에서 멀어지도록 끌어당기면 넓적다리뒤근육이 늘어난다. 무릎을 펴고 발꿈치는 땅에 붙인 상태에서는 장딴지근이 신장된다. 발꿈치를 땅에 붙이면 가자미근도 신장된다. 반드시 근육 힘살에서 신장되는 느낌이 들어야 한다. 조금이라도 힘줄이 신장되는 느낌이 들면 너무 깊이 신장하고 있다는 적신호다. 웃타나아사나를 하면서 웃을 수 있어야 한다. (물론 웃을 수 있어야 한다는 것은 어떤 아사나에서든 마찬가지다!)

넙다리두갈래근(대퇴이두근, Biceps femoris)

반힘줄근(반건상근, Semitendinosus)

반막근(반막상근, Semimembranosus)

궁둥뼈결절(좌골결절, Ischial tuberosity)

종아리뼈(비골, Fibula)

정강뼈(경골, Tibia)

장딴지근(비복근, Gastrocnemius)

넙다리뼈 가쪽관절융기(대퇴골 외측과, Lateral condyle of femur)

넙다리뼈 안쪽관절융기(대퇴골 내측과, Medial condyle of femur)

발꿈치힘줄(아킬레스건, Achilles tendon)

발꿈치뼈(종골, Calcaneus)

가자미근(Soleus)

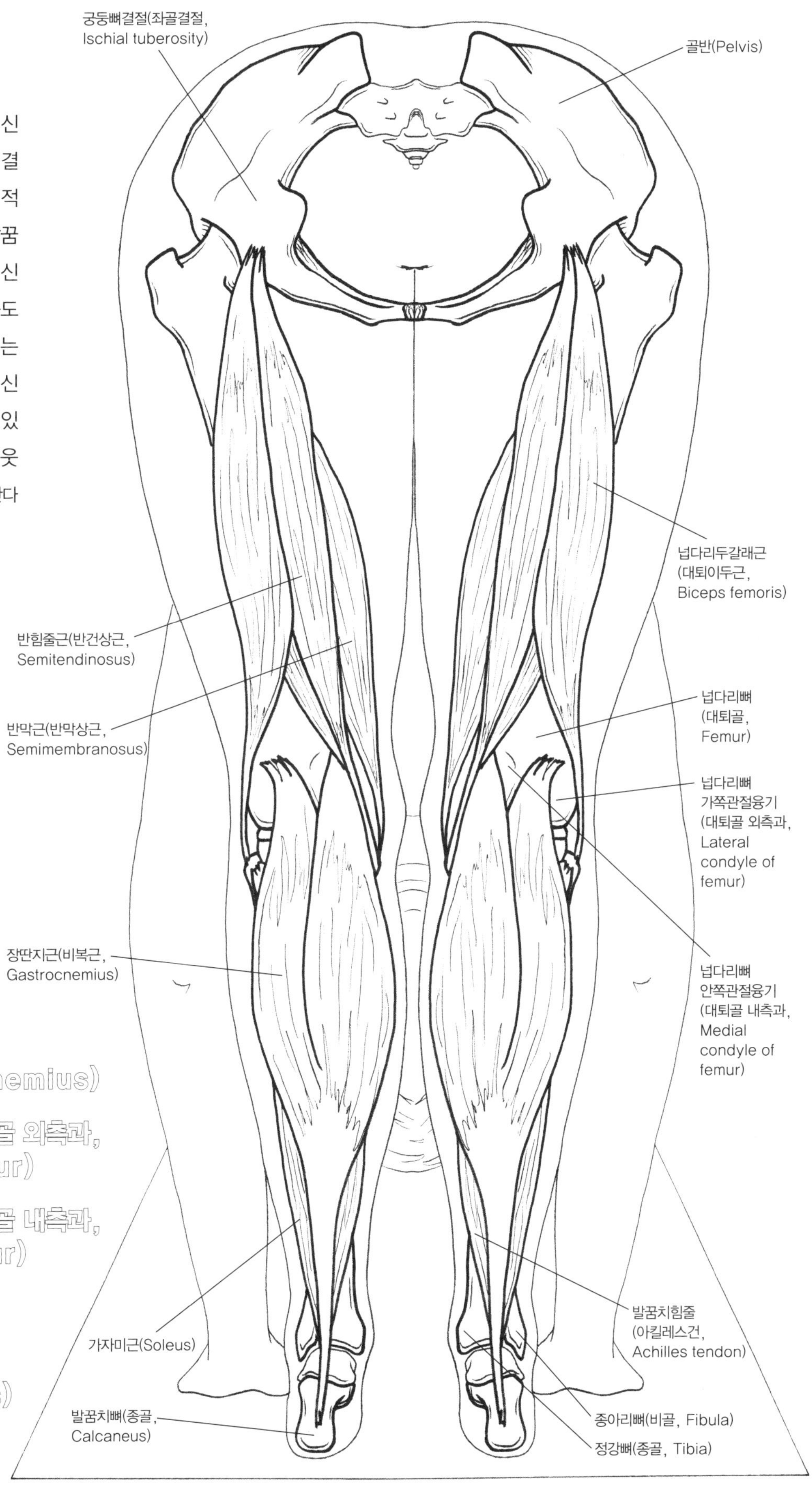

다리 안쪽의 근육

넓적다리 안쪽의 근육들이다. 이 근육들은 비교적 짧은 것들부터 아주 긴 것까지 있다. 앉아서든 서서든 어떤 자세에서든 두 다리를 가쪽으로 벌려야 하는 요가 아사나에서는 이 근육군이 신장된다.

모음근[9)]

이 근육군 이름이 어떻게 생겼는지 알면 아주 마음에 들 것이다. 정확히 이 근육군이 주로 하는 일에 따라 이름이 붙었다. 모음이다! 모음은 팔다리를 몸의 중간을 향해 움직인다는 뜻이었음을 기억하라. 이것들은 두 다리를 중간선 혹은 몸의 반대쪽으로 움직이도록 도와준다. 이 근육군에는 다섯 개의 근육이 있다.

- **두덩근**(Pectineus): 이 근육군에서 가장 짧은 근육이다.
- **짧은모음근**(Adductor brevis): 긴모음근보다는 짧지만, 두덩근보다는 길다.
- **긴모음근**(Adductor longus): 짧은모음근보다 길다. 아마 이름만 보고도 짐작했을 것이다.
- **큰모음근**(Adductor magnus): 이 근육군에서 가장 깊고 가장 강력한 근육이다.
- **두덩정강근**(Gracilis): 이 근육군에서 유일하게 무릎관절을 지나는 특별한 근육이다.

9) 모으는 근육은 모두 모음근육이지만, 여기서 '모음근'은 특히 엉덩관절 모음근육인 '긴모음근, 짧은모음근, 큰모음근, 두덩근, 두덩정강근'을 뜻한다. — 옮긴이 주

위치

엉덩관절 모음근은 넙다리네갈래근과 넓적다리뒤근육 사이의 넓적다리 안쪽을 따라 있다. 엉덩관절 모음근의 이는곳은 볼기뼈 안쪽의 두덩뼈에서 궁둥뼈이고, 모두 엉덩관절을 가로지른다. 이 근육군에서 가장 짧은 두덩근은 넙다리뼈의 안쪽을 따라 가장 위쪽에 닿는다. 이어서 짧은모음근, 긴모음근이 닿는다. 이 근육군에서 가장 강한 큰모음근의 닿는곳은 넙다리뼈 뒷면의 거친선과 더 아래로 내려가서 넙다리뼈의 먼쪽 안쪽인 모음근결절(adductor tubercle. 무릎 안쪽 바로 위에 있는 넙다리뼈의 아래쪽 끝)에 닿는곳이 있다. 두덩정강근의 닿는곳은 정강뼈 몸쪽 안쪽면이다.

하는 일

엉덩관절 모음근은 엉덩관절을 모은다. 가장 중요한 일이 이것이다. 더불어 엉덩관절을 안쪽으로 돌린다. 두덩정강근은 무릎관절을 지나기 때문에 무릎 굽힘의 협동근으로도 기능한다.
이제 모음근이 무슨 일을 하고 어디에서 시작하고 끝나는지 알았으니 다리를 벌리는 모든 아사나에서 모음근이 신장되고, 다리를 모으는 모든 아사나에서는 이 근육들이 수축한다는 것도 짐작할 수 있을 것이다.

요가 수행 도움말

브르샤아사나(47쪽 참고)에서 굽힌 무릎 쪽 엉덩관절을 최대한 벌려보라. 두덩정강근을 제외한 모든 모음근이 잘 신장되는 것을 느낄 수 있을 것이다. 이 아사나에서는 무릎을 굽혔기 때문에 두덩정강근은 늘어나지 않는다. 다음으로는 무릎을 옆쪽으로 내민 상태에서 무릎을 펴면서 웃티타 하스타 파당구쉬타아사나로 들어가면 두덩정강근도 동참하게 된다. 필요하다면 스트랩을 써라. 넓적다리 안쪽 스트레칭이 강해지면서 두덩정강근이 드디어 함께하는 것이 느껴질 것이다.

토막상식

큰모음근은 몸에서 세 번째로 큰 근육이며 엄청나게 강하다. 축구선수들이 발 안쪽으로 공을 찰 때 그렇게 강력하게 찰 수 있는 이유도 이 근육 때문이다. 고샅부위 당김의 가장 흔한 원인도 이 근육이다. 별로 달가운 정보는 아니지만, 알아둘 필요는 있다.

웃티타 하스타 파당구쉬타아사나(Utthita Hasta Padangusthasana)

웃티타 하스타 파당구쉬타아사나는 들어 올린 다리의 모음근이 스트레칭되는 모습을 잘 보여준다. 물론 이 아사나를 할 때는 균형을 잘 잡아야 한다. 요가가 원래 그렇다. 집중을 유지하게 만드는 것이다.

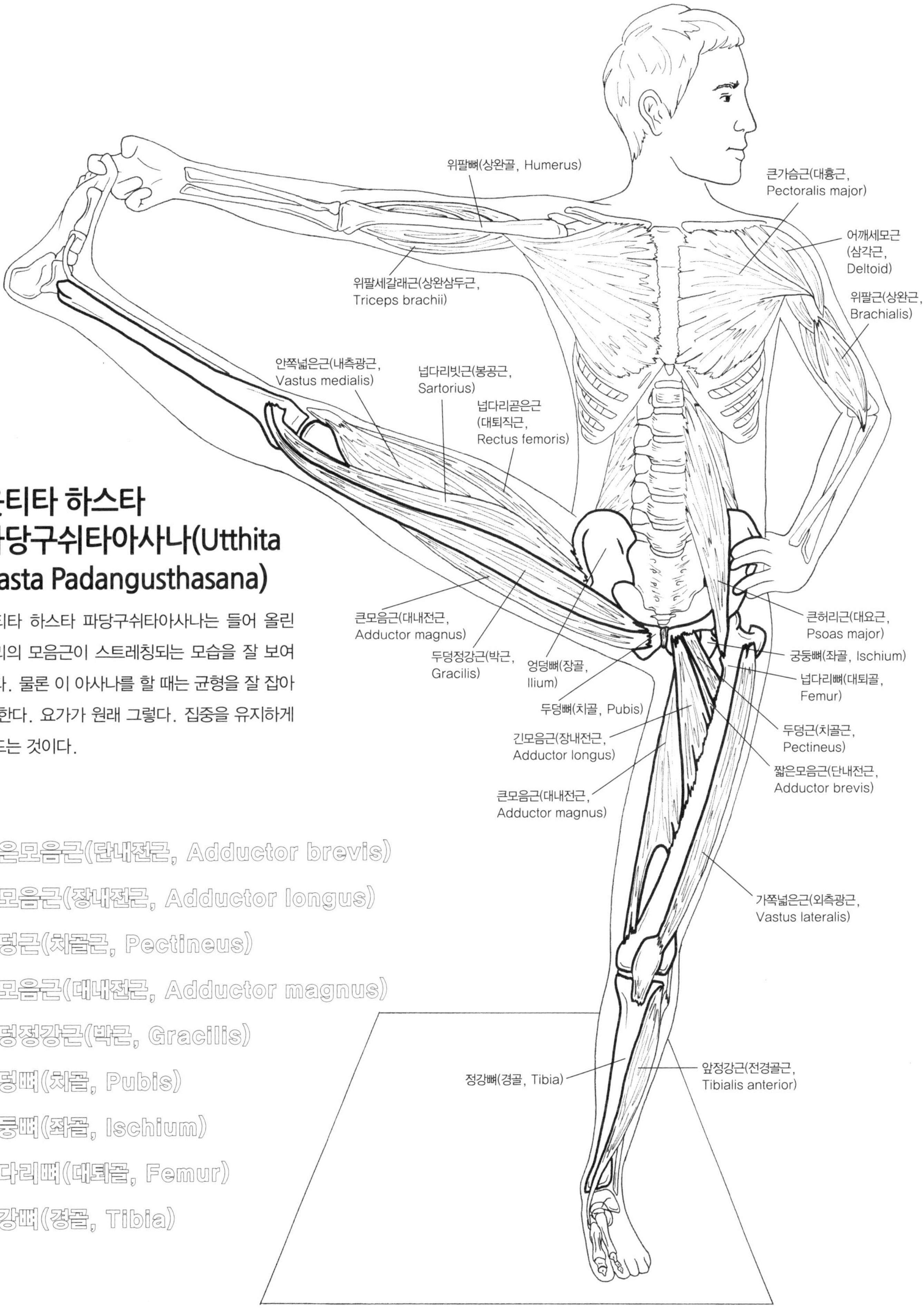

짧은모음근(단내전근, Adductor brevis)

긴모음근(장내전근, Adductor longus)

두덩근(치골근, Pectineus)

큰모음근(대내전근, Adductor magnus)

두덩정강근(박근, Gracilis)

두덩뼈(치골, Pubis)

궁둥뼈(좌골, Ischium)

넙다리뼈(대퇴골, Femur)

정강뼈(경골, Tibia)

다리 가쪽의 근육

이 근육들은 다리 가쪽을 따라 있다. 요기들은 대부분 초기부터 엉덩정강띠에 관해서는 잘 알고 있지만, 다리 아래쪽으로 내려가면 여기에도 상당히 강력한 근육이 있다는 것은 잘 모른다.

엉덩정강띠

나도 안다. 엉덩정강띠(iliotibial tract)는 엄밀히 말해 근육이 아니다. 하지만 워낙 클 뿐만 아니라 넓적다리에 강력하게 작용하기 때문에 언급할 필요가 있다고 생각한다.

위치

엉덩정강띠는 기본적으로 엉덩뼈능선, 특히 엉덩뼈결절(iliac tubercle)부터 시작한다. 내려가면서 넙다리뼈 큰돌기를 지난다. 큰돌기는 넙다리뼈의 가쪽 꼭대기에 크게 튀어나온 곳이다. 엉덩정강띠는 넓적다리의 가쪽을 따라 내려가며 기본적으로 정강뼈 꼭대기에 있는 가쪽관절융기에서 끝난다. 여기서 나는 의도적으로 모호하게 말하면서 이는곳과 닿는곳이라는 표현을 피하고 있다. 엉덩정강띠가 근육이 아니기 때문이다.

하는 일

무엇보다 엉덩정강띠는 강력한 무릎 안정자이자 엉덩관절 벌림의 협동자라는 점을 아는 것이 중요하다. 엉덩관절의 안쪽돌림과 굽힘도 도와준다.

재미는 없지만 중요한 상식

엉덩정강띠가 팽팽하면 무릎뼈를 가쪽으로 당기면서 무릎뼈가 홈에서 빠질 수 있다. 이렇게 되면 아프다. 엉덩정강띠가 너무 팽팽해지지 않게 해야 한다. 스트레칭을 해야 한다!

종아리근

종아리근이라는 근육군의 이름을 들어본 사람은 거의 없을 것이다. 영어용어로는 'peroneus'라고도 'fibularis'라고도 한다.

종아리근은 두 개다.

- **긴종아리근(Peroneus longus)**: 더 긴 근육이다.
- **짧은종아리근(Peroneus brevis)**: 더 짧은 근육이다.

위치

종아리근의 이는곳은 종아리뼈 가쪽을 따라 있다. 긴종아리근이 짧은종아리근보다 위쪽에서 시작한다. 긴종아리근힘줄은 아래로 발바닥까지 뻗어있으며, 닿는곳은 안쪽쐐기뼈와 첫째발허리뼈바닥으로 앞정강근과 나란히 닿는곳이 있다. 긴종아리근과 앞정강근은 발을 감싸는 등자가 된다. 짧은종아리근의 닿는곳은 발의 가쪽 다섯째발허리뼈거친면(tuberosity of fifth metatarsal bone)이다.

이것들은 앞정강근의 대항근이다. 즉, 반대 작용을 한다. 다시 말하면, 종아리근은 발바닥굽힘을 하고 가쪽들림을 한다.

토막상식

어떤 사람들은 세 번째 종아리근이 있다. 그 이름은 '셋째종아리근(peroneus tertius)'이다.

파르스보타나아사나(Parsvottanasana)

파르스보타나아사나는 엉덩정강띠, 종아리근, 넙다리근막긴장근을 아름답게 잘 보여준다. 이 아사나는 앞쪽 다리의 넓적다리뒤근육을 강하게 늘이는 것으로 아주 유명하지만, 넙다리근막긴장근은 양쪽 다리의 엉덩관절 굽힘과 뒤쪽 다리의 안쪽돌림을 돕는다. 엉덩정강띠는 무릎을 안정시키고 정렬시킨다. 종아리근은 양다리를 지탱해주고 앞쪽 다리와 뒤쪽 다리 사이에 동등한 무게 배분을 유지하려고 애쓰는 동안 두 발을 바닥에 단단히 고정시켜준다. 넙다리근막긴장근이 엉덩정강띠로 이어지는 모습을 주의 깊게 보라.

엉덩정강띠[장경인대, Iliotibial (IT) tract]

넙다리뼈(대퇴골, Femur)

정강뼈(경골, Tibia)

긴종아리근(장비골근, Peroneus longus)

짧은종아리근(단비골근, Peroneus brevis)

종아리뼈(비골, Fibula)

다섯째발허리뼈(제5중족골, 5th metatarsal)

발꿈치뼈(종골, Calcaneus)

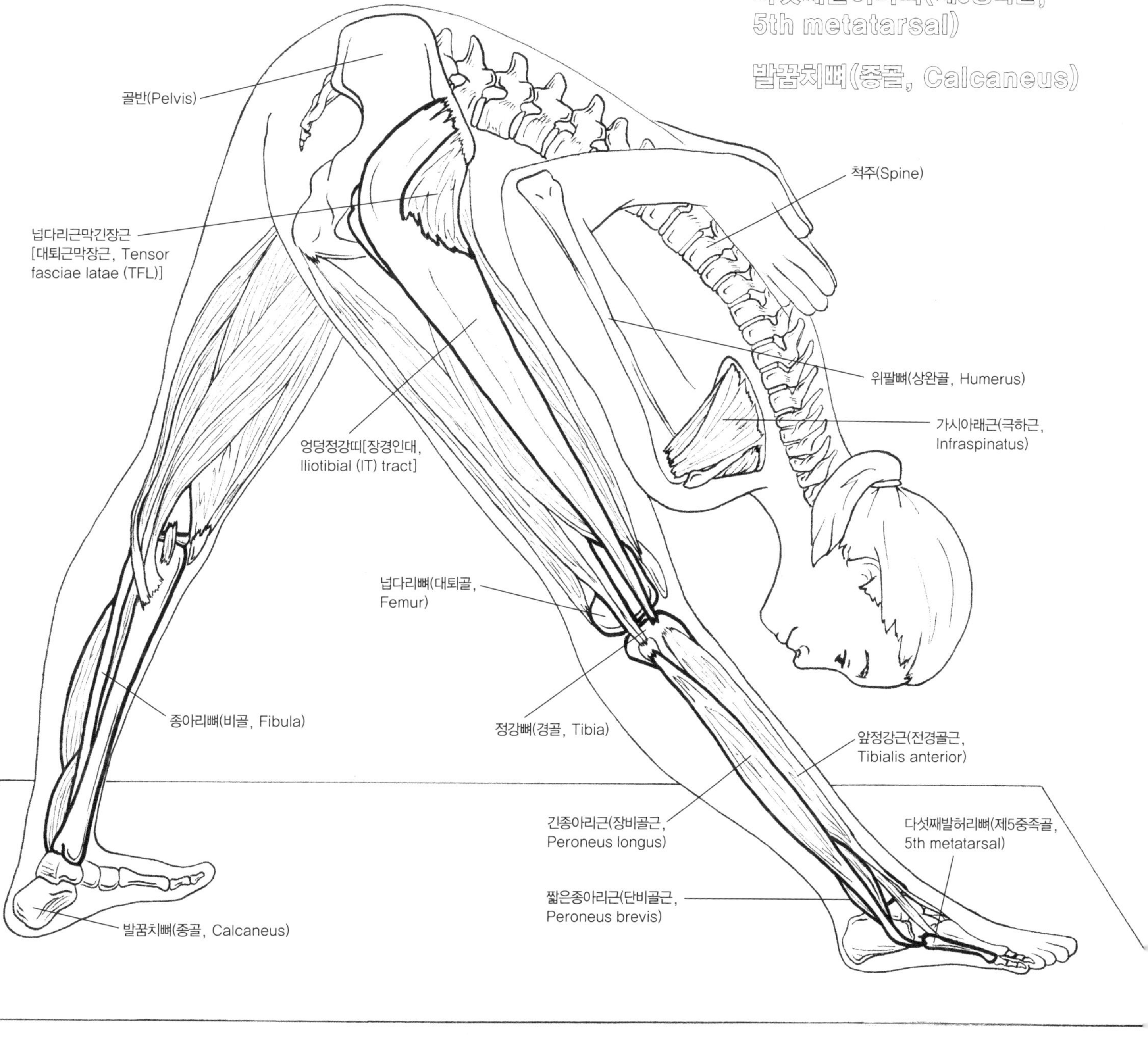

용어

가로돌기(횡돌기, transverse process): 척추뼈에서 가쪽으로 튀어나온 부분.

가로면(횡단면, transverse plane): 몸을 위와 아래로 나누는 면.

가시돌기(극돌기, spinous process): 척추뼈에서 뒤쪽으로 튀어나온 부분.

가쪽(외측, lateral): 몸의 중간선에서 더 멀리 있는 쪽.

가쪽곁인대[외측측부인대, lateral collateral ligament (LCL)]: 무릎의 인대 중 하나.

가쪽굽힘(측굴, lateral flexion): 척주를 옆으로 굽힘.

가쪽돌림[외회전, lateral (external) rotation]: 돌림은 어떤 구조물의 긴 축을 중심으로 도는 운동이다. 예를 들면 해부학자세에서 팔 앞면을 정중면 방향으로 향하게 하는 운동은 안쪽돌림, 그 반대로 향하게 하는 것이 가쪽돌림이다.

거친면(조면, tuberosity): 뼈 표면의 거친 부분.

결절(tubercle): 뼈에서 튀어나와 있는 구조물로, 근육이나 힘줄이 붙는곳.

경첩관절(접번관절, hinge joint): 굽힘과 폄만 할 수 있는 관절.

고리뒤통수관절(환추후두관절, atlantooccipital joint): 첫째목뼈(고리뼈)와 뒤통수뼈 사이의 관절.

고리뼈(환추, atlas): 첫째목뼈의 다른 이름.

고리중쇠관절(환축관절, atlantoaxial joint): 첫째목뼈(고리뼈)와 둘째목뼈(중쇠뼈) 사이의 관절.

고정근(fixator): 다른 근육들이 움직이는 동안 몸의 특정 부위를 고정시키는 근육.

골반의 뒤기울임(골반 후방경사, posterior pelvic tilt): 골반이 뒤쪽으로 기울어지면서 궁둥뼈가 앞으로 당겨짐.

골반의 앞기울임(골반 전방경사, anterior pelvic tilt): 골반이 앞쪽으로 기울어지면서 궁둥뼈가 뒤로 당겨짐.

관상면(coronal plane): 이마면을 참고하라.

관절반달(관절반월, meniscus): 관절에 완충작용을 하는 초승달 모양의 섬유연골.

관절테두리(관절순, labrum): 관절의 오목한 부분의 가장자리를 따라서 있는, 섬유연골성의 입술 모양의 구조.

굽힘(굴곡, flexion): 관절을 이루고 있는 두 뼈 사이 각도가 작아지는 운동.

근막(fascia): 몸의 모든 구조를 둘러싸고 있는 결합조직.

깊은(심, deep): 특별한 점과 비교하여 더 깊은 곳에 위치한.

꼬리뼈(미골, coccyx): 척주의 끝에 있는 작은 뼈.

내림(depression): 구조를 아래로 끌어내림.

내밈(전인, protraction): 어깨뼈가 서로 멀어짐.

닿는곳(종지, insertion): 뼈대근육이 수축하여 운동이 일어날 때, 일반적으로 붙는 부위 중 한쪽은 고정되어 있고 다른 쪽은 움직이게 된다. 이때 움직이는 쪽을 닿는곳이라고 한다. 대개 닿는곳은 근육의 먼쪽 붙는 부위에 해당하는 경우가 많다.

대항근(antagonist): 다른 근육이 수축할 때 신장되는 근육.

돌림(회전, rotation): 어떤 구조물의 긴 축을 중심으로 도는 운동.

동심수축(구심성수축, concentric contraction): 근육의 길이가 짧아지면서 일어나는 근육수축.

두덩결합(치골결합, pubic symphysis): 좌우의 두덩뼈가 그 사이에 낀 섬유연골에 의해 연결된 부분.

뒤(후, posterior): 몸의 뒷부분에 더 가깝게 위치하는.

뒤십자인대[후십자인대, posterior cruciate ligament (PCL)]: 무릎의 인대 중 하나.

뒤침(회외, supination): 아래팔이 엎침된 자세에서 손바닥이 앞을 향하도록 하는 운동. 발에서는 약간 다른 의미로 쓰인다. 본문을 참고하라.

들임(후인, retraction): 어깨뼈가 서로 가까워짐.

등뼈(흉추, thoracic spine): 등을 이루는 12개의 척추뼈.

등척수축(등척성수축, isometric contraction): 근육의 길이에 변화가 없는 근육수축.

먼쪽(원위, distal): 다른 구조에 비해 몸의 중심에서 멀리 위치함.

모음(내전, adduction): 신체의 부분을 중간선 쪽으로 움직임.

목뼈(경추, cervical spine): 목을 이루는 일곱 개의 척추뼈.

몸쪽(근위, proximal): 다른 구조에 비해 몸의 중심에 가깝게 위치함.

몸통뼈대(구간골격, axial skeleton): 몸의 축을 이루며, 머리뼈, 척추뼈, 엉치뼈, 갈비뼈, 복장뼈 등으로 구성된다.

못움직관절(부동관절, synarthrosis): 움직임이 사실상 없는 관절.

무릎넙다리관절(슬개대퇴관절, patellofemoral joint): 넙다리뼈와 무릎뼈를 이어주는 관절.

문턱자극(역치자극, threshold stimulus): 근육을 움직이는 데 필요한 양의 자극.

미끄럼관절(활강관절, gliding joint): 평평하거나 약간 굴곡진 뼈들 사이에 있는 관절.

바로누운(supine): 얼굴이 하늘을 향하게 누운.

발등굽힘(족배굴곡, dorsiflexion): 발을 발등 쪽으로 굽힘.

발바닥굽힘(족저굴곡, plantar flexion): 발을 발바닥 쪽으로 굽힘.

벌림(외전, abduction): 신체의 부분을 중간선에서 멀리 떨어지게 움직임.

복장빗장관절(흉쇄관절, sternoclavicular joint): 복장뼈와 빗장뼈를 이어주는 관절.

봉우리빗장관절(견봉쇄골관절, acromioclavicular joint): 어깨뼈의 봉우리와 빗장뼈를 이어주는 관절.

뼈대근육(골격근, skeletal muscle): 뼈대에 붙어 그 운동을 관장하는 근육.

수축성(contractibility): 근육이 짧아질 수 있는 능력.

수평모음(수평내전, horizontal adduction): 가로면을 따라 두 뼈가 이루는 관절 각도가 작아지는 운동.

수평벌림(수평외전, horizontal abduction): 가로면을 따라 두 뼈가 이루는 관절 각도가 커지는 운동.

시상면(sagittal plane): 몸을 왼쪽과 오른쪽으로 나누는 면.

신장성(extensibility): 근육이 길어지는 능력.

아래(하, inferior): 몸에서 발에 더 가까움.

안장관절(saddle joint): 관절면이 말안장처럼 앞뒤와 양쪽으로 다르게 패인 관절. 엄지손가락 손목손허리관절이 그 예이다.

안쪽(내측, medial): 몸의 중간선에 더 가까운 쪽.

안쪽곁인대[내측측부인대, medial collateral ligament (MCL)]: 무릎의 인대 중 하나.

안쪽돌림[내회전, medial (internal) rotation]: 돌림은 어떤 구조물의 긴 축을 중심으로 도는 운동이다. 예를 들면 해부학자세에서 팔 앞면을 정중면 방향으로 향하게 하는 운동은 안쪽돌림, 그 반대로 향하게 하는 것이 가쪽돌림이다.

앞(전, anterior): 몸의 앞부분에 더 가깝게 위치하는.

앞십자인대[전십자인대, anterior cruciate ligament (ACL)]: 무릎의 인대 중 하나.

양쪽(bilateral): 두 쪽.

얕은(천, superficial): 피부에 더 가까움.

어깨가슴관절(견갑흉곽관절, scapulothoracic joint): 어깨뼈와 갈비뼈를 연결하는 관절. 진짜 관절은 아니다.

엉덩관절(고관절, hip joint): 넙다리뼈와 골반을 이어주는 관절.

엉치뼈(천골, sacrum): 골반을 구성하는 척주의 부분. 골반의 엉덩뼈와 연결된다.

엉치엉덩관절[천장관절, sacroiliac (SI) joint]: 엉치뼈와 엉덩뼈를 이어주는 관절.

엎드린(prone): 얼굴이 바닥을 향하게 엎드린.

엎침(회내, pronation): 해부학자세에서 아래팔이 돌면서 손바닥이 뒤를 향하도록 하는 운동. 발에서는 약간 다른 의미로 쓰인다. 본문을 참고하라.

오목(와, fossa): 뼈에서 얕게 옴폭 들어간 부분.

올림(elevation): 구조가 위로 끌어올려짐.

위(상, superior): 몸에서 머리에 더 가까움.

윤활관절(synovial joint): 몸에서 가장 움직임이 원활한 관절.

윤활주머니(활액낭, bursa): 마찰이 있는 부위에 형성되어 마찰의 감소와 완충작용을 하는 액체를 담고 있는 물주머니 모양의 구조물.

이는곳(기시, origin): 뼈대근육이 수축하여 운동이 일어날 때, 일반적으로 붙는 부위 중 한쪽은 고정되어 있고 다른 쪽은 움직이게 된다. 이때 고정되는 부분을 이는곳이라고 한다. 대개 이는곳은 근육의 몸쪽 붙는 부위에 해당하는 경우가 많다.

이마면[관상면, 전두면, frontal (coronal) plane]: 몸을 앞과 뒤로 나누는 면.

인대(ligament): 뼈와 뼈를 이어주는 결합조직.

작용근(agonist): 다른 근육이 신장될 때 수축하게 되는 근육.

접시위팔관절(관절상완관절, glenohumeral joint): 위팔뼈와 어깨뼈를 이어주는 관절.

정강넙다리관절(경대퇴관절, tibiofemoral joint): 정강뼈와 넙다리뼈를 이어주는 관절.

젖힘(과신전, hyperextension): 관절이 정상 운동범위를 넘어서 펴짐.

좀움직관절(반관절, amphiarthrosis): 움직임이 조금 있는 관절.

주작용근(prime mover): 특정 동작에 관여하는 가장 강한 근육.

중쇠관절(차축관절, pivot joint): 한 뼈가 다른 뼈 둘레를 돌 때 형성되는 관절.

중쇠뼈(축추, axis): 둘째목뼈의 다른 이름.

척주뒤굽음증(척주후만증, kyphosis): 등뼈가 지나치게 뒤로 휘어짐.

척주앞굽음증(척주전만증, lordosis): 허리뼈가 지나치게 앞으로 휘어짐.

척추사이원반(추간판, intervertebral disc): 척추뼈몸통 사이에 끼어 있는 섬유연골판.

탄성(elasticity): 근육이 원래 길이로 돌아가는 능력.

팔다리뼈대(사지골격, appendicular skeleton): 팔이음뼈와 다리이음뼈를 포함한 팔과 다리의 뼈.

편심수축(원심성수축, eccentric contraction): 근육의 길이가 길어지면서 일어나는 근육수축.

폄(신전, extension): 관절을 이루고 있는 두 뼈 사이 각도가 커지는 운동.

한쪽(편측, unilateral): 어느 하나의 편이나 방향.

해부학자세(anatomical position): 바로 서서 얼굴과 눈은 앞을 향하고 팔은 몸통 옆으로 내려 손바닥이 앞을 향하며 두 발을 모아 발끝이 앞을 향하는 자세로, 신체 부위가 독자적으로 혹은 상대적으로 어디에 있는지 설명할 때 기준이 되는 자세이다.

허리뼈(요추, lumbar spine): 허리를 이루는 다섯 개의 척추뼈.

협동근(synergist): 주작용근이 동작을 수행할 수 있도록 돕는 근육.

휘돌림(circumduction): 어떤 부분의 운동에서 그 끝이 원을 그리는 운동.

흥분성(excitability): 근육이 자극을 받는 능력.

힘줄(건, tendon): 근육 끝에 달려서 근육을 뼈 등에 연결하는 줄 모양의 강인하고 치밀한 결합조직.

근육의 이는곳, 닿는곳, 작용

가로돌기가시근육: 횡돌기극근(橫突起棘筋), transversospinales

— 작용: 척주 반대쪽 돌림. (양쪽 작용) 척주 폄

근육	이는 곳	닿는 곳
반가시근: 반극근(半棘筋), semispinalis		
머리반가시근	C4~T12 가로돌기	6~8개 위 척추뼈 가시돌기. 머리반가시근은 아래목덜미선 바로 위에 부착
목반가시근		
등반가시근		
뭇갈래근: 다열근(多裂筋), multifidus		
목뭇갈래근	C4~C7 관절돌기, 등뼈 가로돌기, 허리뼈 꼭지돌기, 엉치뼈	2~4개 위 척추뼈 가시돌기
등뭇갈래근		
허리뭇갈래근		
돌림근: 회선근(回旋筋), rotatores		
목돌림근	모든 척추뼈 가로돌기	1~2개 위 척추뼈 가시돌기
등돌림근		
허리돌림근		

가로막: 횡격막(橫膈膜), diaphragm

— 이는곳: (갈비부분) 여섯째~열두째갈비의 갈비연골과 인접 뼈 영역의 속면.
(복장부분) 칼돌기 뒤면. (허리부분) 왼다리와 오른다리를 통한 L1~L3 척추뼈몸통

— 닿는곳: 중심널힘줄

— 작용: 흡기

가시아래근: 극하근(棘下筋), infraspinatus

— 이는곳: 어깨뼈 뒤면 가시아래오목

— 닿는곳: 위팔뼈 큰결절 중간면

— 작용: 어깨관절 가쪽돌림, 모음. 어깨관절 안정화

가시위근: 극상근(棘上筋), supraspinatus

— 이는곳: 어깨뼈 뒤면 가시위오목

— 닿는곳: 위팔뼈 큰결절 위면

— 작용: 어깨관절 벌림. 어깨관절 안정화

가자미근: soleus

— 이는곳: 종아리뼈머리, 종아리뼈 몸쪽 1/3의 뒤면, 정강뼈 뒤면 가자미근선

— 닿는곳: (발꿈치힘줄을 통하여) 발꿈치뼈융기

— 작용: 발바닥굽힘

가쪽머리곧은근: 외측두직근(外側頭直筋), rectus capitis lateralis

— 이는곳: C1 가로돌기

— 닿는곳: 뒤통수뼈관절융기 바로 가쪽

— 작용: 머리 가쪽굽힘

궁둥구멍근: 이상근(梨狀筋), piriformis

— 이는곳: 엉치뼈 골반면 가쪽, 엉치결절인대

— 닿는곳: 넙다리뼈 큰돌기 위모서리

— 작용: 엉덩관절 가쪽돌림, 벌림(엉덩관절 굽힘 각도에 따라 작용이 달라짐)

긴노쪽손목폄근: 장요측수근신근(長橈側手根伸筋), extensor carpi radialis longus

— 이는곳: 위팔뼈 가쪽관절융기위능선 먼쪽 1/3

— 닿는곳: 둘째손허리뼈바닥 손등면

— 작용: 손목 폄, 노쪽치우침. 팔꿉관절 굽힘

긴모음근: 장내전근(長內轉筋), adductor longus

— 이는곳: 두덩뼈결절

— 닿는곳: 넙다리뼈몸통 거친선 안쪽선 중간 1/3

— 작용: 엉덩관절 모음, 굽힘(, 안쪽돌림). 골반 앞기울임

긴발가락굽힘근: 장지굴근(長趾屈筋), flexor digitorum longus

— 이는곳: 정강뼈몸통 중간 1/3 뒤면

— 닿는곳: 둘째~다섯째발가락 끝마디뼈바닥 발바닥면

— 작용: 둘째~다섯째발가락(MTP · PIP · DIP관절) 굽힘. 발바닥굽힘. 안쪽들림

긴발가락폄근: 장지신근(長趾伸筋), extensor digitorum longus

— 이는곳: 정강뼈 가쪽관절융기, 종아리뼈 몸쪽 2/3의 앞면, 인접 뼈사이막

— 닿는곳: 둘째~다섯째발가락 중간마디뼈와 끝마디뼈 발등면

— 작용: 둘째~다섯째발가락 폄. 발등굽힘. 가쪽들림

긴손바닥근: 장장근(長掌筋), palmaris longus

— 이는곳: 위팔뼈 안쪽위관절융기

— 닿는곳: 굽힘근지지띠, 손바닥널힘줄

— 작용: 손목 굽힘. 팔꿉관절 굽힘. 아래팔 엎침

긴엄지굽힘근(발): 장무지굴근(長拇趾屈筋)(발), flexor hallucis longus
— 이는곳: 종아리뼈몸통 뒤면 먼쪽 2/3
— 닿는곳: 엄지발가락 끝마디뼈바닥
— 작용: 엄지발가락(MTP · IP관절) 굽힘. 발바닥굽힘. 안쪽들림

긴엄지굽힘근(손): 장무지굴근(長拇指屈筋)(손), flexor pollicis longus
— 이는곳: 노뼈몸통 앞면, 뼈사이막, 자뼈 갈고리돌기 가쪽모서리
— 닿는곳: 엄지손가락 끝마디뼈바닥
— 작용: 엄지손가락(CMC · MCP · IP관절) 굽힘. 손목 굽힘, 노쪽치우침

긴엄지벌림근: 장무지외전근(長拇指外轉筋), abductor pollicis longus
— 이는곳: 자뼈 뒷면, 뼈사이막, 노뼈 뒷면 중간 1/3
— 닿는곳: 첫째손허리뼈바닥 노쪽면
— 작용: 엄지손가락(CMC관절) 벌림, 폄. 손목 노쪽치우침

긴엄지폄근(발): 장무지신근(長拇趾伸筋)(발), extensor hallucis longus
— 이는곳: 종아리뼈 중간, 인접 뼈사이막
— 닿는곳: 엄지발가락 끝마디뼈바닥
— 작용: 엄지발가락(MTP · IP관절) 폄. 발등굽힘

긴엄지폄근(손): 장무지신근(長拇指伸筋)(손), extensor pollicis longus
— 이는곳: 자뼈 뒷면 중간 1/3, 뼈사이막
— 닿는곳: 엄지손가락 끝마디뼈바닥
— 작용: 엄지손가락(CMC · MCP · IP관절) 폄. 손목 폄, 노쪽치우침. 아래팔 뒤침

긴종아리근: 장비골근(長腓骨筋), peroneus longus, fibularis longus
— 이는곳: 종아리뼈머리, 종아리뼈 가쪽면 몸쪽 2/3, 정강뼈 가쪽관절융기
— 닿는곳: 안쪽쐐기뼈 가쪽면, 첫째발허리뼈바닥
— 작용: 가쪽들림. 발바닥굽힘

깊은손가락굽힘근: 심지굴근(深指屈筋), flexor digitorum profundus
— 이는곳: 자뼈몸통 몸쪽 3/4의 앞면, 아래팔뼈사이막 앞면
— 닿는곳: 둘째~다섯째손가락 끝마디뼈바닥
— 작용: 둘째~다섯째손가락(MCP · PIP · DIP관절) 굽힘. 손목 굽힘

널판근: 판상근(板狀筋), splenius

- **머리널판근: 두판상근(頭板狀筋), splenius capitis**

— 이는곳: C3~C6 목덜미인대, C7~T4 가시돌기
— 닿는곳: 관자뼈 꼭지돌기, 위목덜미선 가쪽 1/3
— 작용: 머리와 목 돌림, 가쪽굽힘. (양쪽 작용) 머리와 목 폄

- **목널판근: 경판상근(頸板狀筋)**, splenius cervicis
  - — 이는곳: T3~T6 가시돌기
  - — 닿는곳: C1~C3 가로돌기
  - — 작용: 목 돌림, 가쪽굽힘. (양쪽 작용) 목 폄

넓은등근: 광배근(廣背筋), latissimus dorsi

— 이는곳: T7~L5 가시돌기, 등허리근막, 엉덩뼈능선 뒷부분 1/3, 아홉째~열두째갈비뼈, 어깨뼈 아래각

— 닿는곳: 위팔뼈 결절사이고랑

— 작용: 어깨관절 모음, 폄, 안쪽돌림. 어깨뼈 내림. 위팔뼈 고정 시 골반 앞기울임, 올림, 척주 가쪽굽힘. (양쪽 작용) 위팔뼈 고정 시 척주 폄

넓적다리뒤근육: 슬와부근육군(膝窩部筋肉群), hamstring

- **반힘줄근, 반막근, 넙다리두갈래근**
  - — 작용: 엉덩관절 폄. 무릎관절 굽힘. 골반 뒤기울임

넙다리근막긴장근: 대퇴근막장근(大腿筋膜張筋), tensor fasciae latae

— 이는곳: 위앞엉덩뼈가시, 엉덩뼈능선 앞부분 바깥면

— 닿는곳: 엉덩정강띠 몸쪽 1/3

— 작용: 엉덩관절 굽힘, 안쪽돌림, 벌림. 골반 앞기울임, 내림. 무릎관절 안정화

넙다리네갈래근: 대퇴사두근(大腿四頭筋), quadriceps femoris

- **넙다리곧은근: 대퇴직근(大腿直筋)**, rectus femoris
  - — 이는곳: 아래앞엉덩뼈가시, 절구 위모서리
  - — 닿는곳: 정강뼈거친면
  - — 작용: 무릎관절 폄. 엉덩관절 굽힘. 골반 앞기울임
- **중간넓은근: 중간광근(中間廣筋)**, vastus intermedius
  - — 이는곳: 넙다리뼈몸통 앞면 위쪽 2/3
  - — 닿는곳: 정강뼈거친면
  - — 작용: 무릎관절 폄
- **안쪽넓은근: 내측광근(內側廣筋)**, vastus medialis
  - — 이는곳: 넙다리뼈 돌기사이선, 거친선 안쪽선
  - — 닿는곳: 정강뼈거친면
  - — 작용: 무릎관절 폄
- **가쪽넓은근: 외측광근(外側廣筋)**, vastus lateralis
  - — 이는곳: 넙다리뼈 돌기사이선, 거친선 가쪽선, 볼기근거친면 가쪽부분
  - — 닿는곳: 정강뼈거친면
  - — 작용: 무릎관절 폄

넙다리네모근: 대퇴방형근(大腿方形筋), quadratus femoris

— 이는곳: 궁둥뼈결절 가쪽모서리

— 닿는곳: 넙다리뼈 돌기사이능선 네모근결절

— 작용: 엉덩관절 가쪽돌림

넙다리두갈래근: 대퇴이두근(大腿二頭筋), biceps femoris

- **넙다리두갈래근 긴갈래**

— 이는곳: 궁둥뼈결절

— 닿는곳: 종아리뼈머리

— 작용: 무릎관절 굽힘, 가쪽돌림. 엉덩관절 폄, 가쪽돌림. 골반 뒤기울임

- **넙다리두갈래근 짧은갈래**

— 이는곳: 넙다리뼈몸통 거친선 가쪽선

— 닿는곳: 종아리뼈머리

— 작용: 무릎관절 굽힘, 가쪽돌림

넙다리빗근: 봉공근(縫工筋), sartorius

— 이는곳: 위앞엉덩뼈가시

— 닿는곳: 정강뼈 안쪽면 윗부분

— 작용: 엉덩관절 굽힘, 가쪽돌림, 벌림. 무릎관절 굽힘, 안쪽돌림. 골반 앞기울임

네모엎침근: 방형회내근(方形回內筋), pronator quadratus

— 이는곳: 자뼈몸통 앞면 먼쪽 1/4

— 닿는곳: 노뼈몸통 앞면 먼쪽 1/4

— 작용: 아래팔 엎침

노쪽손목굽힘근: 요측수근굴근(橈側手根屈筋), flexor carpi radialis

— 이는곳: 위팔뼈 안쪽위관절융기, 아래팔근막

— 닿는곳: 둘째~셋째손허리뼈바닥

— 작용: 손목 굽힘, 노쪽치우침. 팔꿉관절 굽힘. 아래팔 엎침

두덩근: 치골근(恥骨筋), pectineus

— 이는곳: 두덩뼈위가지 두덩뼈빗

— 닿는곳: 넙다리뼈 뒤면 두덩근선

— 작용: 엉덩관절 모음, 굽힘(, 안쪽돌림). 골반 앞기울임

두덩정강근: 박근(薄筋), gracilis

— 이는곳: 두덩뼈몸통, 두덩뼈아래가지

— 닿는곳: 정강뼈 몸쪽 안쪽면

— 작용: 엉덩관절 모음, 굽힘(, 안쪽돌림). 무릎관절 굽힘, 안쪽돌림. 골반 앞기울임

뒤정강근: 후경골근(後脛骨筋), tibialis posterior

— 이는곳: 정강뼈 · 종아리뼈 · 뼈사이막 뒤면 몸쪽 2/3
— 닿는곳: 목말뼈를 제외한 모든 발목뼈. 둘째~넷째발허리뼈바닥 발바닥면
— 작용: 안쪽들림. 발바닥굽힘

뒤통수밑근육: 후두하근(後頭下筋), suboccipital

- **큰뒤머리곧은근: 대후두직근(大後頭直筋), rectus capitis posterior major**
  — 이는곳: C2 가시돌기
  — 닿는곳: 아래목덜미선 가쪽 1/2
  — 작용: (AO관절에서만) 가쪽굽힘. (AA관절에서만) 돌림. (양쪽 작용) (AO관절 및 AA관절) 폄
- **작은뒤머리곧은근: 소후두직근(小後頭直筋), rectus capitis posterior minor**
  — 이는곳: C1 뒤결절
  — 닿는곳: 아래목덜미선 안쪽 1/2
  — 작용: (양쪽 작용) (AO관절에서만) 폄
- **위머리빗근: 상두사근(上頭斜筋), obliquus capitis superior**
  — 이는곳: C1 가로돌기
  — 닿는곳: 위목덜미선과 아래목덜미선 사이 가쪽면
  — 작용: (AO관절에서만) 가쪽굽힘. (양쪽 작용) (AO관절에서만) 폄
- **아랫머리빗근: 하두사근(下頭斜筋), obliquus capitis inferior**
  — 이는곳: C2 가시돌기
  — 닿는곳: C1 가로돌기
  — 작용: (AA관절에서만) 돌림. (양쪽 작용) (AA관절에서만) 폄

등세모근: 승모근(僧帽筋), trapezius

- **등세모근 내림부분(위부분): 위등세모근, 승모근 상부, 상승모근, upper trapezius**
  — 이는곳: 바깥뒤통수뼈융기, 위목덜미선 안쪽 1/3, 목덜미인대(EOP~C7)
  — 닿는곳: 빗장뼈 가쪽 1/3
  — 작용: 어깨뼈 올림, 위쪽돌림. 어깨뼈 고정 시 머리와 목 가쪽굽힘, 반대쪽 돌림. (양쪽 작용) 머리와 목 폄
- **등세모근 가로부분(중간부분): 중간등세모근, 승모근 중부, 중승모근, middle trapezius**
  — 이는곳: C7~T5 가시돌기
  — 닿는곳: 봉우리 안쪽면, 어깨뼈가시 가쪽 위모서리
  — 작용: 어깨뼈 들임
- **등세모근 오름부분(아래부분): 아래등세모근, 승모근 하부, 하승모근, lower trapezius**
  — 이는곳: T6~T12 가시돌기
  — 닿는곳: 어깨뼈가시 안쪽 1/3
  — 작용: 어깨뼈 내림, 위쪽돌림, 들임

마름근: 능형근(菱形筋), rhomboids

— 큰마름근과 작은마름근은 대개 하나의 무리로 함께 작용
— 이는곳: C7~T5 가시돌기
— 닿는곳: 어깨뼈가시 뿌리와 어깨뼈 아래각 사이의 어깨뼈 안쪽모서리
— 작용: 어깨뼈 들임, 올림, 아래쪽돌림

- **작은마름근: 소능형근(小菱形筋), rhomboid minor**

— 이는곳: C7~T1 가시돌기
— 닿는곳: 어깨뼈가시 뿌리

- **큰마름근: 대능형근(大菱形筋), rhomboid major**

— 이는곳: T2~T5 가시돌기
— 닿는곳: 어깨뼈 안쪽모서리 아래부분

머리긴근: 두장근(頭長筋), longus capitis

— 이는곳: C3~C6 가로돌기
— 닿는곳: 큰구멍 앞쪽
— 작용: 머리와 목 가쪽굽힘, 돌림. (양쪽 작용) 머리와 목 굽힘

목갈비근: 사각근(斜角筋), scalenus, scalene

- **앞목갈비근: 전사각근(前斜角筋), anterior scalene, scalenus anterior**

— 이는곳: C3~C6 가로돌기
— 닿는곳: 첫째갈비뼈
— 작용: 목 가쪽굽힘, 반대쪽 돌림. (양쪽 작용) 목 굽힘. 흡기 보조

- **중간목갈비근: 중사각근(中斜角筋), middle scalene, scalenus medius**

— 이는곳: C2~C7 가로돌기
— 닿는곳: 첫째갈비뼈
— 작용: 목 가쪽굽힘, 반대쪽 돌림. (양쪽 작용) 목 굽힘. 흡기 보조

- **뒤목갈비근: 후사각근(後斜角筋), posterior scalene, scalenus posterior**

— 이는곳: C5~C7 가로돌기
— 닿는곳: 둘째갈비뼈
— 작용: 목 가쪽굽힘, 반대쪽 돌림. 흡기 보조

목긴근: 경장근(頸長筋), longus colli

— 이는곳: C3~C5 가로돌기, C5~T3 척추뼈몸통
— 닿는곳: C1 앞결절, C2~C4 척추뼈몸통, C5~C6 가로돌기
— 작용: 목 가쪽굽힘, 돌림. (양쪽 작용) 목 굽힘

목빗근: 흉쇄유돌근(胸鎖乳突筋), sternocleidomastoid
— 이는곳: (복장갈래) 복장뼈자루 위모서리. (빗장갈래) 빗장뼈 안쪽 1/3
— 닿는곳: 관자뼈 꼭지돌기, 위목덜미선 가쪽
— 작용: 머리와 목 가쪽굽힘, 반대쪽 돌림. (양쪽 작용) 목 굽힘. 흡기 보조

바깥갈비사이근: 외늑간근(外肋間筋), external intercostal
— 이는곳: 갈비뼈 아래모서리
— 닿는곳: 이는곳보다 하나 아래 갈비뼈 위모서리
— 작용: 갈비뼈 올림

바깥폐쇄근: 외폐쇄근(外閉鎖筋), obturator externus
— 이는곳: 폐쇄구멍과 폐쇄막 가장자리
— 닿는곳: 넙다리뼈 큰돌기 안쪽면(돌기오목)
— 작용: 엉덩관절 가쪽돌림

반막근: 반막상근(半膜狀筋), 반막양근(半膜樣筋), semimembranosus
— 이는곳: 궁둥뼈결절
— 닿는곳: 정강뼈 안쪽관절융기 뒤면
— 작용: 무릎관절 굽힘, 안쪽돌림. 엉덩관절 폄, 안쪽돌림. 골반 뒤기울임

반힘줄근: 반건상근(半腱狀筋), 반건양근(半腱樣筋), semitendinosus
— 이는곳: 궁둥뼈결절
— 닿는곳: 정강뼈 몸쪽 안쪽면
— 작용: 무릎관절 굽힘, 안쪽돌림. 엉덩관절 폄, 안쪽돌림. 골반 뒤기울임

배가로근: 복횡근(腹橫筋), transversus abdominis
— 이는곳: 일곱째~열두째갈비연골, 등허리근막, 엉덩뼈능선, 고샅인대
— 닿는곳: 백색선
— 작용: 배안 압력 증가. 등허리근막 장력 증가

배곧은근: 복직근(腹直筋), rectus abdominis
— 이는곳: 두덩결합, 두덩뼈능선
— 닿는곳: 칼돌기, 다섯째~일곱째갈비연골
— 작용: 척주 굽힘. 골반 뒤기울임. 배안과 가슴안 압력 증가

배바깥빗근: 외복사근(外腹斜筋), external abdominal oblique
— 이는곳: 다섯째~열두째갈비뼈
— 닿는곳: 엉덩뼈능선 앞부분, 백색선
— 작용: 척주 가쪽굽힘, 반대쪽 돌림. (양쪽 작용) 척주 굽힘. 골반 뒤기울임. 배안과 가슴안 압력 증가

배속빗근: 내복사근(內腹斜筋), internal abdominal oblique
— 이는곳: 등허리근막, 엉덩뼈능선, 고샅인대
— 닿는곳: 열째~열두째갈비연골, 백색선
— 작용: 척주 가쪽굽힘, 돌림. (양쪽 작용) 척주 굽힘. 골반 뒤기울임. 배안과 가슴안 압력 증가. 등허리근막 장력 증가

부리위팔근: 오훼완근(烏喙腕筋), coracobrachialis
— 이는곳: 어깨뼈 부리돌기
— 닿는곳: 위팔뼈몸통 안쪽면 중간 1/3
— 작용: 어깨관절 굽힘, 모음

빗장밑근: 쇄골하근(鎖骨下筋), subclavius
— 이는곳: 첫째갈비뼈와 갈비연골 위모서리
— 닿는곳: 빗장뼈 빗장밑근고랑
— 작용: 빗장뼈 내림. 빗장뼈 고정 시 첫째갈비뼈 올림

새끼폄근: 소지신근(小指伸筋), extensor digiti minimi
— 이는곳: 위팔뼈 가쪽위관절융기, 근육사이막
— 닿는곳: 새끼손가락 중간마디뼈바닥, 끝마디뼈 손등면
— 작용: 새끼손가락(MCP · PIP · DIP관절) 폄. 손목 폄

셋째종아리근: 제삼비골근(第三腓骨筋), peroneus tertius, fibularis tertius
— 이는곳: 종아리뼈 먼쪽 앞면, 인접 뼈사이막
— 닿는곳: 다섯째발허리뼈바닥 발등면
— 작용: 가쪽들림. 발등굽힘

속갈비사이근: 내늑간근(內肋間筋), internal intercostal
— 이는곳: 갈비연골과 갈비뼈 위면
— 닿는곳: 이는곳보다 하나 위 갈비뼈 갈비뼈고랑 모서리, 갈비연골
— 작용: 갈비뼈 내림

속폐쇄근: 내폐쇄근(內閉鎖筋), obturator internus
— 이는곳: 폐쇄구멍의 폐쇄막 골반면과 아래면
— 닿는곳: 넙다리뼈 큰돌기 안쪽면(돌기오목)
— 작용: 엉덩관절 가쪽돌림

손가락폄근: 지신근(指伸筋), extensor digitorum
— 이는곳: 위팔뼈 가쪽위관절융기, 근육사이막
— 닿는곳: 둘째~다섯째손가락 중간마디뼈바닥, 끝마디뼈 손등면
— 작용: 둘째~다섯째손가락(MCP · PIP · DIP관절) 폄. 손목 폄

손뒤침근: 회외근(回外筋), supinator

— 이는곳: (위팔갈래) 위팔뼈 가쪽위관절융기, 팔꿉관절 가쪽곁인대, 노뼈머리띠인대. (자갈래) 자뼈 뒤침근능선

— 닿는곳: 노뼈목, 노뼈몸통 몸쪽 1/3의 가쪽면, 앞면

— 작용: 아래팔 뒤침

아래뒤톱니근: 하후거근(下後鋸筋), serratus posterior inferior

— 이는곳: T11~L2 가시돌기

— 닿는곳: 아홉째~열두째갈비뼈 뒤면

— 작용: 갈비뼈 내림

아래쌍동근: 하쌍자근(下雙子筋), inferior gemellus

— 이는곳: 궁둥뼈결절

— 닿는곳: 넙다리뼈 큰돌기 안쪽면(돌기오목)

— 작용: 엉덩관절 가쪽돌림

앞머리곧은근: 전두직근(前頭直筋), rectus capitis anterior

— 이는곳: C1 가쪽덩이 앞면, 가로돌기

— 닿는곳: 뒤통수뼈관절융기 바로 앞쪽

— 작용: 머리 굽힘

앞정강근: 전경골근(前脛骨筋), tibialis anterior

— 이는곳: 정강뼈 가쪽관절융기, 정강뼈 가쪽면 몸쪽 2/3, 인접 뼈사이막

— 닿는곳: 안쪽쐐기뼈 안쪽과 발바닥면, 첫째발허리뼈바닥

— 작용: 안쪽들림. 발등굽힘

앞톱니근: 전거근(前鋸筋), serratus anterior

— 이는곳: 첫째~여덟째갈비뼈 가쪽 바깥면

— 닿는곳: 어깨뼈 안쪽모서리 갈비면

— 작용: 어깨뼈 내밈, 위쪽돌림, 내림. 어깨뼈 안정화. 어깨뼈 고정 시 갈비뼈/가슴 올림(확장)

얕은손가락굽힘근: 천지굴근(淺指屈筋), flexor digitorum superficialis

— 이는곳: (위팔자갈래) 위팔뼈 안쪽위관절융기, 자뼈 갈고리돌기 안쪽면. (노갈래) 노뼈몸통 앞면

— 닿는곳: 둘째~다섯째손가락 중간마디뼈바닥

— 작용: 둘째~다섯째손가락(MCP · PIP관절) 굽힘. 손목 굽힘

어깨밑근: 견갑하근(肩胛下筋), subscapularis

— 이는곳: 어깨뼈밑 앞면 어깨뼈밑오목

— 닿는곳: 위팔뼈 작은결절

— 작용: 어깨관절 안쪽돌림. 어깨관절 안정화

어깨세모근: 삼각근(三角筋), deltoid

- **어깨세모근 빗장부분: 앞어깨세모근, 삼각근 전부, 전삼각근, anterior deltoid**
  - — 이는곳: 빗장뼈 가쪽 1/3
  - — 닿는곳: 위팔뼈몸통 세모근거친면
  - — 작용: 어깨관절 굽힘, 안쪽돌림, 수평모음
- **어깨세모근 봉우리부분: 중간어깨세모근, 삼각근 중부, 중삼각근, middle deltoid**
  - — 이는곳: 어깨뼈 봉우리
  - — 닿는곳: 위팔뼈몸통 세모근거친면
  - — 작용: 어깨관절 벌림
- **어깨세모근 가시부분: 뒤어깨세모근, 삼각근 후부, 후삼각근, posterior deltoid**
  - — 이는곳: 어깨뼈가시
  - — 닿는곳: 위팔뼈몸통 세모근거친면
  - — 작용: 어깨관절 폄, 가쪽돌림, 수평벌림

어깨올림근: 견갑거근(肩胛擧筋), levator scapulae

— 이는곳: C1~C4 가로돌기

— 닿는곳: 어깨뼈 위각과 어깨뼈가시 뿌리 사이의 어깨뼈 안쪽모서리

— 작용: 어깨뼈 올림, 아래쪽돌림. 어깨뼈 고정 시 목 가쪽굽힘, 돌림. (양쪽 작용) 목 폄

엄지맞섬근: 무지대립근(拇指對立筋), opponens pollicis

— 이는곳: 굽힘근지지띠, 큰마름뼈결절

— 닿는곳: 첫째손허리뼈몸통 노쪽면

— 작용: 엄지손가락(CMC관절) 맞섬

엉덩근: 장골근(腸骨筋), iliacus

— 이는곳: 엉덩뼈오목, 앞엉치엉덩인대, 허리엉치인대, 엉덩허리인대, 엉치뼈날개

— 닿는곳: 큰허리근힘줄, 넙다리뼈 작은돌기

— 작용: 엉덩관절 굽힘, 가쪽돌림. 몸통 굽힘. 골반 앞기울임

엉덩허리근: 장요근(腸腰筋), iliopsoas

- **엉덩근, 큰허리근**

오금근: 슬와근(膝窩筋), popliteus

— 이는곳: 넙다리뼈 가쪽관절융기 가쪽면, 무릎관절 빗오금인대

— 닿는곳: 정강뼈 몸쪽 뒤면

— 작용: 무릎관절 굽힘, 안쪽돌림

원엎침근: 원회내근(圓回內筋), pronator teres

— 이는곳: (위팔갈래) 위팔뼈 안쪽위관절융기. (자갈래) 자뼈 갈고리돌기 자뼈거친면

— 닿는곳: 노뼈 가쪽면 중간의 엎침근거친면

— 작용: 아래팔 엎침. 팔꿉관절 굽힘

위뒤톱니근: 상후거근(上後鋸筋), serratus posterior superior

— 이는곳: C7~T3 가시돌기

— 닿는곳: 둘째~다섯째갈비뼈 뒤면

— 작용: 갈비뼈 올림

위쌍동근: 상쌍자근(上雙子筋), superior gemellus

— 이는곳: 궁둥뼈가시 바깥면

— 닿는곳: 넙다리뼈 큰돌기 안쪽면(돌기오목)

— 작용: 엉덩관절 가쪽돌림

위팔근: 상완근(上腕筋), brachialis

— 이는곳: 위팔뼈 앞면 먼쪽 1/2

— 닿는곳: 자뼈 갈고리돌기 자뼈거친면

— 작용: 팔꿉관절 굽힘

위팔노근: 완요골근(腕橈骨筋), brachioradialis

— 이는곳: 위팔뼈 가쪽관절융기위능선 몸쪽 2/3

— 닿는곳: 노뼈 붓돌기

— 작용: 팔꿉관절 굽힘. 아래팔 엎침, 뒤침

위팔두갈래근: 상완이두근(上腕二頭筋), biceps brachii

— 이는곳: (긴갈래) 어깨뼈 접시위결절. (짧은갈래) 어깨뼈 부리돌기

— 닿는곳: 노뼈거친면, 위팔두갈래근널힘줄

— 작용: 팔꿉관절 굽힘. 아래팔 뒤침. 어깨관절 굽힘

위팔세갈래근: 상완삼두근(上腕三頭筋), triceps brachii

- **위팔세갈래근 긴갈래**

— 이는곳: 어깨뼈 접시아래결절

— 닿는곳: 자뼈 팔꿈치머리

— 작용: 팔꿉관절 폄. 어깨관절 폄, 모음

- **위팔세갈래근 가쪽갈래**

— 이는곳: 위팔뼈 뒤면의 노신경고랑 위쪽

— 닿는곳: 자뼈 팔꿈치머리

— 작용: 팔꿉관절 폄

● **위팔세갈래근 안쪽갈래**
— 이는곳: 위팔뼈 뒤면의 노신경고랑 아래쪽
— 닿는곳: 자뼈 팔꿈치머리
— 작용: 팔꿉관절 폄

자쪽손목굽힘근: 척측수근굴근(尺側手根屈筋), flexor carpi ulnaris
— 이는곳: (위팔갈래) 위팔뼈 안쪽위관절융기. (자갈래) 팔꿈치머리, 자뼈 뒤모서리 몸쪽 2/3
— 닿는곳: 콩알뼈, 갈고리뼈갈고리, 다섯째손허리뼈바닥 손바닥면
— 작용: 손목 굽힘, 자쪽치우침. 팔꿉관절 굽힘

자쪽손목폄근: 척측수근신근(尺側手根伸筋), extensor carpi ulnaris
— 이는곳: 위팔뼈 가쪽위관절융기, 자뼈 뒤모서리 중간 1/3
— 닿는곳: 다섯째손허리뼈바닥 손등면
— 작용: 손목 폄, 자쪽치우침

작은가슴근: 소흉근(小胸筋), pectoralis minor
— 이는곳: 셋째~다섯째갈비뼈
— 닿는곳: 어깨뼈 부리돌기
— 작용: 어깨뼈 내림, 내밈, 아래쪽돌림, 앞기울임. 어깨뼈 고정 시 갈비뼈/가슴 올림(확장)

작은볼기근: 소둔근(小臀筋), gluteus minimus
— 이는곳: 엉덩뼈 바깥면 (중간볼기근보다 깊이 있다.)
— 닿는곳: 넙다리뼈 큰돌기 앞면
— 작용: 엉덩관절 벌림(, 안쪽돌림, 굽힘). 골반 앞기울임

작은원근: 소원근(小圓筋), teres minor
— 이는곳: 어깨뼈 가쪽모서리 중간
— 닿는곳: 위팔뼈 큰결절 아래면
— 작용: 어깨관절 가쪽돌림, 모음. 어깨관절 안정화

장딴지근: 비복근(腓腹筋), gastrocnemius
— 이는곳: (안쪽갈래) 넙다리뼈 안쪽관절융기. (가쪽갈래) 넙다리뼈 가쪽관절융기
— 닿는곳: (발꿈치힘줄을 통하여) 발꿈치뼈융기
— 작용: 무릎관절 굽힘. 발바닥굽힘

장딴지빗근: 족척근(足蹠筋), plantaris
— 이는곳: 넙다리뼈 가쪽관절융기위선
— 닿는곳: 발꿈치뼈 뒷면 안쪽부분
— 작용: 발바닥굽힘. 무릎관절 굽힘

중간볼기근: 중둔근(中臀筋), gluteus medius

— 이는곳: 엉덩뼈능선 바깥능선, 엉덩뼈 바깥면
— 닿는곳: 넙다리뼈 큰돌기 가쪽면
— 작용: 엉덩관절 벌림. (앞섬유: 굽힘, 안쪽돌림. 뒤섬유: 폄, 가쪽돌림). 골반 내림. (앞섬유: 골반 앞기울임, 뒤섬유: 골반 뒤기울임)

집게폄근: 시지신근(示指伸筋), extensor indicis

— 이는곳: 자뼈몸통 먼쪽과 뼈사이막 뒤면
— 닿는곳: 둘째손가락 첫마디뼈 손등면
— 작용: 집게손가락(MCP관절) 폄, 모음. 손목 폄. 아래팔 뒤침

짧은노쪽손목폄근: 단요측수근신근(短橈側手根伸筋), extensor carpi radialis brevis

— 이는곳: 위팔뼈 가쪽위관절융기, 팔꿉관절 노쪽곁인대, 근육사이막
— 닿는곳: 셋째손허리뼈바닥 손등면
— 작용: 손목 폄, 노쪽치우침. 팔꿉관절 굽힘

짧은모음근: 단내전근(短內轉筋), adductor brevis

— 이는곳: 두덩뼈아래가지 바깥면
— 닿는곳: 넙다리뼈몸통 거친선 안쪽선 몸쪽 1/3
— 작용: 엉덩관절 모음, 굽힘(, 안쪽돌림). 골반 앞기울임

짧은 분절 무리(short segmental group)

- **가로돌기사이근육: 횡돌기간근(橫突起間筋), intertransversarii**

— 작용: 척주 가쪽굽힘. (양쪽 작용) 척주 폄

- **가시사이근육: 극간근(棘間筋), interspinales**

— 작용: 척주 폄

짧은엄지폄근(손): 단무지신근(短拇指伸筋)(손), extensor pollicis brevis

— 이는곳: 노뼈 뒷면, 뼈사이막
— 닿는곳: 엄지손가락 첫마디뼈바닥
— 작용: 엄지손가락(CMC · MCP관절) 폄. 손목 노쪽치우침

짧은종아리근: 단비골근(短腓骨筋), peroneus brevis, fibularis brevis

— 이는곳: 종아리뼈 가쪽면 먼쪽 2/3, 인접 근육사이막
— 닿는곳: 다섯째발허리뼈거친면
— 작용: 가쪽들림. 발바닥굽힘

척주세움근: 척주기립근(脊柱起立筋), erector spinae

— 작용: 척주 가쪽굽힘. (양쪽 작용) 척주 폄. 골반 앞기울임

근육	이는 곳	닿는 곳
가시근: 극근(棘筋), spinalis		
머리가시근	C4~C6 관절돌기, C7~T7 가로돌기	위목덜미선과 아래목덜미선 사이 뒤통수뼈
목가시근	목덜미인대 아래부분, C7 가로돌기, T1~T2 가시돌기	C2(~C4) 가시돌기
등가시근	T11~L2 가시돌기	T1~T6 가시돌기
가장긴근: 최장근(最長筋), longissimus		
머리가장긴근	C4~C7 가로돌기, T1~T5 가로돌기	관자뼈 꼭지돌기 뒤모서리
목가장긴근	T1~T4 가로돌기	C2~C6 가로돌기
등가장긴근	L1~L5 가로돌기, 엉치뼈 뒤면	T1~T12 가로돌기, R3~R12 갈비뼈각
엉덩갈비근: 장륵근(腸肋筋), iliocostalis		
목엉덩갈비근	R3~R6 갈비뼈각	C3~C6 가로돌기
등엉덩갈비근	R6~R12 갈비뼈각	R1~R6 갈비뼈각 위모서리
허리엉덩갈비근	허리뼈 가시돌기, 엉치뼈 뒤면, 엉덩뼈능선	R6~R12 갈비뼈각, 위쪽 허리뼈 가로돌기

큰가슴근: 대흉근(大胸筋), pectoralis major

- **큰가슴근 빗장부분: 대흉근 쇄골부, pectoralis major clavicular**
  - 이는곳: 빗장뼈 안쪽 1/2
  - 닿는곳: 위팔뼈 큰결절능선
  - 작용: 어깨관절 모음, 안쪽돌림, 굽힘, 수평모음. 위팔뼈 고정 시 갈비뼈/가슴 올림(확장)
- **큰가슴근 복장갈비부분(복장부분): 대흉근 흉늑부, pectoralis major sternal**
  - 이는곳: 복장뼈자루 · 복장뼈몸통 가쪽모서리, 첫째~여섯째갈비연골
  - 닿는곳: 위팔뼈 큰결절능선
  - 작용: 어깨관절 모음, 안쪽돌림, 폄. 위팔뼈 고정 시 갈비뼈/가슴 올림(확장)

큰모음근: 대내전근(大內轉筋), adductor magnus

- **큰모음근 모음근부분**
  - 이는곳: 두덩뼈아래가지, 궁둥뼈가지
  - 닿는곳: 넙다리뼈몸통 거친선 안쪽선
  - 작용: 엉덩관절 모음, 굽힘(안쪽돌림). 골반 앞기울임
- **큰모음근 폄근부분**
  - 이는곳: 궁둥뼈결절
  - 닿는곳: 넙다리뼈 모음근결절
  - 작용: 엉덩관절 모음, 폄

큰볼기근: 대둔근(大臀筋), gluteus maximus

— 이는곳: 엉덩뼈능선 뒷부분, 엉치뼈 뒤가쪽면, 꼬리뼈 뒤면

— 닿는곳: (위섬유) 엉덩정강띠. (아래섬유) 넙다리뼈몸통 볼기근거친면

— 작용: 엉덩관절 폄, 가쪽돌림. (위섬유: 벌림. 아래섬유: 모음). 골반 뒤기울임

큰원근: 대원근(大圓筋), teres major

— 이는곳: 어깨뼈 아래각

— 닿는곳: 위팔뼈 작은결절능선

— 작용: 어깨관절 폄, 모음, 안쪽돌림

큰허리근: 대요근(大腰筋), psoas major

— 이는곳: T12~L5 척추뼈몸통 · 척추사이원반 · 가로돌기 앞가쪽

— 닿는곳: 넙다리뼈 작은돌기

— 작용: 엉덩관절 굽힘, 가쪽돌림. 척주 굽힘, 가쪽굽힘. 골반 앞기울임

팔꿈치근: 주근(肘筋), anconeus

— 이는곳: 위팔뼈 가쪽위관절융기

— 닿는곳: 자뼈 팔꿈치머리 가쪽면, 자뼈 몸쪽 뒤면

— 작용: 팔꿉관절 폄

허리네모근: 요방형근(腰方形筋), quadratus lumborum

— 이는곳: 엉덩뼈능선 뒷부분, 엉덩허리인대

— 닿는곳: 열두째갈비뼈, L1~L4 가로돌기

— 작용: 척주(허리) 가쪽굽힘. 척주 고정 시 골반 올림. (양쪽 작용) 척주(허리) 폄

찾아보기

아사나 찾아보기

지은이 소개

켈리 솔로웨이(Kelly Solloway)는 뉴저지주 토박이다. 2001년부터 요가 수행을 시작했고 2003년부터 요가 강사로 일하고 있다. 2007년에는 쳇바퀴 돌리듯 끝없는 경쟁에서 벗어나 마침내 진정한 행복을 찾기 위해 퇴직하고 요가 강사와 마사지요법사로 먹고살기 위해 마사지 학교에 입학했다. 여기서 그녀는 해부학에 푹 빠지게 되었다. 몸이 어떻게 조직되고 움직이는지 이해하면 아사나 수행이 훨씬 깊고 심오해지며 진심이 담기게 된다는 것을 금세 깨달았다. 현재 그녀는 뉴저지주 램지에서 그녀의 경애하는 스승인 라지 쓰론이 운영하는 '요가 신쎄시스'에서 단체 및 개인 요가 강좌를 열고 강사 교육 프로그램에서는 해부학을 가르치고 있다. 또한, 뉴저지주 북부에서는 직접 '젠틀/리스토러티브 강사 훈련', 워크숍, 강좌를 운영하면서 요가와 해부학에 대한 애정을 다른 사람들과 공유하고 있다.

켈리는 사회학 학사이며 요가얼라이언스(yogaalliance.org)에 등록된 요가 강사(E-RYT 500)이자 마사지요법사이다.

삽화가 소개

서맨써 스터츠먼(Samantha Stutzman)은 미시간주 그랜드래피즈에 살고 있는 화가이자 의학삽화가이다. 그녀는 미시간주립대학교 의과대학에서 인체해부학을 공부하고 켄들예술디자인대학을 졸업했으며 여기에서 의학 삽화 우수상을 받았다. 서맨써는 졸업 후 뉴욕시 티메의학출판사에서 실습 사원으로 일했으며 이후 1인 기업인 '블루 리프 삽화'를 차렸다. 서맨써는 유화, 연필 소묘, 색연필, 목탄, 잉크 및 디지털 삽화에 능통하다.

옮긴이 소개

최우석 한의사(drgenius.co.kr)
곽미자 춘해보건대학교 요가과(yoga.ch.ac.kr) 학과장
김성홍 한국요가연합회(yogakorea.or.kr) 회장
박창은 코리아요가얼라이언스(yogaalliance.kr) 회장

플래시 카드

이 책을 읽고 색칠을 하면서 이전에는 알지 못했던 인체해부학에 대한 아주 다양한 지식을 새로 배웠기를 기대한다. 그리고 앞으로도 해부학에 대한 지식을 더 넓혀가고 싶은 마음이 생겼기를 바란다. 이제 당신이 새로 얻은 지식을 시험해볼 시간이다! 다음 여덟 장은 쉽게 뜯을 수 있다. 각 장을 조심스럽게 뜯어서 다시 넷으로 나눠라. 각 카드의 앞면에는 이름표가 붙은 해부도가 있는 요가 아사나가 있다. 우선 각 아사나의 이름을 기억하는지 확인하라. 어느 근육과 뼈에 이름표가 붙어 있는지 알아 맞혀보면서 이 책에서 배운 해부학 지식을 시험해보라. 해답은 뒷면에 있다. 이 카드를 항상 들고 다니면서 지하철에서나 약속을 기다릴 때 공부하라. 특정 자세나 몸의 특정 부분에서 계속 어려움을 겪는다면 그 부분으로 돌아가서 다시 읽어보고 당신이 색칠한 이름표와 뼈와 근육을 외워라. 본문을 완전히 숙지한 후에도 이따금 카드를 복습하면서 기억을 되살리고 우리 피부 바로 아래에 숨은 놀라운 몸을 더 잘 이해하도록 하라.

이 카드는 관절을 나타낸다.
얼마나 많은 관절의 이름을 댈 수 있는지
확인해보라.

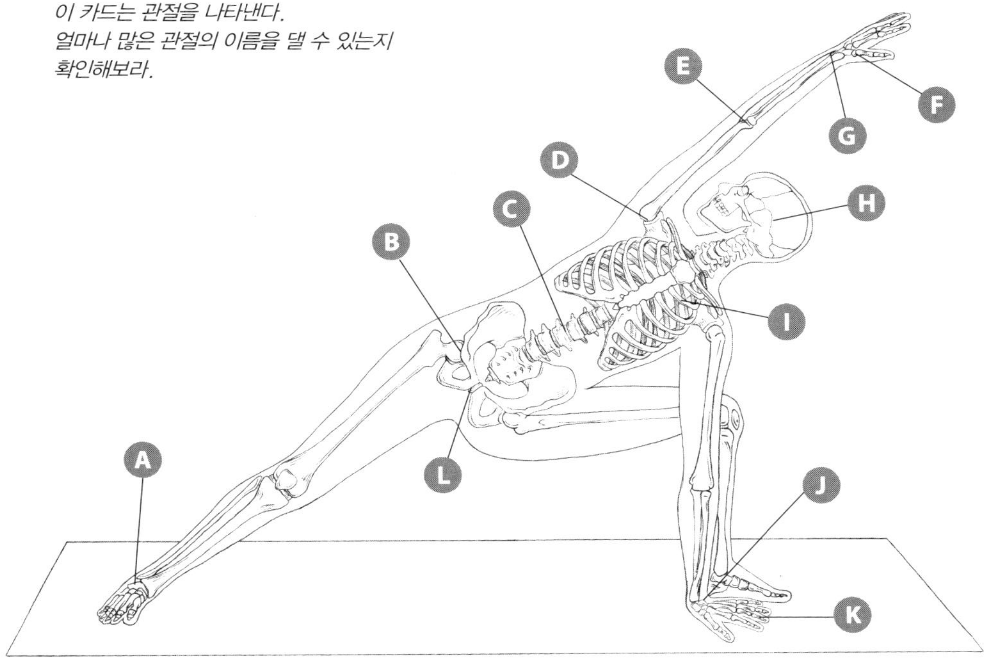

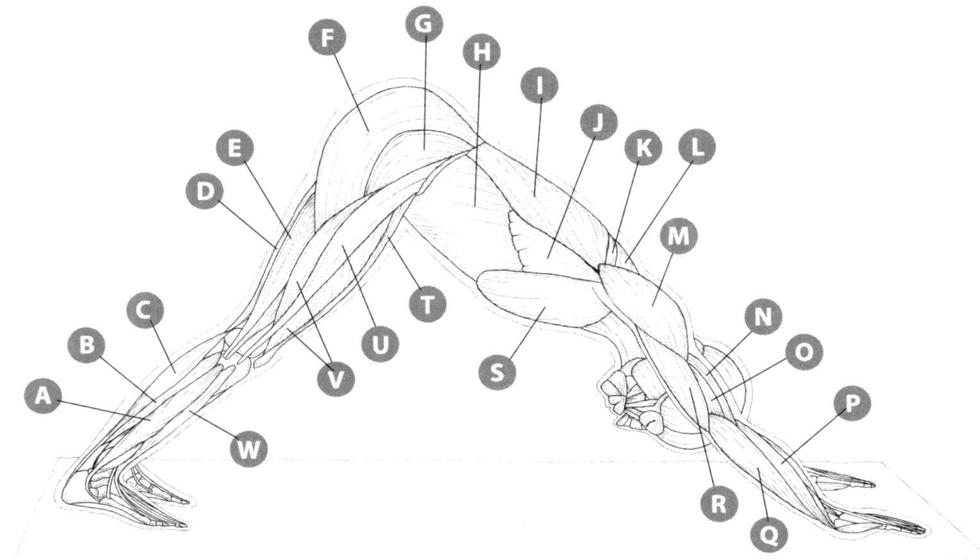

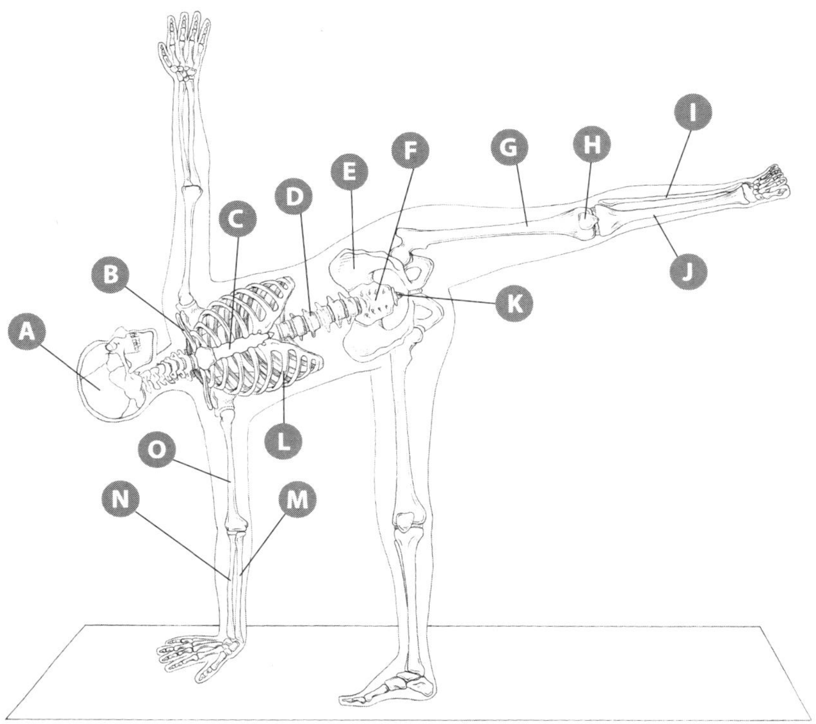

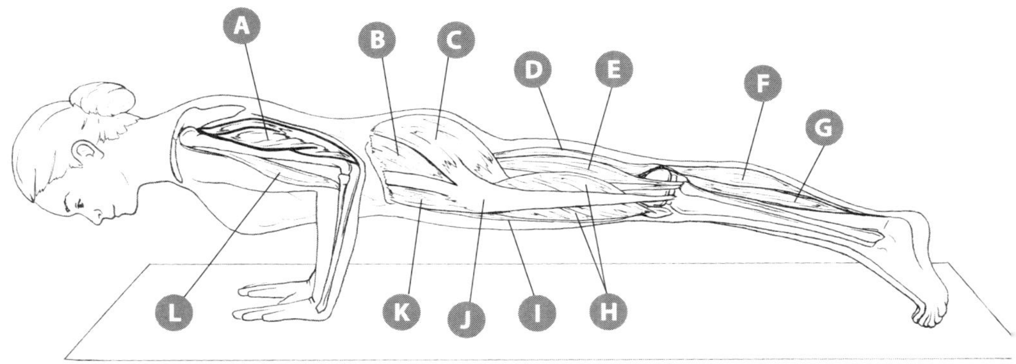

웃티타 파르스바코나아사나 (Utthita Parsvakonasana)

A .... 경첩관절(접번관절, Hinge joint)(발목관절)

B .... 절구관절(구상관절, Ball-and-socket joint)(엉덩관절)

C .... 좀움직관절(반관절, Amphiarthrosis)(척추사이결합)

D .... 절구관절(구상관절, Ball-and-socket joint)(어깨관절)

E .... 경첩관절(접번관절, Hinge joint)(팔꿉관절)

F .... 안장관절(Saddle joint)(엄지손가락 손목손허리관절)

G .... 중쇠관절(차축관절, Pivot joint)(먼쪽노자관절)

H .... 못움직관절(부동관절, Synarthrosis)(머리뼈 봉합)

I .... 좀움직관절(반관절, Amphiarthrosis)(갈비연골관절)

J .... 미끄럼관절(활강관절, Gliding joint)(손목뼈사이관절)

K .... 경첩관절(접번관절, Hinge joint)(손가락뼈사이관절)

L .... 좀움직관절(반관절, Amphiarthrosis)(두덩결합)

아르다 찬드라아사나 (Ardha Chandrasana)

A .... 머리뼈(두개골, Skull)

B .... 빗장뼈(쇄골, Clavicle)

C .... 복장뼈(흉골, Sternum)

D .... 척주(Spine)

E .... 골반(Pelvis)

F .... 엉치뼈(천골, Sacrum)

G .... 넙다리뼈(대퇴골, Femur)

H .... 무릎뼈(슬개골, Patella)

I ..... 종아리뼈(비골, Fibula)

J ..... 정강뼈(경골, Tibia)

K .... 꼬리뼈(미골, Coccyx)

L .... 갈비뼈(늑골, Ribs)

M .... 노뼈(요골, Radius)

N .... 자뼈(척골, Ulna)

O .... 위팔뼈(상완골, Humerus)

아도 무카 스바나아사나 (Adho Mukha Svanasana)

A .... 긴종아리근(장비골근, Peroneus longus)

B .... 가자미근(Soleus)

C .... 장딴지근(비복근, Gastrocnemius)

D .... 반힘줄근(반건상근, Semitendinosus)

E .... 넙다리두갈래근(대퇴이두근, Biceps femoris)

F .... 큰볼기근(대둔근, Gluteus maximus)

G .... 중간볼기근(중둔근, Gluteus medius)

H .... 배바깥빗근(외복사근, External abdominal oblique)

I ..... 넓은등근(광배근, Latissimus dorsi)

J ..... 앞톱니근(전거근, Serratus anterior)

K .... 큰원근(대원근, Teres major)

L .... 가시아래근(극하근, Infraspinatus)

M .... 어깨세모근(삼각근, Deltoid)

N .... 위팔두갈래근(상완이두근, Biceps brachii)

O .... 위팔근(상완근, Brachialis)

P .... 자쪽손목폄근(척측수근신근, Extensor carpi ulnaris)

Q .... 자쪽손목굽힘근(척측수근굴근, Flexor carpi ulnaris)

R .... 위팔세갈래근(상완삼두근, Triceps brachii)

S .... 큰가슴근(대흉근, Pectoralis major)

T .... 넙다리곧은근(대퇴직근, Rectus femoris)

U .... 엉덩정강띠[장경인대, Iliotibial (IT) tract]

V .... 가쪽넓은근(외측광근, Vastus lateralis)

W ... 앞정강근(전경골근, Tibialis anterior)

차투랑가 단다아사나 (Chaturanga Dandasana)

A .... 위팔세갈래근(상완삼두근, Triceps brachii)

B .... 중간볼기근(중둔근, Gluteus medius)

C .... 큰볼기근(대둔근, Gluteus maximus)

D .... 반막근(반막상근, Semimembranosus)

E .... 넙다리두갈래근(대퇴이두근, Biceps femoris)

F .... 장딴지근(비복근, Gastrocnemius)

G .... 가자미근(Soleus)

H .... 가쪽넓은근(외측광근, Vastus lateralis)

I .... 넙다리곧은근(대퇴직근, Rectus femoris)

J .... 엉덩정강띠[장경인대, Iliotibial (IT) tract]

K .... 넙다리근막긴장근[대퇴근막장근, Tensor fasciae latae (TFL)]

L .... 위팔두갈래근(상완이두근, Biceps brachii)

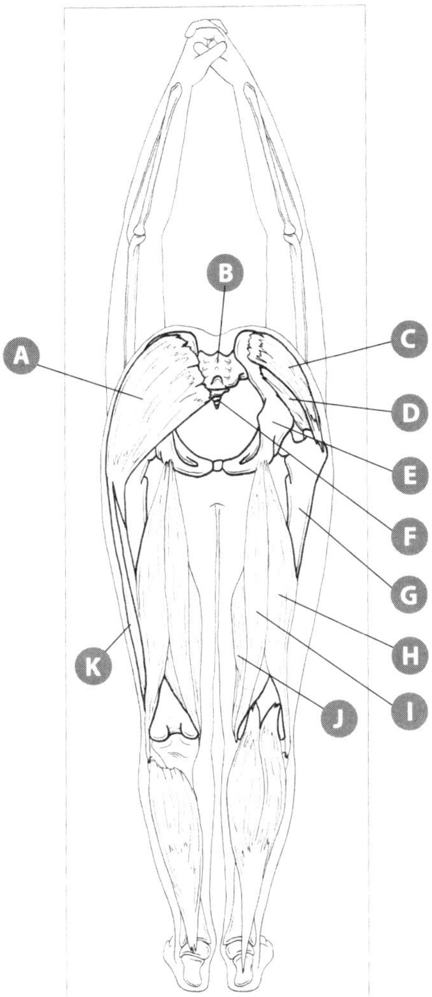
A
B
C
D
E
F
G
H
I
J
K

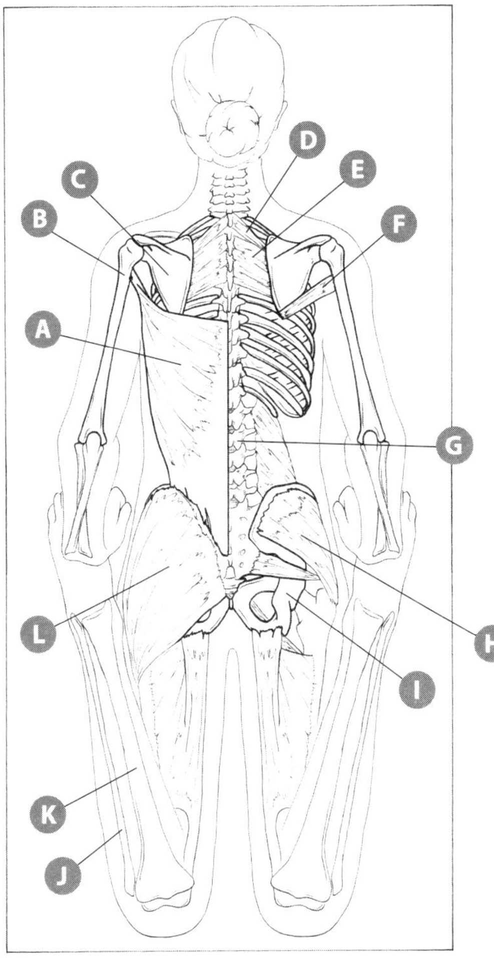
A
B
C
D
E
F
G
H
I
J
K
L

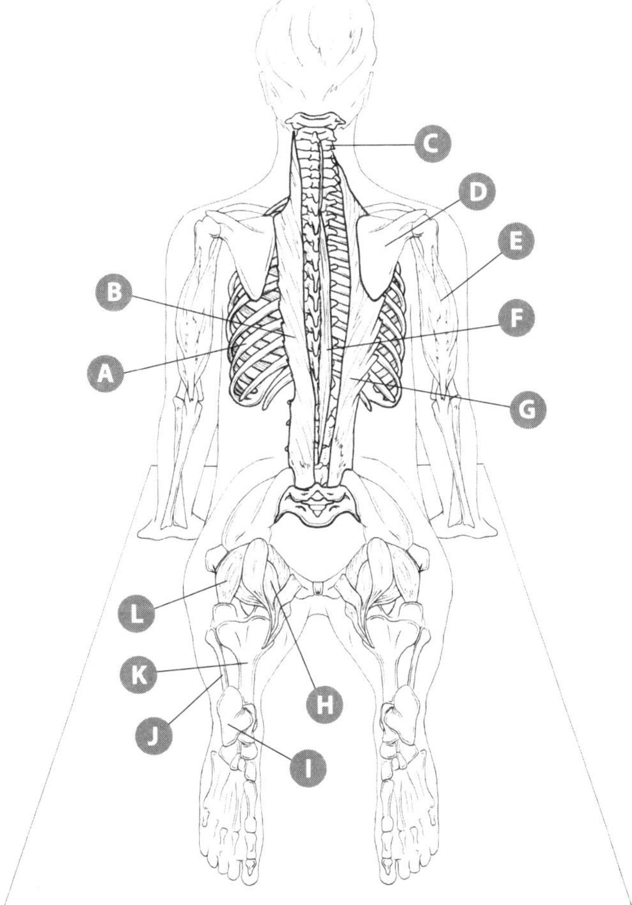
A
B
C
D
E
F
G
H
I
J
K
L

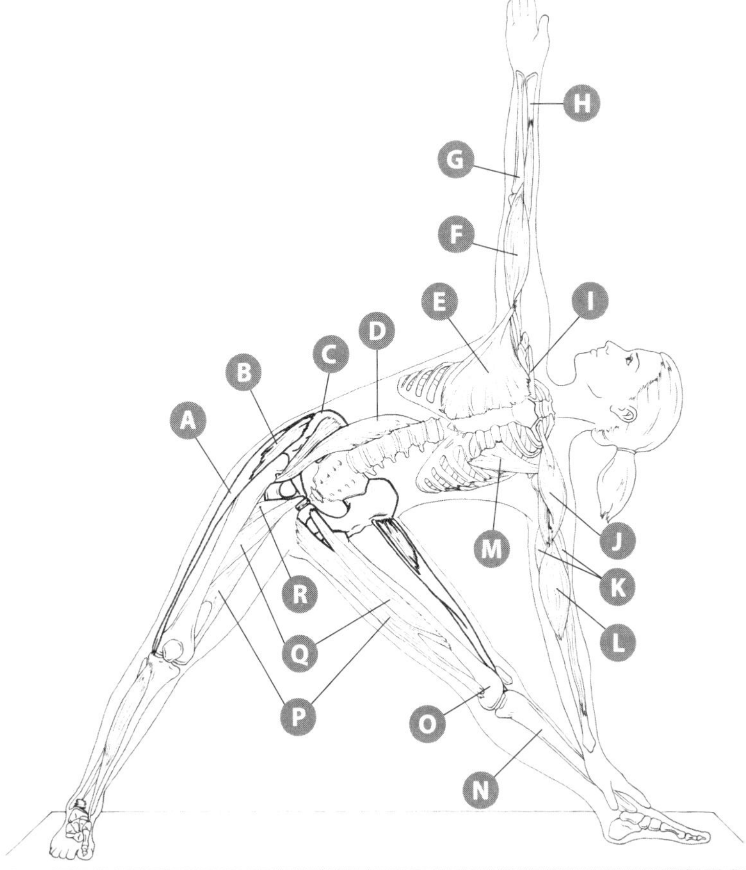
A
B
C
D
E
F
G
H
I
J
K
L
M
N
O
P
Q
R

베카아사나 (Bhekasana)

A .... 넓은등근(광배근, Latissimus dorsi)

B .... 위팔뼈(상완골, Humerus)

C .... 어깨뼈(견갑골, Scapula)

D .... 작은마름근(소능형근, Rhomboid minor)

E .... 큰마름근(대능형근, Rhomboid major)

F .... 큰원근(대원근, Teres major)

G .... 허리뼈(요추, Lumbar spine)

H .... 중간볼기근(중둔근, Gluteus medius)

I .... 골반(Pelvis)

J .... 종아리뼈(비골, Fibula)

K .... 정강뼈(경골, Tibia)

L .... 큰볼기근(대둔근, Gluteus maximus)

할라아사나 (Halasana)

A .... 큰볼기근(대둔근, Gluteus maximus)

B .... 엉치뼈(천골, Sacrum)

C .... 중간볼기근(중둔근, Gluteus medius)

D .... 작은볼기근(소둔근, Gluteus minimus)

E .... 골반(Pelvis)

F .... 꼬리뼈(미골, Coccyx)

G .... 넙다리뼈(대퇴골, Femur)

H .... 넙다리두갈래근(대퇴이두근, Biceps femoris)

I .... 반힘줄근(반건상근, Semitendinosus)

J .... 반막근(반막상근, Semimembranosus)

K .... 엉덩정강띠[장경인대, Iliotibial (IT) tract]

웃티타 트리코나아사나 (Utthita Trikonasana)

A .... 엉덩정강띠[장경인대, Iliotibial (IT) tract]

B .... 넙다리근막긴장근[대퇴근막장근, Tensor fasciae latae (TFL)]

C .... 엉덩뼈능선(장골릉, Iliac crest)

D .... 큰허리근(대요근, Psoas major)

E .... 큰가슴근(대흉근, Pectoralis major)

F .... 위팔두갈래근(상완이두근, Biceps brachii)

G .... 자뼈(척골, Ulna)

H .... 노뼈(요골, Radius)

I ..... 빗장뼈(쇄골, Clavicle)

J ..... 어깨세모근(삼각근, Deltoid)

K .... 위팔세갈래근(상완삼두근, Triceps brachii)

L .... 위팔근(상완근, Brachialis)

M .... 작은가슴근(소흉근, Pectoralis minor)

N .... 정강뼈(경골, Tibia)

O .... 넙다리뼈(대퇴골, Femur)

P .... 큰모음근(대내전근, Adductor magnus)

Q .... 긴모음근(장내전근, Adductor longus)

R .... 짧은모음근(단내전근, Adductor brevis)

부장가아사나 (Bhujangasana)

A .... 갈비뼈(늑골, Ribs)

B .... 가장긴근(최장근, Longissimus)

C .... 목뼈(경추, Cervical spine)

D .... 어깨뼈(견갑골, Scapula)

E .... 위팔세갈래근(상완삼두근, Triceps brachii)

F .... 가시근(극근, Spinalis)

G .... 엉덩갈비근(장륵근, Iliocostalis)

H .... 반막근(반막상근, Semimembranosus)

I .... 발꿈치뼈(종골, Calcaneus)

J .... 종아리뼈(비골, Fibula)

K .... 정강뼈(경골, Tibia)

L .... 넙다리두갈래근(대퇴이두근, Biceps femoris)

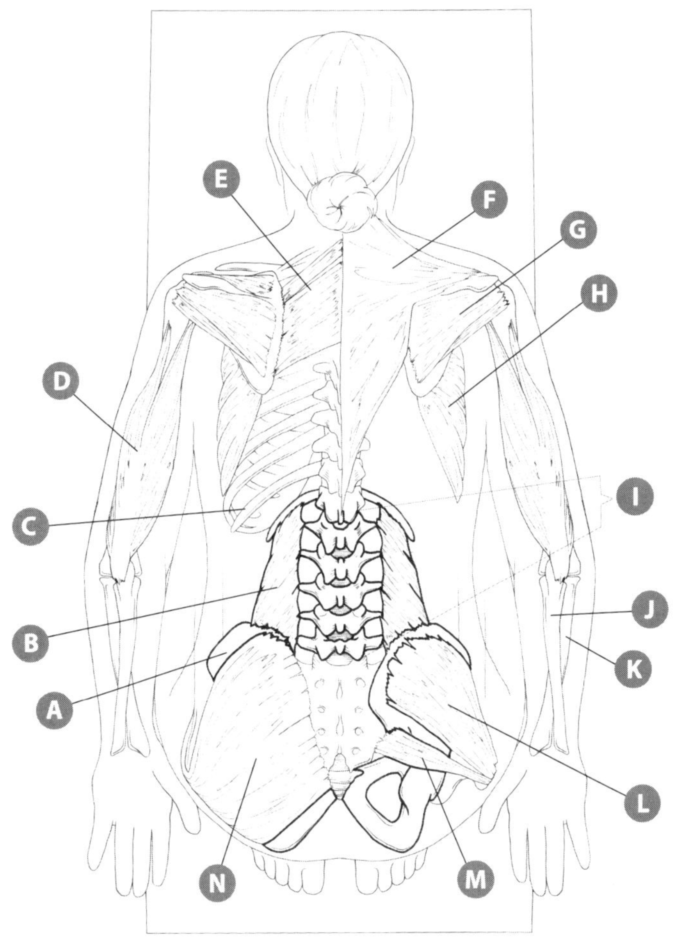
E
F
G
H
D
I
C
J
B
K
A
L
N
M

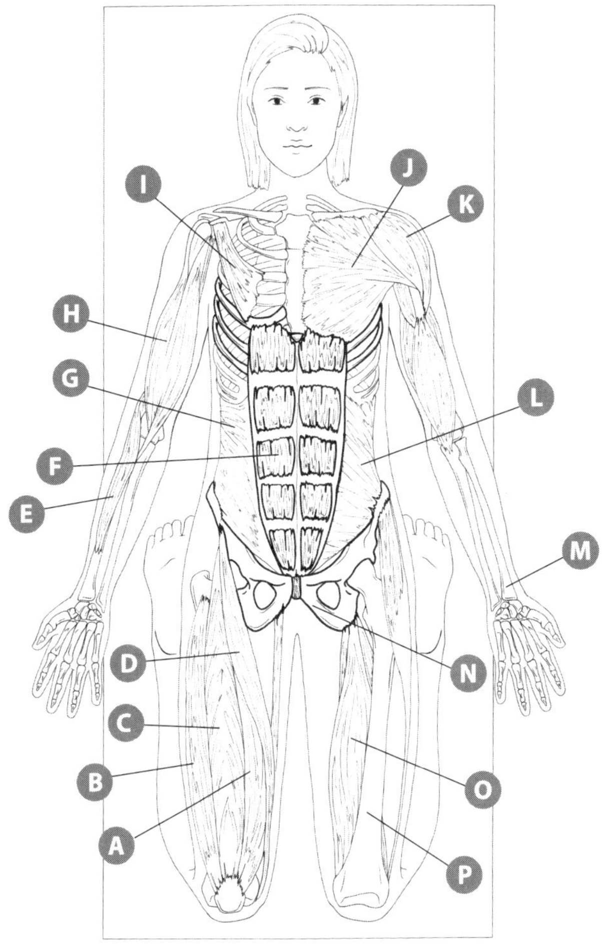
I
J
K
H
G
L
F
E
M
D
N
C
O
B
A
P

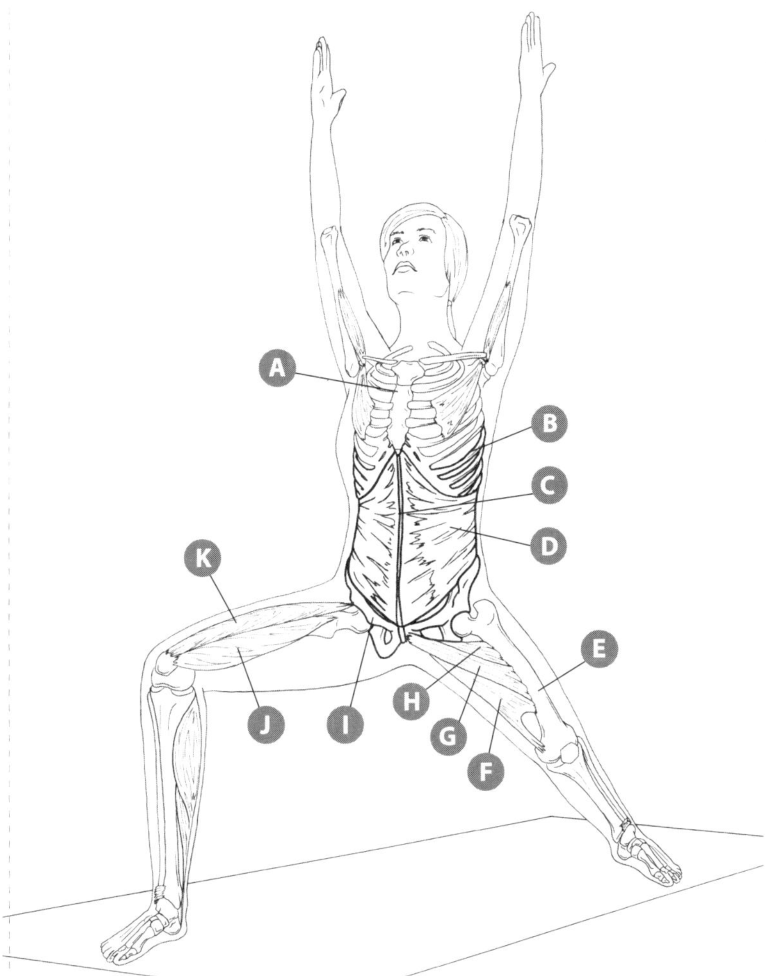
A
B
C
D
K
E
J
I
H
G
F

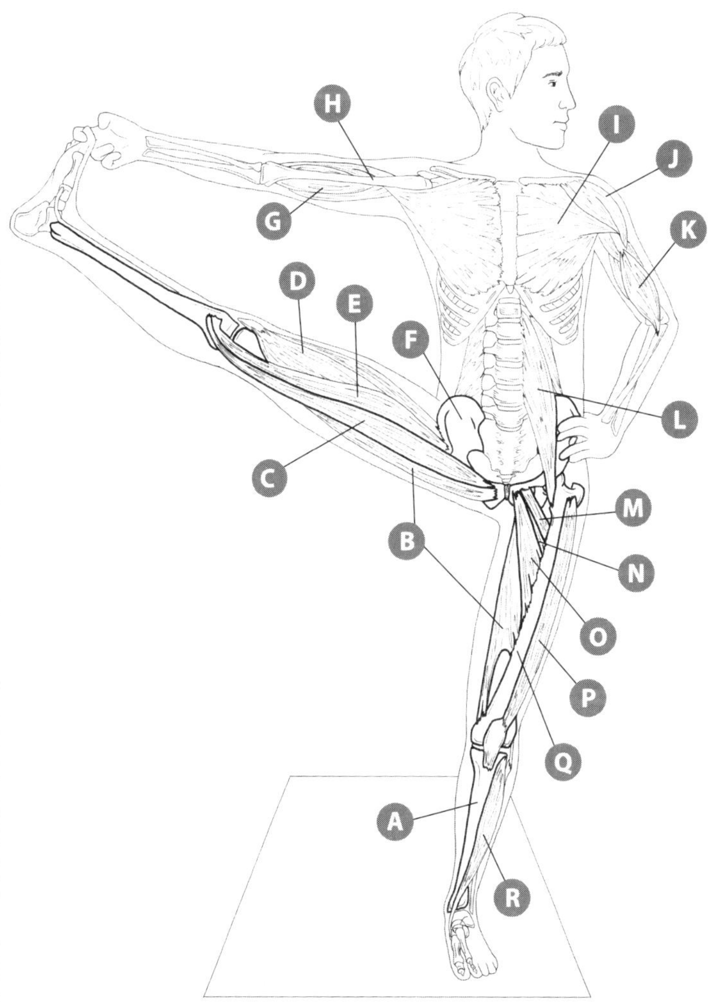
H
I
J
G
K
D
E
F
L
C
M
B
N
O
P
Q
A
R

숩타 비라아사나 (Supta Virasana)

A .... 안쪽넓은근(내측광근, Vastus medialis)

B .... 가쪽넓은근(외측광근, Vastus lateralis)

C .... 넙다리곧은근(대퇴직근, Rectus femoris)

D .... 넙다리빗근(봉공근, Sartorius)

E .... 위팔노근(완요골근, Brachioradialis)

F .... 배곧은근(복직근, Rectus abdominis)

G .... 배가로근(복횡근, Transversus abdominis)

H .... 위팔두갈래근(상완이두근, Biceps brachii)

I ..... 작은가슴근(소흉근, Pectoralis minor)

J ..... 큰가슴근(대흉근, Pectoralis major)

K .... 어깨세모근(삼각근, Deltoid)

L .... 배속빗근(내복사근, Internal abdominal oblique)

M .... 노뼈(요골, Radius)

N .... 궁둥뼈(좌골, Ischium)

O .... 반막근(반막상근, Semimembranosus)

P .... 넙다리뼈(대퇴골, Femur)

발라아사나 (Balasana)

A .... 엉덩뼈능선(장골릉, Iliac crest)

B .... 허리네모근(요방형근, Quadratus lumborum)

C .... 갈비뼈(늑골, Ribs)

D .... 위팔세갈래근(상완삼두근, Triceps brachii)

E .... 큰마름근(대능형근, Rhomboid major)

F .... 등세모근(승모근, Trapezius)

G .... 가시아래근(극하근, Infraspinatus)

H .... 앞톱니근(전거근, Serratus anterior)

I .... 허리뼈(요추, Lumbar spine)

J .... 자뼈(척골, Ulna)

K .... 노뼈(요골, Radius)

L .... 중간볼기근(중둔근, Gluteus medius)

M .... 궁둥구멍근(이상근, Piriformis)

N .... 큰볼기근(대둔근, Gluteus maximus)

웃티타 하스타 파당구쉬타아사나 (Utthita Hasta Padangusthasana)

A .... 정강뼈(경골, Tibia)

B .... 큰모음근(대내전근, Adductor magnus)

C .... 두덩정강근(박근, Gracilis)

D .... 안쪽넓은근(내측광근, Vastus medialis)

E .... 넙다리빗근(봉공근, Sartorius)

F .... 엉덩뼈(장골, Ilium)

G .... 위팔세갈래근(상완삼두근, Triceps brachii)

H .... 위팔뼈(상완골, Humerus)

I ..... 큰가슴근(대흉근, Pectoralis major)

J ..... 어깨세모근(삼각근, Deltoid)

K .... 위팔근(상완근, Brachialis)

L .... 큰허리근(대요근, Psoas major)

M .... 두덩근(치골근, Pectineus)

N .... 짧은모음근(단내전근, Adductor brevis)

O .... 긴모음근(장내전근, Adductor longus)

P .... 가쪽넓은근(외측광근, Vastus lateralis)

Q .... 넙다리뼈(대퇴골, Femur)

R .... 앞정강근(전경골근, Tibialis anterior)

비라바드라아사나 I (Virabhadrasana I)

A .... 복장뼈(흉골, Sternum)

B .... 갈비뼈(늑골, Ribs)

C .... 백색선(백선, Linea alba)

D .... 배가로근(복횡근, Transversus abdominis)

E .... 넙다리뼈(대퇴골, Femur)

F .... 큰모음근(대내전근, Adductor magnus)

G .... 긴모음근(장내전근, Adductor longus)

H .... 짧은모음근(단내전근, Adductor brevis)

I .... 골반(Pelvis)

J .... 중간넓은근(중간광근, Vastus medialis)

K .... 넙다리곧은근(대퇴직근, Rectus femoris)

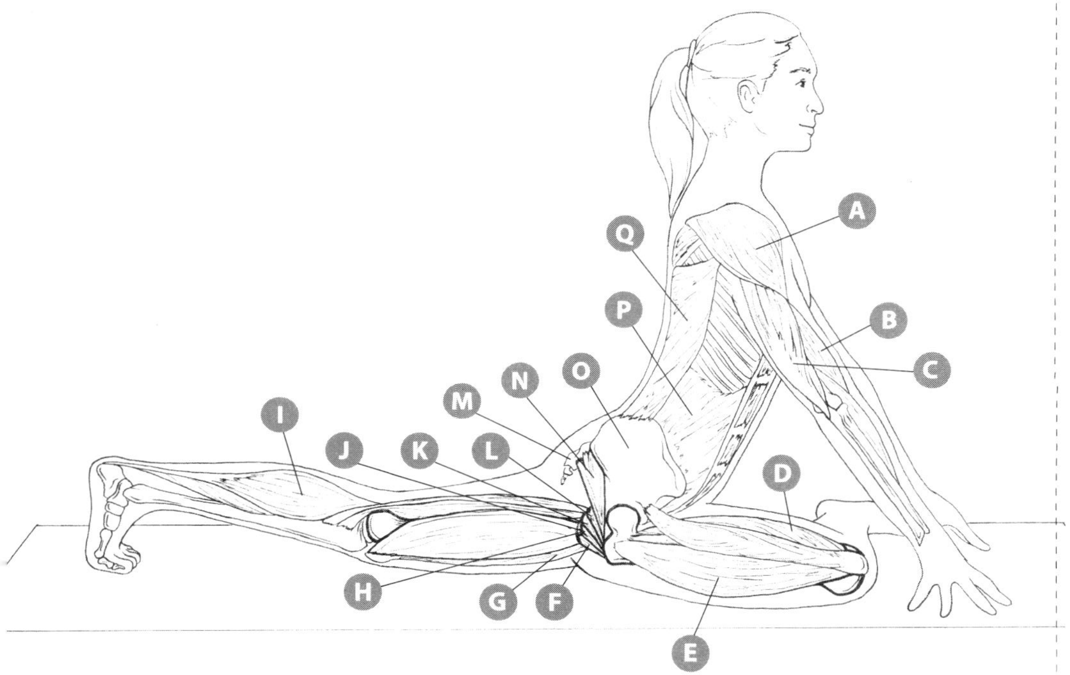
A
B
C
D
E
F
G
H
I
J
K
L
M
N
O
P
Q

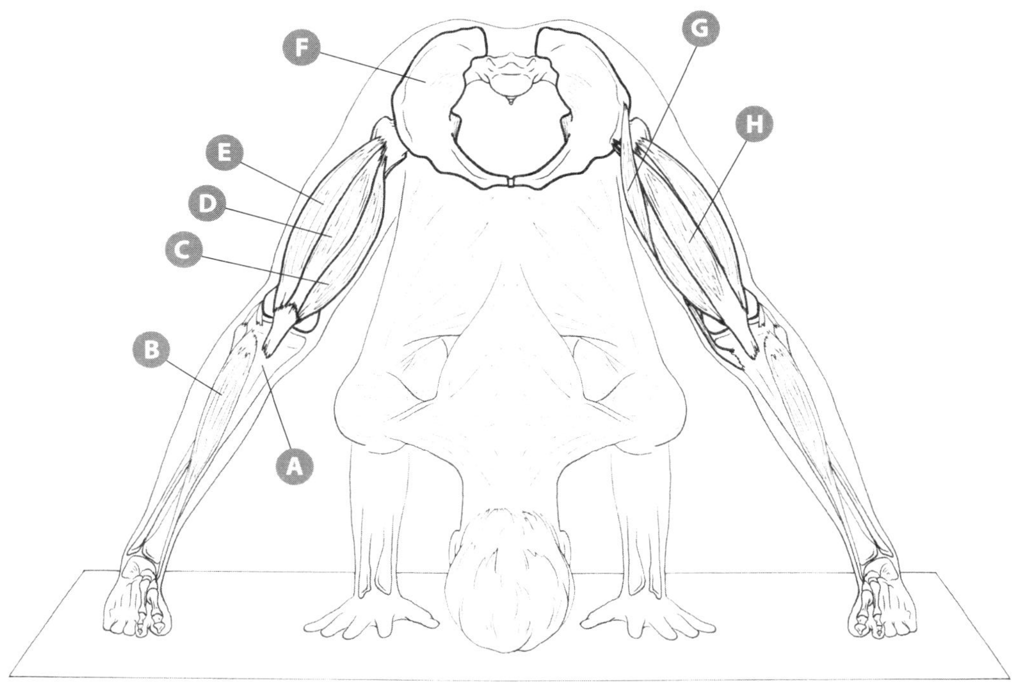
A
B
C
D
E
F
G
H

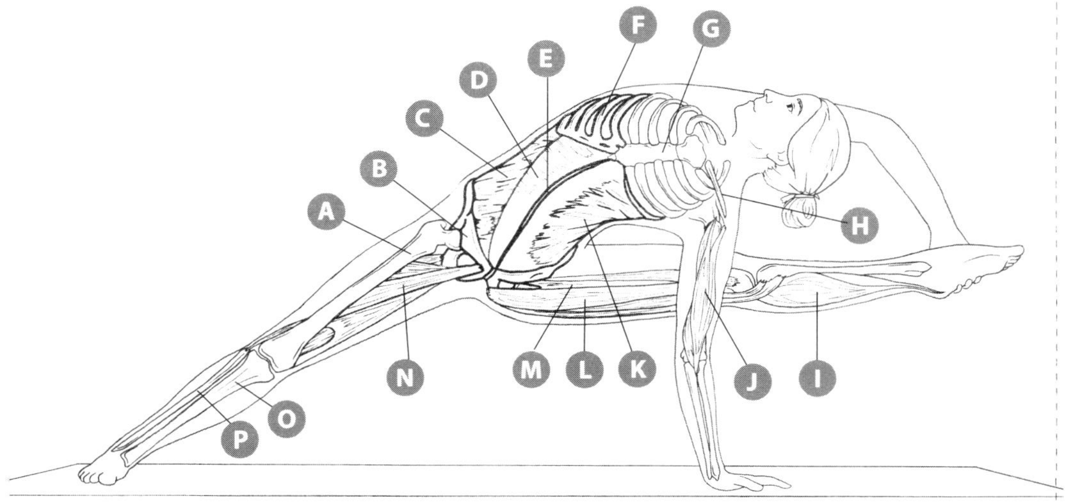
A
B
C
D
E
F
G
H
I
J
K
L
M
N
O
P

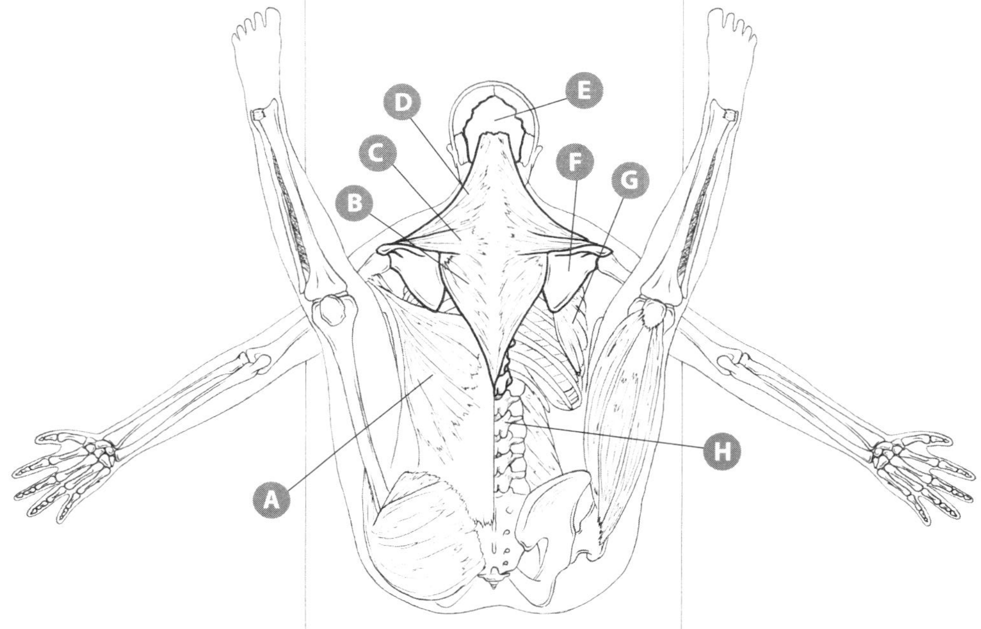
A
B
C
D
E
F
G
H

에카 파다 라자카포타아사나 (Eka Pada Rajakapotasana)

A .... 어깨세모근(삼각근, Deltoid)

B .... 위팔두갈래근(상완이두근, Biceps brachii)

C .... 위팔세갈래근(상완삼두근, Triceps brachii)

D .... 안쪽넓은근(내측광근, Vastus medialis)

E .... 가쪽넓은근(외측광근, Vastus lateralis)

F .... 넙다리네모근(대퇴방형근, Quadratus femoris)

G .... 넙다리곧은근(대퇴직근, Rectus femoris)

H .... 바깥폐쇄근(외폐쇄근, Obturator externus)

I ..... 장딴지근(비복근, Gastrocnemius)

J ..... 아래쌍동근(하쌍자근, Inferior gemellus)

K .... 속폐쇄근(내폐쇄근, Obturator internus)

L .... 위쌍동근(상쌍자근, Superior gemellus)

M .... 엉치뼈(천골, Sacrum)

N .... 궁둥구멍근(이상근, Piriformis)

O .... 엉덩뼈(장골, Ilium)

P .... 배속빗근(내복사근, Internal abdominal oblique)

Q .... 넓은등근(광배근, Latissimus dorsi)

비스바미트라아사나 (Visvamitrasana)

A .... 넙다리뼈(대퇴골, Femur)

B .... 두덩뼈(치골, Pubis)

C .... 배속빗근(내복사근, Internal abdominal oblique)

D .... 배가로근(복횡근, Transversus abdominis)

E .... 백색선(백선, Linea alba)

F .... 갈비뼈(늑골, Ribs)

G .... 복장뼈(흉골, Sternum)

H .... 빗장뼈(쇄골, Clavicle)

I ..... 장딴지근(비복근, Gastrocnemius)

J ..... 위팔두갈래근(상완이두근, Biceps brachii)

K .... 배바깥빗근(외복사근, External abdominal oblique)

L .... 큰모음근(대내전근, Adductor magnus)

M .... 짧은모음근(단내전근, Adductor brevis)

N .... 긴모음근(장내전근, Adductor longus)

O .... 정강뼈(경골, Tibia)

P .... 종아리뼈(비골, Fibula)

프라사리타 파도타나아사나 (Prasarita Padottanasana)

A .... 정강뼈(경골, Tibia)

B .... 앞정강근(전경골근, Tibialis anterior)

C .... 안쪽넓은근(내측광근, Vastus medialis)

D .... 중간넓은근(중간광근, Vastus intermedius)

E .... 가쪽넓은근(외측광근, Vastus lateralis)

F .... 골반(Pelvis)

G .... 넙다리빗근(봉공근, Sartorius)

H .... 넙다리곧은근(대퇴직근, Rectus femoris)

쿠르마아사나 (Kurmasana)

A .... 넓은등근(광배근, Latissimus dorsi)

B .... 등세모근 아래부분(승모근 하부, Inferior part of trapezius)

C .... 등세모근 중간부분(승모근 중부, Middle part of trapezius)

D .... 등세모근 위부분(승모근 상부, Superior part of trapezius)

E .... 뒤통수뼈(후두골, Occipital bone)

F .... 어깨뼈(견갑골, Scapula)

G .... 앞톱니근(전거근, Serratus anterior)

H .... 허리뼈(요추, Lumbar spine)

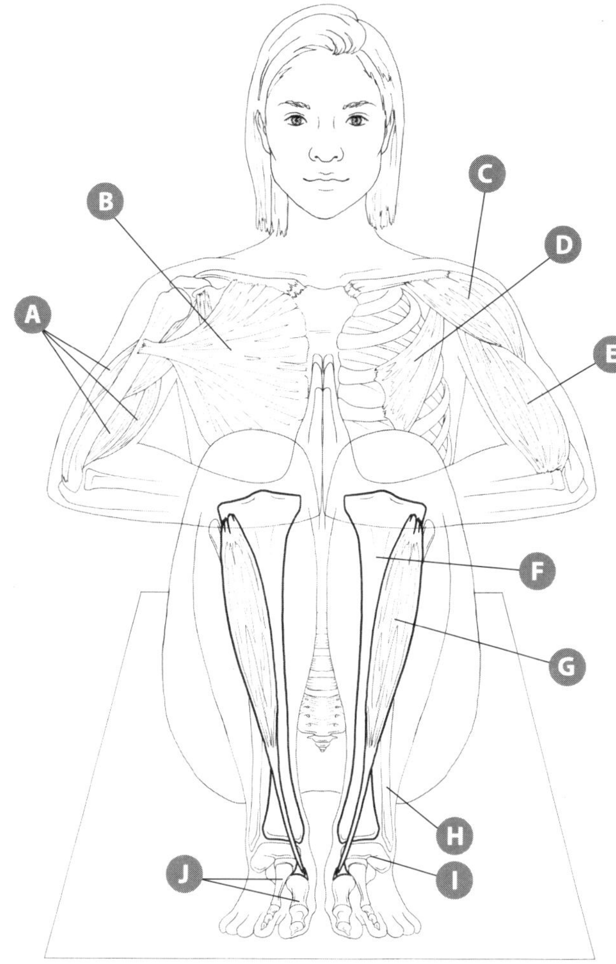
A
B
C
D
E
F
G
H
I
J

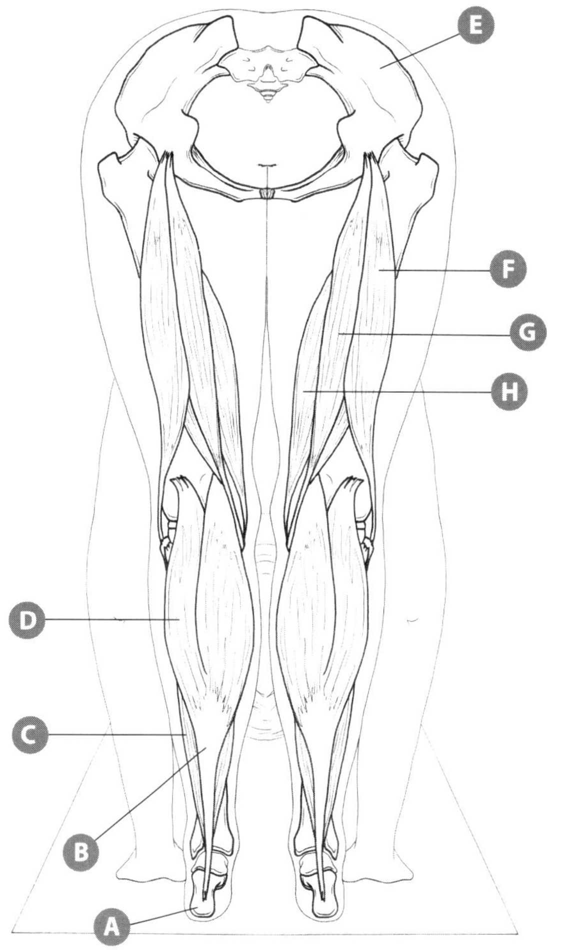
A
B
C
D
E
F
G
H

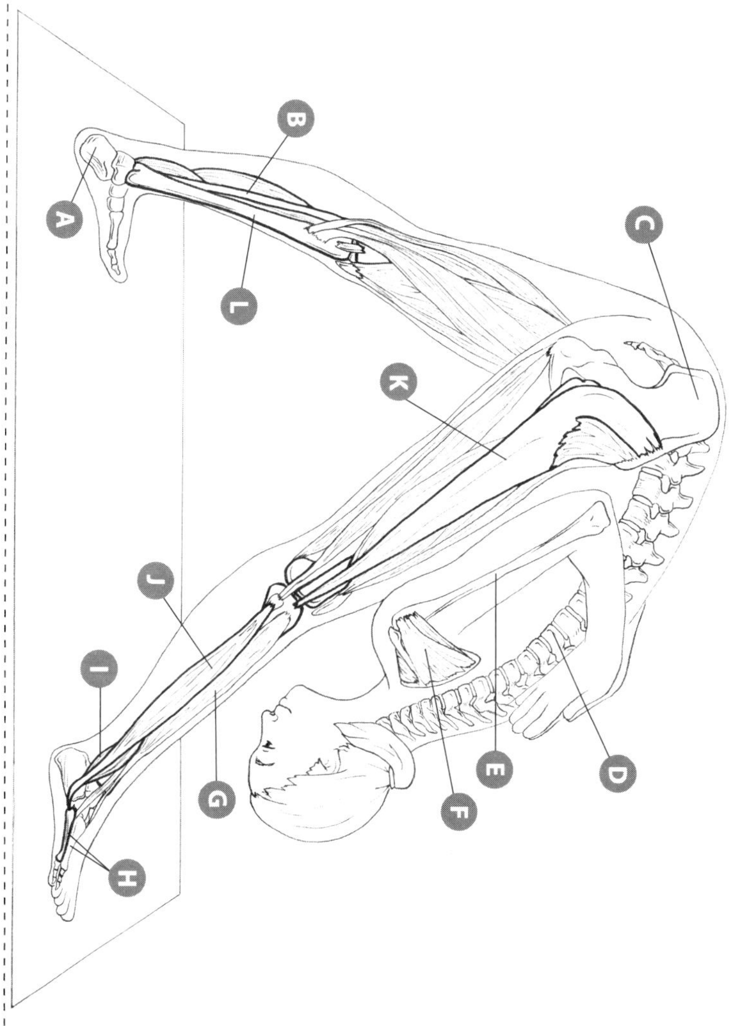
A
B
C
D
E
F
G
H
I
J
K
L

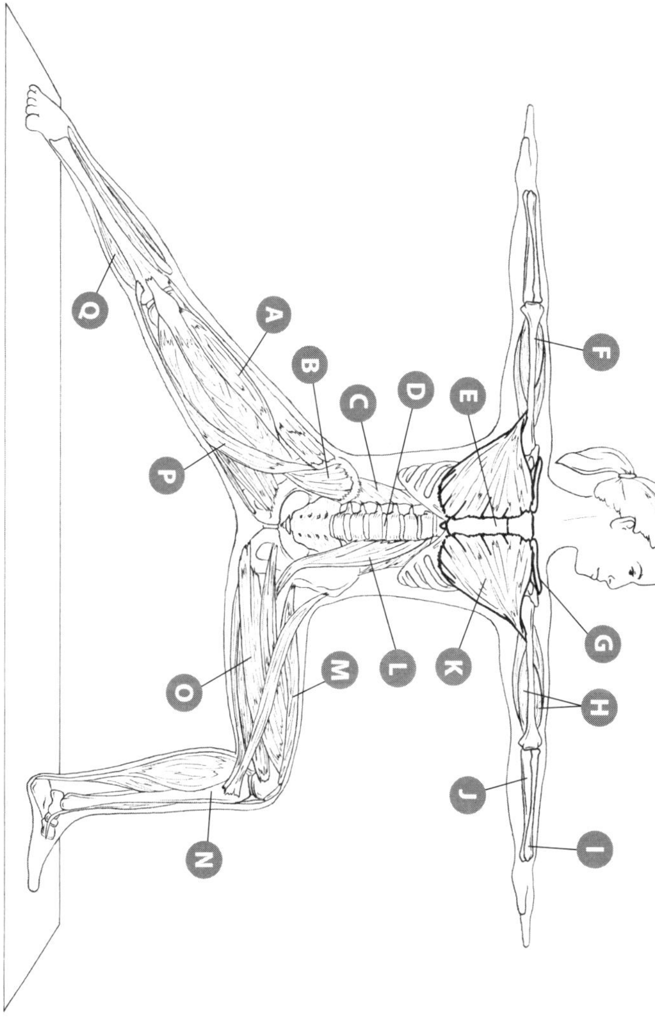
A
B
C
D
E
F
G
H
I
J
K
L
M
N
O
P
Q

웃타나아사나 (Uttanasana)

A .... 발꿈치뼈(종골, Calcaneus)

B .... 발꿈치힘줄(아킬레스건, Achilles tendon)

C .... 가자미근(Soleus)

D .... 장딴지근(비복근, Gastrocnemius)

E .... 엉덩뼈(장골, Ilium)

F .... 넙다리두갈래근(대퇴이두근, Biceps femoris)

G .... 반힘줄근(반건상근, Semitendinosus)

H .... 반막근(반막상근, Semimembranosus)

말라아사나 (Malasana)

A .... 위팔세갈래근(상완삼두근, Triceps brachii)

B .... 큰가슴근(대흉근, Pectoralis major)

C .... 어깨세모근(삼각근, Deltoid)

D .... 작은가슴근(소흉근, Pectoralis minor)

E .... 위팔두갈래근(상완이두근, Biceps brachii)

F .... 정강뼈(경골, Tibia)

G .... 앞정강근(전경골근, Tibialis anterior)

H .... 종아리뼈(비골, Fibula)

I .... 목말뼈(거골, Talus)

J .... 발허리뼈(중족골, Metatarsals)

비라바드라아사나 II (Virabhadrasana II)

A .... 가쪽넓은근(외측광근, Vastus lateralis)

B .... 엉덩근(장골근, Iliacus)

C .... 허리네모근(요방형근, Quadratus lumborum)

D .... 허리뼈(요추, Lumbar spine)

E .... 복장뼈몸통(흉골체, Body of sternum)

F .... 위팔뼈(상완골, Humerus)

G .... 빗장뼈(쇄골, Clavicle)

H .... 위팔세갈래근(상완삼두근, Triceps brachii)

I ..... 노뼈(요골, Radius)

J ..... 자뼈(척골, Ulna)

K .... 큰가슴근(대흉근, Pectoralis major)

L .... 큰허리근(대요근, Psoas major)

M .... 넙다리곧은근(대퇴직근, Rectus femoris)

N .... 정강뼈(경골, Tibia)

O .... 큰모음근(대내전근, Adductor magnus)

P .... 넙다리빗근(봉공근, Sartorius)

Q .... 장딴지근(비복근, Gastrocnemius)

파르스보타나아사나 (Parsvottanasana)

A .... 발꿈치뼈(종골, Calcaneus)

B .... 종아리뼈(비골, Fibula)

C .... 엉덩뼈(장골, Ilium)

D .... 등뼈(흉추, Thoracic spine)

E .... 위팔뼈(상완골, Humerus)

F .... 가시아래근(극하근, Infraspinatus)

G .... 앞정강근(전경골근, Tibialis anterior)

H .... 발허리뼈(중족골, Metatarsals)

I .... 짧은종아리근(단비골근, Peroneus brevis)

J .... 긴종아리근(장비골근, Peroneus longus)

K .... 엉덩정강띠[장경인대, Iliotibial (IT) tract]

L .... 정강뼈(경골, Tibia)

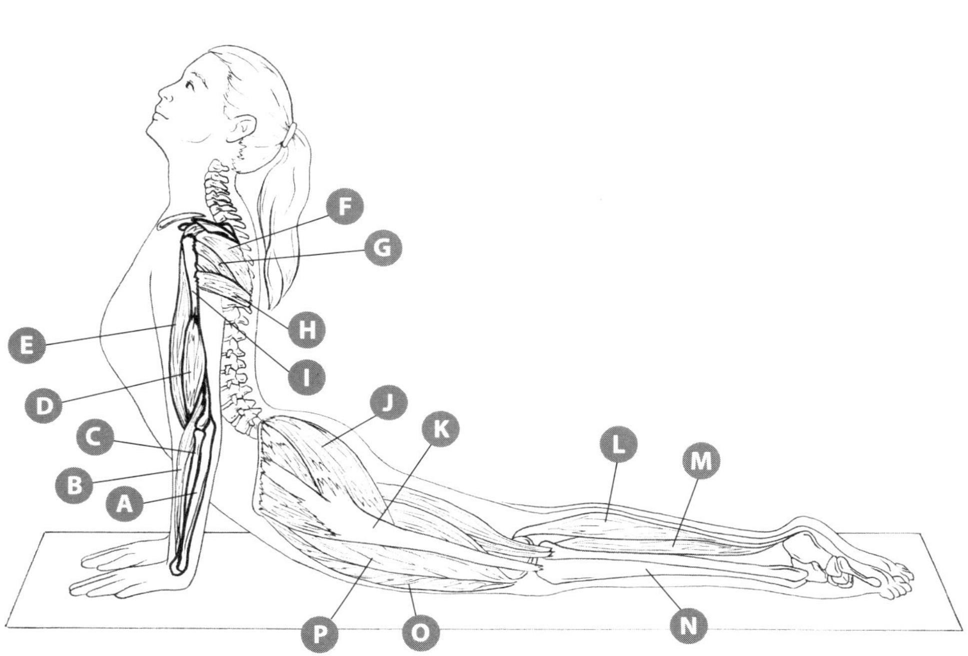
A
B
C
D
E
F
G
H
I
J
K
L
M
N
O
P

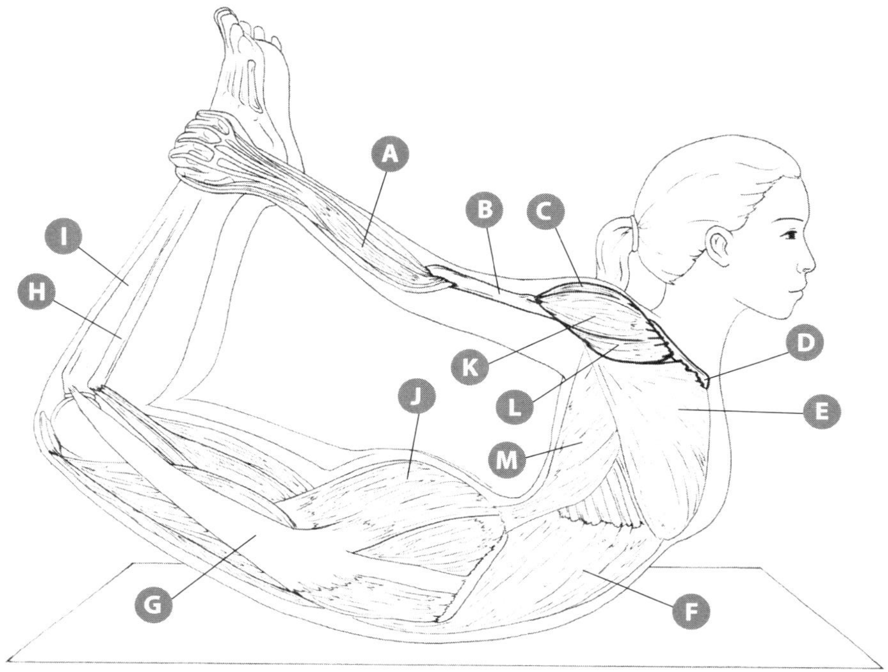
A
B
C
D
E
F
G
H
I
J
K
L
M

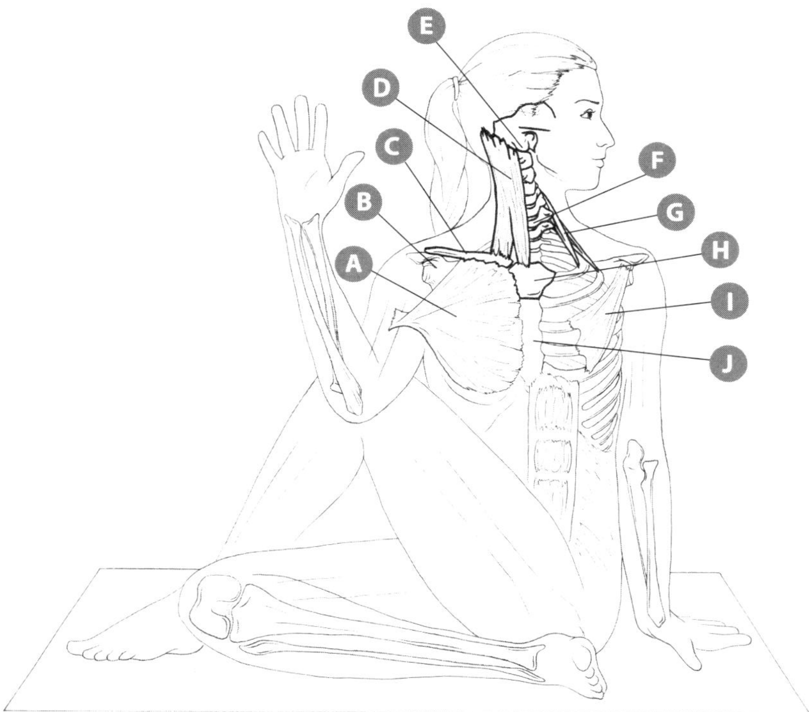
A
B
C
D
E
F
G
H
I
J

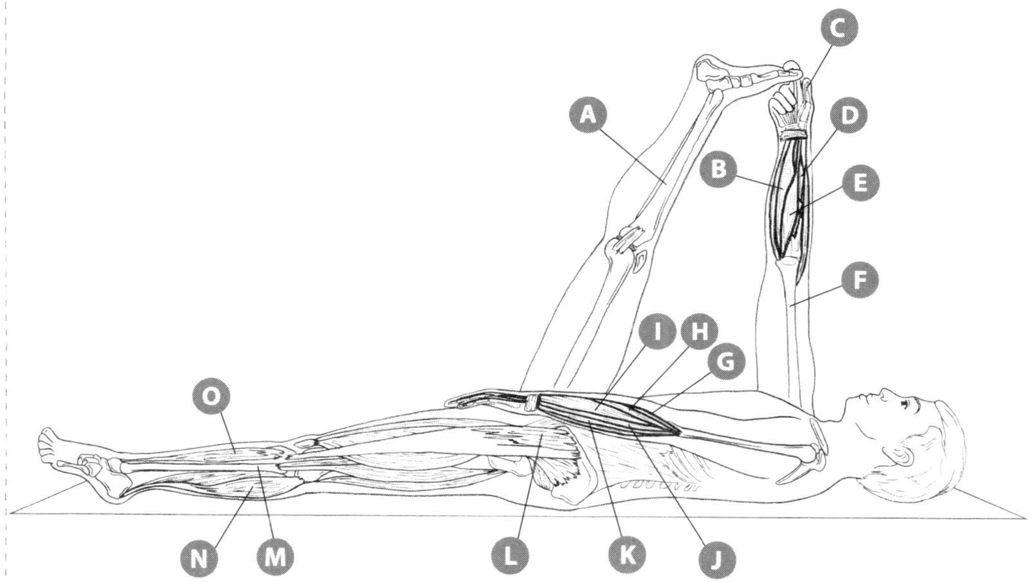
A
B
C
D
E
F
G
H
I
J
K
L
M
N
O

우르드바 무카 스바나아사나 (Urdhva Mukha Svanasana)

A .... 자뼈(척골, Ulna)

B .... 위팔노근(완요골근, Brachioradialis)

C .... 노뼈(요골, Radius)

D .... 위팔근(상완근, Brachialis)

E .... 위팔두갈래근(상완이두근, Biceps brachii)

F .... 가시아래근(극하근, Infraspinatus)

G .... 작은원근(소원근, Teres minor)

H .... 큰원근(대원근, Teres major)

I ..... 위팔뼈(상완골, Humerus)

J ..... 큰볼기근(대둔근, Gluteus maximus)

K .... 엉덩정강띠[장경인대, Iliotibial (IT) tract]

L .... 장딴지근(비복근, Gastrocnemius)

M.... 가자미근(Soleus)

N .... 정강뼈(경골, Tibia)

O .... 넙다리곧은근(대퇴직근, Rectus femoris)

P .... 가쪽넓은근(외측광근, Vastus lateralis)

아르다 마첸드라아사나 (Ardha Matsyendrasana)

A .... 큰가슴근(대흉근, Pectoralis major)

B .... 어깨뼈(견갑골, Scapula)

C .... 빗장뼈(쇄골, Clavicle)

D .... 목빗근[흉쇄유돌근, Sternocleidomastoid (SCM)]

E .... 꼭지돌기(유양돌기, Mastoid process)

F .... 목뼈(경추, Cervical spine)

G .... 목갈비근(사각근, Scalene)

H .... 복장뼈자루(흉골병, Manubrium of sternum)

I .... 작은가슴근(소흉근, Pectoralis minor)

J .... 복장뼈몸통(흉골체, Body of sternum)

다누라아사나 (Dhanurasana)

A .... 손가락폄근(지신근, Extensor digitorum)

B .... 위팔뼈(상완골, Humerus)

C .... 뒤어깨세모근(후삼각근, Posterior deltoid)

D .... 빗장뼈(쇄골, Clavicle)

E .... 큰가슴근(대흉근, Pectoralis major)

F .... 배바깥빗근(외복사근, External abdominal oblique)

G .... 엉덩정강띠[장경인대, Iliotibial (IT) tract]

H .... 종아리뼈(비골, Fibula)

I .... 정강뼈(경골, Tibia)

J .... 큰볼기근(대둔근, Gluteus maximus)

K .... 중간어깨세모근(중삼각근, Middle deltoid)

L .... 앞어깨세모근(전삼각근, Anterior deltoid)

M......... 넓은등근(광배근, Latissimus dorsi)

숩타 파당구쉬타아사나 (Supta Padangusthasana)

A .... 정강뼈(경골, Tibia)

B .... 얕은손가락굽힘근(천지굴근, Flexor digitorum superficialis)

C .... 손가락뼈(지골, Phalanges)

D .... 긴엄지굽힘근(장무지굴근, Flexor pollicis longus)

E .... 노쪽손목굽힘근(요측수근굴근, Flexor carpi radialis)

F .... 위팔뼈(상완골, Humerus)

G .... 긴노쪽손목폄근(장요측수근신근, Extensor carpi radialis longus)

H .... 짧은노쪽손목폄근(단요측수근신근, Extensor carpi radialis brevis)

I ..... 손가락폄근(지신근, Extensor digitorum)

J ..... 새끼폄근(소지신근, Extensor digiti minimi)

K .... 자쪽손목폄근 (척측수근신근, Extensor carpi ulnaris)

L .... 넙다리근막긴장근 (대퇴근막장근, Tensor fasciae latae)

M.... 종아리뼈(비골, Fibula)

N .... 장딴지근(비복근, Gastrocnemius)

O .... 앞정강근(전경골근, Tibialis anterior)

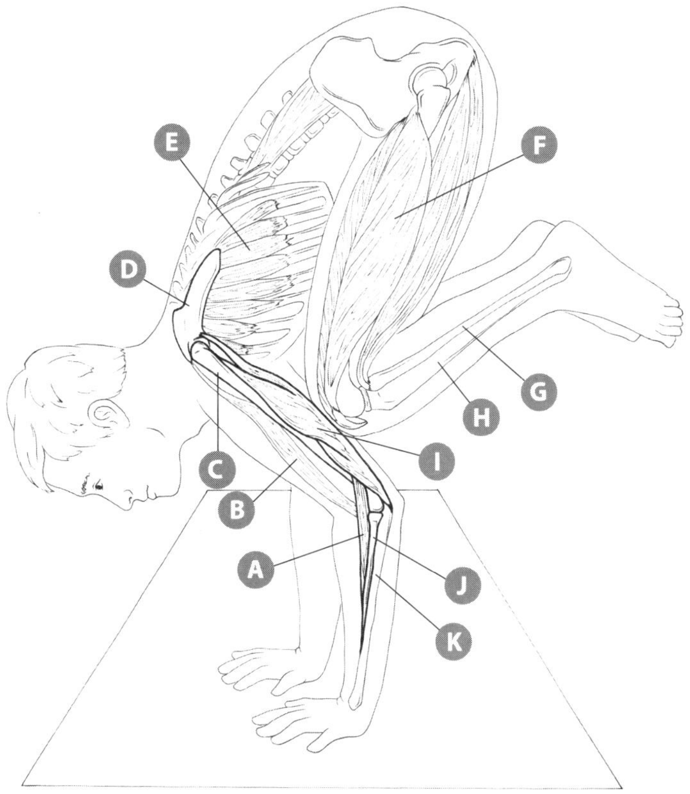
E
F
D
G
H
C
I
B
A
J
K

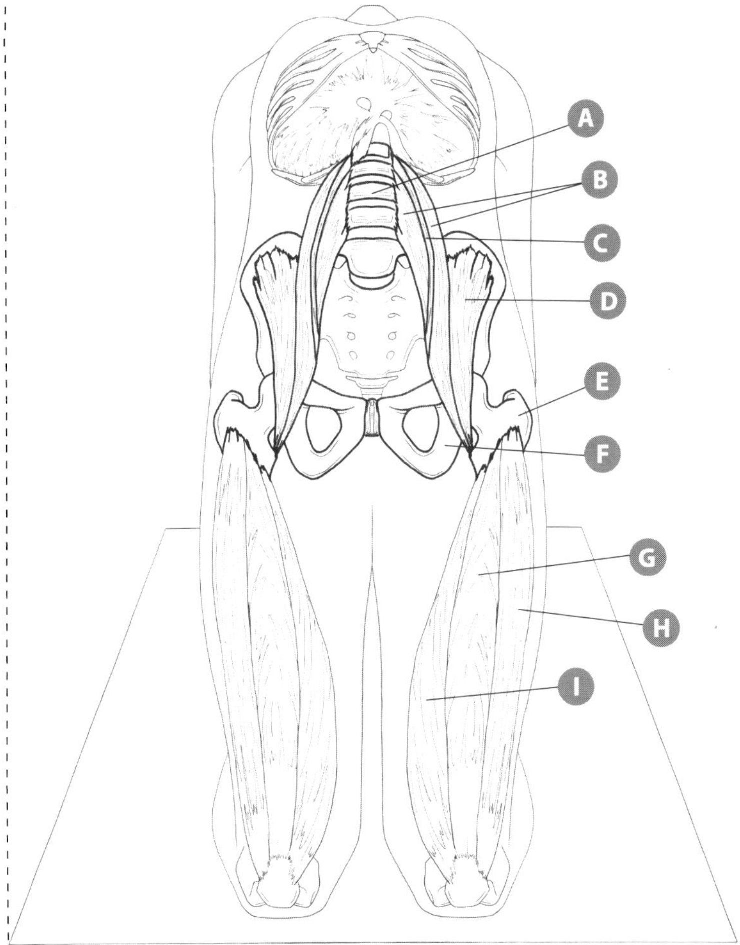
A
B
C
D
E
F
G
H
I

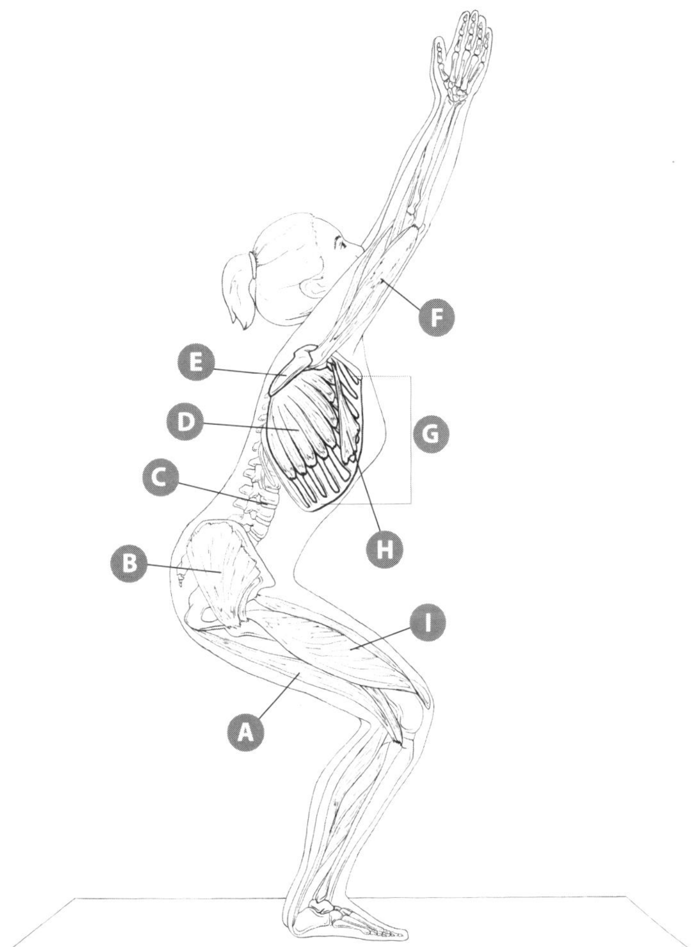
F
E
D
G
C
H
B
I
A

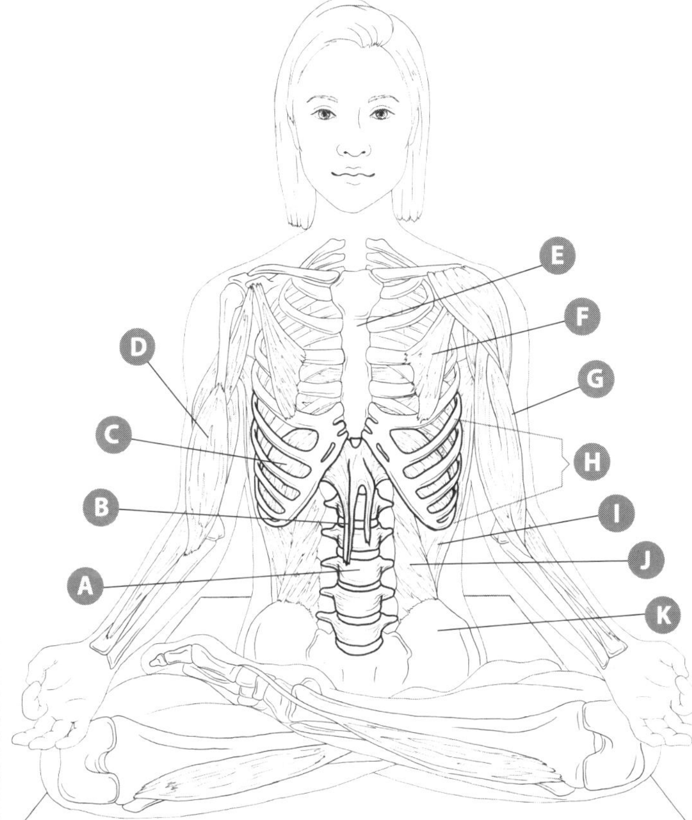
E
F
D
G
C
H
B
I
J
A
K

우스트라아사나 (Ustrasana)

A ....허리뼈(요추, Lumbar spine)

B ....큰허리근(대요근, Psoas major)

C ....작은허리근(소요근, Psoas minor)

D ....엉덩근(장골근, Iliacus)

E ....큰돌기(대전자, Greater trochanter)

F ....궁둥뼈(좌골, Ischium)

G ....넙다리곧은근(대퇴직근, Rectus femoris)

H ....가쪽넓은근(외측광근, Vastus lateralis)

I ....안쪽넓은근(내측광근, Vastus medialis)

바카아사나 (Bakasana)

A ....위팔노근(완요골근, Brachioradialis)

B ....위팔두갈래근(상완이두근, Biceps brachii)

C ....위팔뼈(상완골, Humerus)

D ....어깨뼈(견갑골, Scapula)

E ....앞톱니근(전거근, Serratus anterior)

F ....가쪽넓은근(외측광근, Vastus lateralis)

G ....종아리뼈(비골, Fibula)

H ....정강뼈(경골, Tibia)

I ....위팔세갈래근(상완삼두근, Triceps brachii)

J..........노뼈(요골, Radius)

K ....자뼈(척골, Ulna)

파드마아사나 (Padmasana)

A ....허리뼈(요추, Lumbar spine)

B ....중심널힘줄(건중심, Central tendon)

C ....가로막(횡격막, Diaphragm)

D ....위팔근(상완근, Brachialis)

E ....복장뼈(흉골, Sternum)

F ....작은가슴근(소흉근, Pectoralis minor)

G ....위팔두갈래근(상완이두근, Biceps brachii)

H ....갈비뼈(늑골, Ribs)

I ....넓은등근(광배근, Latissimus dorsi)

J..........허리네모근(요방형근, Quadratus lumborum)

K ....골반(Pelvis)

웃카타아사나 (Utkatasana)

A ....넙다리두갈래근(대퇴이두근, Biceps femoris)

B ....큰볼기근(대둔근, Gluteus maximus)

C ....허리뼈(요추, Lumbar spine)

D ....앞톱니근(전거근, Serratus anterior)

E ....어깨뼈(견갑골, Scapula)

F ....위팔세갈래근(상완삼두근, Triceps brachii)

G ....갈비뼈(늑골, Ribs)

H ....작은가슴근(소흉근, Pectoralis minor)

I ....가쪽넓은근(외측광근, Vastus lateralis)

시르사아사나 (Sirsasana)

A .... 머리뼈(두개골, Skull)

B .... 위팔뼈(상완골, Humerus)

C .... 머리널판근(두판상근, Splenius capitis)

D .... 어깨뼈(견갑골, Scapula)

E .... 앞톱니근(전거근, Serratus anterior)

F .... 갈비뼈(늑골, Ribs)

G .... 배바깥빗근(외복사근, External abdominal oblique)

H .... 척주(Spine)

I .... 넓은등근(광배근, Latissimus dorsi)

J .... 목널판근(경판상근, Splenius cervicis)

자누 시르사아사나 (Janu Sirsasana)

A .... 큰볼기근(대둔근, Gluteus maximus)

B .... 허리네모근(요방형근, Quadratus lumborum)

C .... 가시아래근(극하근, Infraspinatus)

D .... 작은원근(소원근, Teres minor)

E .... 가시위근(극상근, Supraspinatus)

F .... 위팔세갈래근(상완삼두근, Triceps brachii)

G .... 위팔뼈(상완골, Humerus)

H .... 목뼈(경추, Cervical spine)

I ..... 위팔두갈래근(상완이두근, Biceps brachii)

J ..... 어깨올림근(견갑거근, Levator scapula)

K .... 작은마름근(소능형근, Rhomboid minor)

L .... 큰마름근(대능형근, Rhomboid major)

M .... 어깨뼈 안쪽모서리 (견갑골 내측연, Medial border of scapula)

N .... 갈비뼈(늑골, Ribs)

O .... 큰허리근(대요근, Psoas major)

P .... 배가로근(복횡근, Transversus abdominis)

Q .... 넙다리뼈(대퇴골, Femur)

R .... 작은볼기근(소둔근, Gluteus minimus)

나타라자아사나 (Natarajasana)

A .... 앞정강근(전경골근, Tibialis anterior)

B .... 가쪽넓은근(외측광근, Vastus lateralis)

C .... 엉덩근(장골근, Iliacus)

D .... 갈비뼈(늑골, Ribs)

E .... 빗장뼈(쇄골, Clavicle)

F .... 위팔뼈(상완골, Humerus)

G .... 부리위팔근(오훼완근, Coracobrachialis)

H .... 작은가슴근(소흉근, Pectoralis minor)

I .... 복장뼈자루(흉골병, Manubrium of sternum)

J .... 앞톱니근(전거근, Serratus anterior)

K .... 칼돌기(검상돌기, Xiphoid process)

L .... 넙다리빗근(봉공근, Sartorius)

M......... 넙다리곧은근(대퇴직근, Rectus femoris)

N .... 정강뼈(경골, Tibia)

고무카아사나 (Gomukhasana)

A .... 큰볼기근(대둔근, Gluteus maximus)

B .... 위팔두갈래근(상완이두근, Biceps brachii)

C .... 위팔세갈래근(상완삼두근, Triceps brachii)

D .... 큰원근(대원근, Teres major)

E .... 작은원근(소원근, Teres minor)

F .... 가시아래근(극하근, Infraspinatus)

G .... 어깨뼈가시(견갑극, Spine of scapula)

H .... 가시위근(극상근, Supraspinatus)

I .... 위팔근(상완근, Brachialis)

J .... 어깨세모근(삼각근, Deltoid)

K .... 작은볼기근(소둔근, Gluteus minimus)

L .... 궁둥구멍근(이상근, Piriformis)

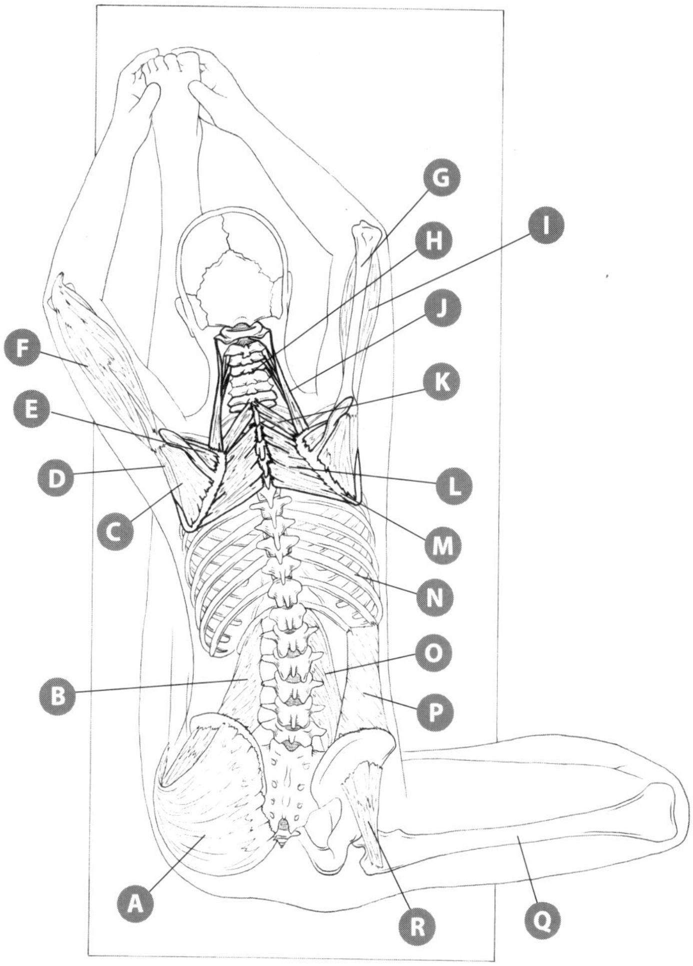
A
B
C
D
E
F
G
H
I
J
K
L
M
N
O
P
Q
R

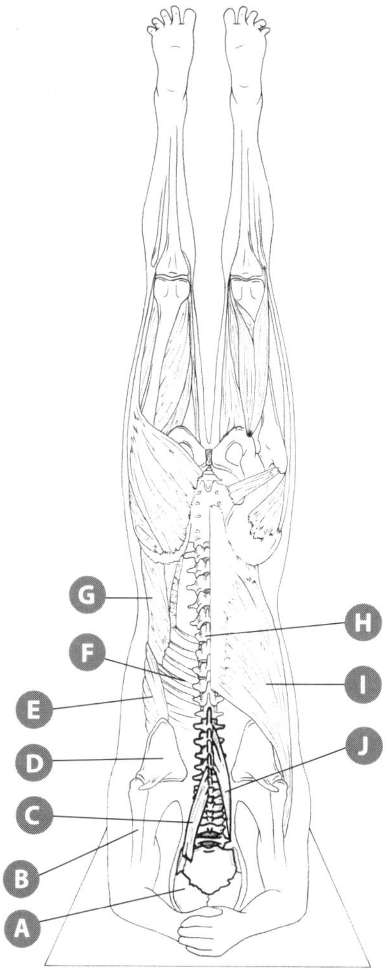
A
B
C
D
E
F
G
H
I
J

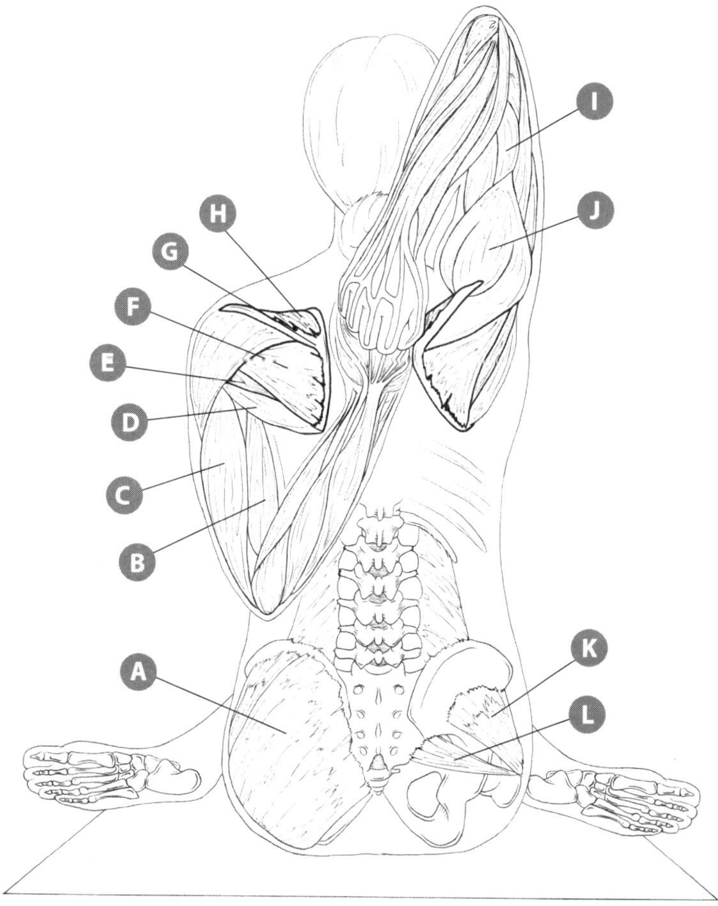
A
B
C
D
E
F
G
H
I
J
K
L

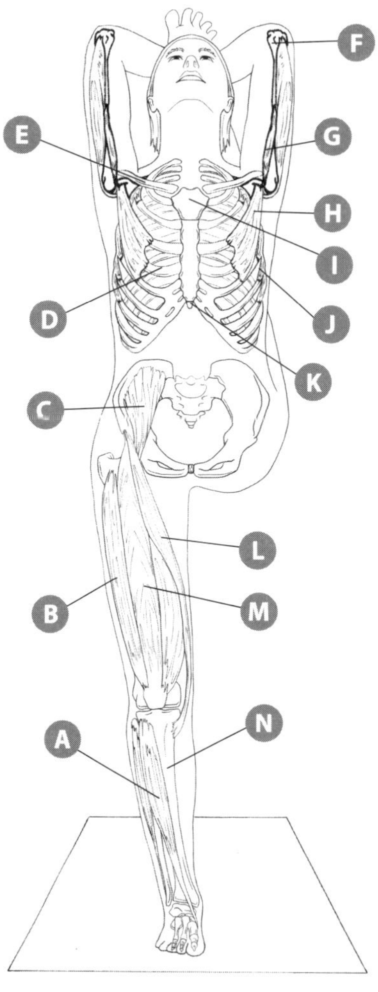
A
B
C
D
E
F
G
H
I
J
K
L
M
N